伤寒论类方辨析

邱明山　主编

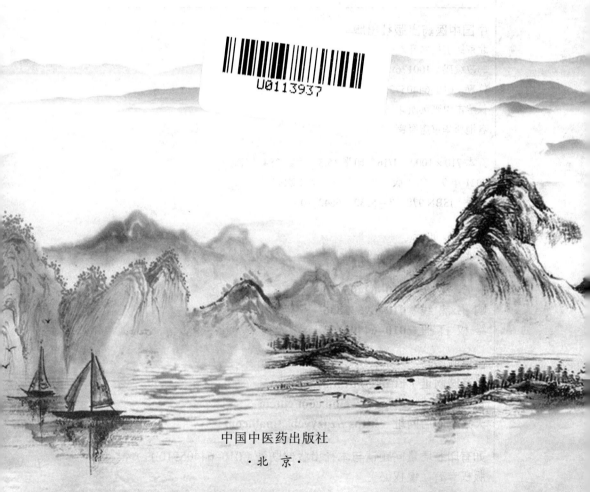

中国中医药出版社

·北京·

图书在版编目（CIP）数据

伤寒论类方辨析 / 邱明山主编 . — 北京：中国中
医药出版社，2021.9
ISBN 978-7-5132-6642-0

Ⅰ . ①伤… Ⅱ . ①邱… Ⅲ . ①《伤寒论》—研究
Ⅳ . ① R222.29

中国版本图书馆 CIP 数据核字（2021）第 006484 号

中国中医药出版社出版

北京经济技术开发区科创十三街 31 号院二区 8 号楼
邮政编码　100176
传真　010-64405721
保定市中画美凯印刷有限公司印刷
各地新华书店经销

开本 710×1000　1/16　印张 15.5　字数 284 千字
2021 年 9 月第 1 版　2021 年 9 月第 1 次印刷
书号　ISBN 978 - 7 - 5132 - 6642 - 0

定价　65.00 元
网址　www.cptcm.com

服 务 热 线　010-64405720
购 书 热 线　010-89535836
维 权 打 假　010-64405753

微信服务号　zgzyycbs
微商城网址　https://kdt.im/LIdUGr
官 方 微 博　http://e.weibo.com/cptcm
天猫旗舰店网址　https://zgzyycbs.tmall.com

如有印装质量问题请与本社出版部联系（010-64405510）
版权专有　侵权必究

《伤寒论类方辨析》编委会

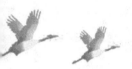

主　　编　邱明山

副主编　张　倩

编　　委（按姓氏笔画排序）

王俊松　刘偲瑶　李兴发　李依寒

李雪婷　杨伯凌　杨燕婷　张　超

张怡燕　张惠萍　陈　静　郑桂华

郭婷婷　彭海聪　温　津　蔡　婕

写在前面的话

我本素人，从对传统文化的喜欢到对中医的热爱，从学生时代到临床工作，从"门外汉"的懵懂到"一知半解"的喜悦，从"得其门而不入"的苦闷到"登堂入室"的豁朗，时光如白驹过隙，近30年从医路上的每个感动、困惑、收获历历在目。

犹记得本科毕业后在乡镇卫生院遇到的第一个病例，是位年近九旬的老农，连续两周不能入睡、轻咳伴双下肢轻度水肿，考虑"慢性心衰"，以"真武汤"温阳利水，服用一剂后当晚即能安然入睡。研究生毕业后主治一位肾病综合征患者，经糖皮质激素及中医药等住院综合治疗后，病情改善，准备出院时突发休克，抢救无效死亡，但在整理其生前物品时发现其床头柜里安放一瓶强的松还未开封，估算停用"甲泼尼龙"静滴一周后一直未服用糖皮质激素，激素停用诱发"肾上腺危象"可能是重要死因之一。1年前家母因纵隔肿瘤晚期缠绵病榻痛苦呻吟，而我却无能为力。从医路上油然而生的成就感、撕心裂肺般的自责感、束手无策的痛苦无奈，刻骨铭心。

近10年来，通过研读冯世纶团队编写的关于胡希恕老先生对《伤寒论》的讲解，我得到学习、应用《伤寒论》的灵感，感觉20年来苦苦探寻的疑惑突然有了答案，临床水平也有了一定程度的提高，完成了从"时方"到"经方"的思维转换。

在近5年带教研究生过程中，察觉到本科、研究生教育中缺乏经典在临床的应用。学习经典是为了服务临床，脱离临床的经典学习是空中楼阁，中看不中用。

本书是对中医内科研究生带教、学习经验的整理，以经为纲，以方为目，着重于经方的临床应用。因经方的方解在方剂学及众多相关书籍中均可查阅，故本书略方解而重相关条文理解、方药应

1

用，且中药引用文献以《神农本草经》为主，希望读者能从药—方—证三位一体，品读经方之妙。选用医家注释、医案时，亦多以契合临床或能开启临床思维为准则。让初学者知道如何研读《伤寒论》，让临床医生能更好地应用经典。

因本人学识所限，可能存在对经典、引用先贤见解的曲解和误读，望读者见谅。在这里也向本书引用注释的每位先贤、先辈表示衷心的感谢，他们是我们学习、应用经典的一座座灯塔。经典是座取之不尽的宝藏。中医人的幸福，在于每次研读经典的感悟、每个治疗成功案例的成就感、每年甚至每日都能感觉到的自我的进步。学习经典、传承中医、服务临床，我们一直在路上。

邱明山

2021 年 4 月

目　录

第一章 太阳病方

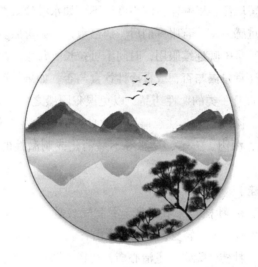

第一节　桂枝汤类

桂枝汤

【方药】

桂枝（去皮）三两，芍药三两，甘草（炙）二两，生姜（切）三两，大枣（擘）十二枚。

上五味，哎咀三味，以水七升，微火煮取三升，去滓，适寒温，服一升。服已须臾，啜热稀粥一升余，以助药力。

李可用量：桂枝45g，芍药45g，炙甘草30g，生姜45g，大枣12枚，水三茶杯，煎至半茶杯，去滓温服。服后稍停一二分钟，饮热稀粥一碗，以助药力。并用被子温覆取汗，以遍体湿润为度，不可如水淋漓。汗出过多，不但病不能除，且容易重感风寒。若服一剂后，病已愈，不必再服。如不愈，仍可照法服之。此药必须早午晚连续服用，时间不可拉长。每服一次，须检查病情有无变化，尤其要注意口渴与否，或喜冷性饮食与否。如果口渴，或喜冷，可马上停药，或配合石膏一类的寒性药品，以免误犯阳盛之戒。如病情没有变化，可以续服二三剂。除此以外，注意避风。饮食方面可吃些有营养的流质食物，忌食生冷、油腻、酒肉、五辛、臭恶等不易消化或刺激性的食物，以免影响疗效。

1. 桂枝（牡桂）

《神农本草经》：牡桂，味辛，温。主上气咳逆，结气喉痹，吐吸，利关节，补中益气。久服通神，轻身，不老。生山谷。

《名医别录》：牡桂，无毒，主治心痛，胁风，胁痛，温筋通脉，止烦，出汗。生南海。

2. 芍药

《神农本草经》：芍药，味苦，平。主邪气腹痛，除血痹，破坚积，寒热疝瘕，止痛，利小便，益气。一名白木，生川谷及丘陵。

《名医别录》：味酸，微寒，有小毒。主通顺血脉，缓中，散恶血，逐贼血，去水气，利膀胱、大小肠，消痈肿，时行寒热，中恶，腹痛，腰痛。一名白木，一名余容，一名犁食，一名解仓，一名铤。生中岳及丘陵。二月、八月采根，暴干。须丸为之使，恶石斛、芒硝，畏消石、鳖甲、小蓟，反黎芦。

3. 甘草

《神农本草经》：味甘，平。主五脏六腑寒热邪气，坚筋骨，长肌肉，倍力，金创，解毒。久服轻身延年。一名蜜甘，一名美草，生川谷。

《名医别录》：无毒。主温中，下气，烦满，短气，伤脏，咳嗽，止渴，通经脉，利血气，解百药毒，为九土之精，安和七十二种石，一千二百种草。一名蜜甘，一名美草，一名蜜草，一名蕗。生河西积沙山及上郡。二月、八月除日采根，暴干，十日成。术、干漆、苦参为之使，恶远志，反大戟、芫花、甘遂、海藻。

4. 生姜

《神农本草经》：味辛、温，尤良，久服去臭气，通神明。生川谷。

《名医别录》：味辛，微温。主治伤寒头痛、鼻塞，咳逆上气，止呕吐。又，生姜，微温，辛，归五脏。去痰，下气，止呕吐，除风邪寒热。久服小志少智，伤心气。

《张仲景50味药证》：生姜与干姜虽同属一物，但干姜为老姜之干燥品，故使用上稍有不同。生姜偏于呕吐，干姜偏于腹泻。生姜可发汗，如民间治冒雨受寒者，常饮用生姜汤，可一汗而解；干姜可化饮，如干姜配合五味子、细辛，治咳嗽气喘，痰多清稀如水者，也常取效甚速。

5. 大枣

《神农本草经》：大枣，味甘，平。主心腹邪气，安中养脾，助十二经，平胃气，通九窍，补少气、少津液，身中不足，大惊，四肢重，和百药。久服，轻身，长年。叶，覆麻黄能令出汗。生平泽。

《名医别录》：无毒。补中益气，强力，除烦闷，治心下悬、肠澼。久服不饥神仙。

桂枝汤为辛温解表、调和营卫之方。

曹颖甫：桂枝汤的焦点在于血运之不调匀，汗生于血，血运不匀则充血之处有汗，贫血之处无汗。桂枝汤的目的是通调血脉，使局部之汗态转为正常的遍身的汗态，服后遍身漐漐是血运调匀的结果，是由被子温覆与吃粥蒸发出来的，并非桂枝汤真有发汗的能力。

【适应证】

朱肱：桂枝汤自西北人，四时行之，无不应验，江淮唯冬及春可行之，春末至夏至以前，桂枝汤可加黄芩一分，谓之阳旦汤，夏至后可加知母一两，石膏一两，或加升麻一分。若素虚寒者不必加减。

左季云：胸腹痛，背亦彻痛者；通身寒冷，小儿角弓反张，手足搐搦抽掣；脑后生疮；周身皮肤作痒，时而恶风；足跟痛，痛彻腰股；小儿腮肿，发热恶风；小儿发热痘出；妇人妊娠恶阻；发热恶风下利，日数十次；寒霍乱后身犹痛者；自汗，盗汗，虚疟，虚痢。

叶橘泉：桂枝汤之运用，不论病的时期早晚，或证之在表、在里，只以头痛发热，恶风恶寒，脉浮弱，自汗出，或身疼痛者，为目标也。

大塚敬节：桂枝汤有强壮的作用。古人认为它有改善气血循环，调和阴阳的作用。比起体力充实者，桂枝汤用于衰弱者较多。

【禁忌证】

李翰卿：无汗、口苦、口舌咽喉干燥、舌苔红黄黑、喜冷饮食、小便黄赤、怕热、衄证、酒客的出汗证、小便数、足挛急（需慎重证：轻度的咽干欲饮水，喜冷，尿黄，舌微干微黄，鼻中微有衄象，口微苦，患病季节为春夏季节，患者生活在我国的南方）。

【条文】

1.《伤寒论》第12条：太阳中风，阳浮而阴弱，阳浮者，热自发，阴弱者，汗自出，啬啬恶寒，淅淅恶风，翕翕发热，鼻鸣干呕者，桂枝汤主之。

注：

李翰卿："阴阳"二字有指尺寸言者；有指浮取沉取者，即轻取见浮，重按见弱。轻按见浮为卫阳浮盛，重按见弱为营阴不足。根据实践，前者阳浮多属于肾阳虚，宜桂枝加附子汤；后者阴弱系营弱卫强，故宜桂枝汤。

2.《伤寒论》第13条：太阳病，头痛，发热，汗出，恶风，桂枝汤主之。

注：

李翰卿：从本条看项强一症，不是本方主证，有无皆可，而恶风、恶寒才是主证。恶风、恶寒是一个证候，只不过程度的轻重不同而已。

李映淮：桂枝汤证为有汗，发热，恶风，脉浮，不喜冷饮，口不渴，舌无苔或薄白而润，小便清白。这是使用本方的主证，如有不同可加减应用，或改换方剂。气上冲，头痛项强，身体疼痛，鼻鸣干呕为副证，可有可无，不必加减。

桂枝证汗出是局部的，不是普遍的，而且量也不太多，有的上半身有汗，手摸略觉潮润，额部、手部、臀部出些微汗，除特殊原因外（如多饮开水或服发汗药），一般很少大汗淋漓。

服桂枝汤后，吃粥极为重要，盖谷气内充，外邪不复入，余邪不复留，否则即不为桂枝汤了。张寿甫制加味桂枝代粥汤，即加黄芪升补大气，以代粥之补益之力，加防风宣通营卫，以代粥之发表之力也。

3.《伤寒论》第15条：太阳病，下之后，其气上冲者，可与桂枝汤，方用前法，若不上冲者，不得与之。

注：

李翰卿：本条有两种含义：①气上冲可看作桂枝证误用下法后，头痛项强等证未随下法而下陷，仍然是上冲的，这当然仍宜本方来治。②误下后，除桂枝证仍在外，另出现腹中自觉有气上冲。桂枝汤本有治冲逆的作用，当然可用桂枝汤。不过，经文后"若不上冲者，不可与之"就不好解释了，体会到"若不上冲"句下当有缺文。由于这两种解释对诊疗方面都有帮助，故并存之。

4.《伤寒论》第16条（上）：**太阳病三日，已发汗，若吐，若下，若温针，仍不解者，此为坏病，桂枝不中与也。观其脉证，知犯何逆，随证治之。**

5.《伤寒论》第16条（下）：**桂枝本为解肌，若其人脉浮紧，发热汗不出者，不可与之也，常须识此，勿令误也。**

注：

吴谦：夫桂枝汤，本为解肌，中风表虚之药也。若其人脉浮紧，发热汗不出者，乃伤寒表实之病，不可与也。当须识此为麻黄汤证，勿令误与桂枝汤也。

6.《伤寒论》第17条：**若酒客病，不可与桂枝汤，得之则呕，以酒客不喜甘故也。**

注：

吴谦：酒客，谓好饮之人也。酒客病，谓过饮而病也。其病之状，头痛、发热、汗出、呕吐，乃湿热熏蒸使然，非风邪也。若误与桂枝汤服之则呕，以酒客不喜甘故也。

7.《伤寒论》第25条：**服桂枝汤，大汗出，脉洪大者，与桂枝汤，如前法；若形似疟，一日再发者，汗出必解，宜桂枝二麻黄一汤。**

注：

汤本求真：尾合氏曰："服桂枝汤"以下十八字为白虎加人参汤之条文，错乱混入也。此说是也，因脉洪大者，未曾有与桂枝汤之理故也。"若"以下虽为本方证，然"宜桂枝二麻黄一汤"之句当接续于"一日再发者"之下，非"汗出解后与本方"之谓。东洞翁本方定义谓治桂枝汤证多，麻黄汤证少者，此说宜从之。

8.《伤寒论》第42条：**太阳病，外证未解，脉浮弱者，当以汗解，宜桂枝汤。**

按：从此条文可知，脉浮弱为桂枝汤主脉。

9.《伤寒论》第44条：**太阳病，外证未解，不可下也，下之为逆；欲解外者，宜桂枝汤。**

注：

冯世纶："太阳病，外证未解"指桂枝汤证仍在，当用桂枝汤发汗解，慎不可用攻下的方法，下则为逆，欲解除外证，宜用桂枝汤。

10.《伤寒论》第45条：**太阳病，先发汗不解，而复下之，脉浮者不愈。浮为在外，而反下之，故令不愈。今脉浮，故在外，当须解外则愈，宜桂枝汤。**

注：

李翰卿：浮脉是汗法治疗的主要症状，为诊断病在外而不在内的主证，也是用下法的禁忌证。

11.《伤寒论》第53条：**病常自汗出者，此为荣气和。荣气和者，外不谐，以卫气不共荣气谐和故尔。以荣行脉中，卫行脉外，复发其汗，荣卫和则愈，宜桂枝汤。**

注：

冯世纶：病常自汗出者，其原因不在脉内的荣气，故曰"此为荣气和"；脉外的卫气不与脉内荣气协调，荣气自行于脉中，卫气自行于脉外。卫失荣则不固，荣失卫则不守，故常自汗出，宜用桂枝汤复发汗，使荣卫调和，则痊愈。

12.《伤寒论》第54条：**病人脏无他病，时发热，自汗出，而不愈者，此卫气不和也。先其时发汗则愈，宜桂枝汤。**

注：

李翰卿："脏无他病"，应是里无积病（即里和能食，二便如常），且没有口渴喜冷之内热证。"时发热"之"时"字，可作时时，或定时解。然时时发热要与阳明内热、暑热自汗做对比；定时发热要与疟疾、阴虚做对比。

按：53、54条，说明桂枝汤有调和荣卫的作用。病常自汗出；时发热，自汗出，皆是荣卫不和的表现。

13.《伤寒论》第56条：**伤寒不大便六七日，头痛有热者，与承气汤。其小便清者，知不在里，仍在表也，当须发汗，若头痛者，必衄。宜桂枝汤。**

按：伤寒，不大便六七日，头痛有热，可能为阳明腑实证，但仍须满足：其热为日晡潮热（午后热甚），手足濈然汗出，小便短赤，方可确定为转经入阳明，可与调胃承气汤。若小便清长，知病不在里仍在表，从"须发汗"推理，应为脉浮紧之表实证，以麻黄汤发汗后，出现鼻衄（发红汗）、头痛，表未解也，可与桂枝汤和解之。

14.《伤寒论》第57条：**伤寒发汗已解，半日许复烦，脉浮数者，可更发汗，宜桂枝汤。**

注：

胡希恕：麻黄汤发汗后，表不解，不可再与麻黄汤，而宜桂枝汤。但以桂枝汤发汗后，表未解，仍宜桂枝汤，而不可与麻黄汤，此为定法。

15.《伤寒论》第91条：伤寒，医下之，续得下利，清谷不止，身疼痛者，急当救里；后身疼痛，清便自调者，急当救表。救里宜四逆汤，救表宜桂枝汤。

注：

冯世纶：伤寒，当发汗，而医误用下法，造成患者连续腹泻，清谷不止，使病由表传里，转变为虚寒在里的太阴病，此时，虽身疼痛表未罢，亦宜用四逆汤急救其里，而后再治身疼痛。若误下后，没有出现下利清谷，只是身疼痛，可用桂枝汤急救其表。

16.《伤寒论》第95条：太阳病，发热汗出者，此为荣弱卫强，故使汗出，欲救邪风者，宜桂枝汤。

按：从本条可看出，发热、汗出是桂枝汤主症，但须具脉浮缓且无里证。

17.《伤寒论》第164条：伤寒大下后，复发汗，心下痞，恶寒者，表未解也，不可攻痞，当先解表，表解乃可攻痞。解表宜桂枝汤，攻痞宜大黄黄连泻心汤。

注：

"心下痞"指胃脘部痞满不适。

冯世纶：太阳病，伤寒证，应当发汗解表，本不宜下，而反大下之，下后表不解，当与桂枝汤以解肌，切不可与麻黄汤复发汗。今一再误治，因邪气内陷致心下痞，同时见有恶寒，知表还未解。对于这种情况，宜先与桂枝汤以解表，表解后，再与大黄黄连泻心汤以攻痞。

18.《伤寒论》第234条：阳明病，脉迟，汗出多，微恶寒者，表未解也，可发汗，宜桂枝汤。

注：

李翰卿："阳明病"，系腹中拒按，大便不利之里实证，不是舌黄、口渴喜冷之里热证。因为里实证不是桂枝汤的禁忌证，而里热证虽兼桂枝证，也必忌用桂枝汤，恐犯阳盛之戒也。

19.《伤寒论》第240条：病人烦热，汗出则解，又如疟状，日晡所发热者，属阳明也。脉实者，宜下之；脉浮虚者，宜发汗。下之与大承气汤，发汗宜桂枝汤。

注：

冯世纶：病人烦热，汗出则解者，暗示为不汗出而烦躁的大青龙汤证，服大青龙汤后则汗出烦热解，但不久又如疟状，日晡所发热，此时发热属阳明。如其脉沉实，已传入阳明无疑，宜大承气汤下之；若脉虚浮，则为发热汗出的桂枝汤证，宜桂枝汤以发汗。

段治钧："脉实者，宜下之"，下之何以用大承气汤呢？因大青龙汤证刚罢，里证即迅速出现，此急下证也，故用大承气汤急下之，除热以保津存液。"发汗宜桂枝汤"者，因为开始已用大青龙汤发过汗了，所以再汗须用桂枝汤法。

20.《伤寒论》第276条：太阴病，脉浮者，可发汗，宜桂枝汤。

注：

胡希恕：此谓太阴病，当指呕而下利而言。但呕而下利脉浮者，为在表，故可以桂枝汤汗以解之，此时脉浮应该是指浮弱或浮缓，唯此脉必伴缓。若脉浮紧等则宜葛根加半夏汤，而不可与桂枝汤。若真是伤寒在里的太阴病下利，即使有表证也不可先用桂枝汤治表，而宜四逆辈先救里。

21.《伤寒论》第372条：下利，腹胀满，身体疼痛者，先温其里，乃攻其表。温里宜四逆汤，攻表宜桂枝汤。

注：

胡希恕：本条所述似真太阴病的下利，故虽有身体疼痛之表证，仍须用四逆汤先温其里，而后用桂枝汤攻其表，可见上条所治非真太阴。

22.《伤寒论》第387条：吐利止而身痛不休者，当消息和解其外，宜桂枝汤小和之。

注：

胡希恕：此条应承接上一条，吐利经治疗缓解后仍"身痛不休"，说明表证未解，而津液已伤，此时只宜桂枝汤和解。

23.《金匮要略·妇人产后病》第8条：产后风，续之数十日不解，头微痛，恶寒，时时有热，心下闷，干呕，汗出。虽久，阳旦证续在耳，可与阳旦汤（即桂枝汤）。

注：

冯世纶：产后风，即妇女产后患太阳中风证。因产后体虚难愈，而连绵数十日不解，今仍头微痛、恶寒、时时有热、胃脘疼闷不适、干呕、汗出，这是桂枝汤证还存在的表现，可用桂枝汤治疗。

案例

闫云科医案

陈某，女，45岁，明望村人。素有慢性肝炎、胆囊炎，常在门诊治疗。今感冒四日，发热（38.5℃），头项强痛，牵及背脊，转侧不灵，自汗出，微恶寒，胃纳一般，二便清调。口不渴，舌淡红润少苔，脉象浮滑。观其脉症，此为太阳病中风，营卫不和也。虽历时四日，邪仍在表。未入少阳、阳明者，其正气可支也。治当调和营卫，发汗解肌。行兵布阵，本当遣桂枝加葛根汤上阵，时药房缺葛根，只好命桂枝汤听令：桂枝 10g，白芍 10g，炙甘草 6g，生姜 5 片，红枣 5 枚。桂枝汤临阵受命，仅 1 剂，便汗出而愈。

桂枝甘草汤

【方药】

桂枝（去皮）四两，**甘草**（炙）二两。

上二味，以水三升，煮取一升，去滓，顿服。

桂枝甘草汤为补助心阳之方。

【适应证】

李翰卿：发汗过多形成心悸之症。但必须具有喜用手按，小便尚利，喜热怕凉或脉沉迟。

【禁忌证】

李翰卿：①喜冷，口苦，脉沉数者，忌之（热证不适用热药也）。②汗仍未止，脉虚而不调者，忌之（因系气虚将脱之象，应该补气固脱）。③四肢厥逆，小便不利，有明显停水现象者，不宜用（阳虚水泛之重证，此方力有未足，不能胜任也）。

【条文】

《伤寒论》第 64 条：发汗过多，其人叉手自冒心，心下悸，欲得按者，桂枝甘草汤主之。

注：

吕震名：汗者心之液，发汗过多，则心气虚，虚故悸。叉手冒心，心阳失护而求卫也，因虚而悸，故欲得按。乃于桂枝汤中尽撤生姜之辛散，大枣之腻滞，并无借于芍药之酸收。独任桂枝入心营以助阳，又得甘草逗留中土，载还阳气，则心君复辟，中宫谧泰矣。

按：心悸，阳虚轻者用桂枝甘草汤，一般桂枝量需 15g 以上；阳虚重兼水饮者用真武汤。

案例

胡希恕医案

李某，男，30 岁。心慌心悸已三四年，眠差易醒，常自汗出，舌苔薄白，舌尖红脉浮弦数。证属心阳不足、水气凌心，治以温阳降逆，与桂枝甘草汤加茯苓：桂枝 30g，炙甘草 15g，茯苓 15g。上药服 3 剂，诸症减。继服 3 剂，心慌惊悸全消。

桂枝加桂汤

【方药】

桂枝（去皮）五两，芍药三两，生姜（切）三两，甘草（炙）二两，大枣（擘）十二枚。

上五味，以水七升，煮取三升，去滓，温服一升。

桂枝加桂汤为平冲降逆之方。

【适应证】

李翰卿：奔豚病，气从少腹上冲，心腹疼痛，喜热畏寒，或兼桂枝汤发热、恶风寒的表证现象。

叶橘泉：神经衰弱，歇斯底里般冲逆，感冒，妇人更年期之"逆上感"。

【禁忌证】

李翰卿：兼热证者，忌之。

【条文】

《伤寒论》第117条：烧针令其汗，针处被寒，核起而赤者，必发奔豚。气从少腹上冲心者，灸其核上各一壮，与桂枝加桂汤，更加桂二两也。

注：

胡希恕：奔豚为病名，《金匮要略·奔豚气病》第1条曰："奔豚病，从少腹起，上冲咽喉，发作欲死，复还止，皆从惊恐得之。"可见这是一种发作剧烈的上冲性神经证。谓此皆从惊恐得之，很难理解。经过多年的实验研究，才知此所谓惊恐，不是指来自可惊可恐的外界刺激，而是指自身发惊发恐的神经证。如痰饮、瘀血诸疾，均可致惊恐的发作；尤其非法的治疗，更常致惊恐的发作。例如，《伤寒论》曰："少阳中风，两耳无所闻、目赤、胸中满而烦者，不可吐下，吐下则悸而惊。"又曰："太阳伤寒者，加温针必惊也。"奔豚即是常于此惊恐神经反应的基础上，再加针处感染，给神经以猛烈刺激，未有不使其发惊者，由于烧针逼汗太过，更易导致急剧的气上冲，所以必发奔豚也。

李翰卿：前人有加桂枝不加肉桂者，根据经验，桂枝比肉桂散性较强，温性较弱。如遇肾阳较虚的证候，发散太过，有汗出、厥逆致亡阳的情况，所以加桂枝不如加肉桂。

案例

刘渡舟医案

崔某，女，50岁。自觉有气流从两腿内踝沿阴股向上滚动，滚至少腹则腹胀，至心胸则心悸不稳，头出冷汗，胸中憋气，精神极度紧张，有死的恐怖感。稍许，气往下行后症状减轻，每日发作三四次。面色青黄不泽，兼见腰酸、白带较多，舌淡质嫩，苔白而润，脉弦数无力。证属"奔豚气"。治当助心阳，伐阴降冲。方以桂枝加桂汤。方药：桂枝 15g，白芍 9g，生姜 9g，炙甘草 6g，大枣 7 枚；另服黑锡丹 6g。5 剂后，病愈。

桂枝加葛根汤

【方药】

葛根四两，桂枝（去皮）二两，芍药二两，甘草（炙）二两，生姜三两，大枣（擘）十二枚。

葛根

《神农本草经》：葛根，味甘，平。主消渴，身大热，呕吐，诸痹，起阴气，解诸毒。

《名医别录》：无毒。主治伤寒中风头痛，解肌发表出汗，开腠理，疗金疮，止痛，胁风痛。生根汁，大寒，治消渴，伤寒壮热。

桂枝加葛根汤为解肌发表，升津舒筋之方。

【适应证】

李翰卿：太阳病，有汗兼项背强，但必须没有内热，如口干舌燥，喜冷性饮食等症。

【禁忌证】

李翰卿：①凡有口苦、喜冷饮等热证者，忌之。②无汗表实之证，忌之。

【条文】

《伤寒论》第 14 条：**太阳病，项背强几几，反汗出恶风者，桂枝加葛根汤主之。**

注：

胡希恕："几几"即为小鸟羽翼未丰，无法飞翔，伸脖子的一种形状。项背拘紧，回转不自如，无汗者是葛根汤，有汗者就是桂枝加葛根汤。太阳病，头项强痛，恶寒与恶风同见，就是桂枝汤证。葛根有治项背拘急的性能，所以加于桂枝汤里头，即为治桂枝汤证而项背强急的证候。

案例

胡希恕医案

任某，女，21 岁。昨日感冒，头痛，头晕，汗出恶风，肩背疼痛，头向左顾，则左项发紧且痛，舌苔薄白，脉浮稍数。此属太阳表虚兼见项背强几几，为桂枝加葛根汤方证：桂枝 10g，白芍 10g，生姜 10g，大枣 4 枚，炙甘草 6g，葛根 12g。服 1 剂，症大减，二剂症已。

栝楼桂枝汤

【方药】

栝楼根二两，**桂枝**三两，**芍药**三两，**甘草**二两，**生姜**三两，**大枣**十二枚。

上六味，以水九升，煮取三升，分温三服，取微汗。汗不出，食顷，啜热粥发之。

栝楼根

《神农本草经》：味苦，寒。主消渴，身热，烦满，大热，补虚，安中，续绝伤。

《名医别录》：无毒，主除肠胃中痼热，八疸，身面黄，唇干，口燥，短气，通月水，止小便利。

栝楼桂枝汤为散寒解肌舒筋之方。

【适应证】

陈言：栝楼桂枝汤治柔痉，身体强几几然，脉反沉迟，自汗。

武简侯：以有桂枝汤证而身体全部现轻度强直痉挛，身热，汗出，口燥渴者为主。

【禁忌证】

江尔逊：①太阳病，无汗而小便反少，气上冲胸，口噤不得语，欲作刚痉者。②痉病邪入阳明，里热已盛，发热便秘，胸满口噤，角弓反张，卧不着席，脚挛急，必龂齿，苔黄少津或黄黑而燥，脉沉实者。本方后强调取微汗，故治疗本证切勿过汗，以免重伤津液，加重病情。

【条文】

《金匮要略·痉湿暍病》第 11 条：太阳病，其证备，身体强，几几然，脉反沉迟，此为痉，栝楼桂枝汤主之。

注：

胡希恕：太阳病，其证备，指太阳病桂枝汤证俱备的意思。身体强几几然，谓全身发强直性痉挛的证候。太阳病的脉应浮，今脉沉迟，故谓反沉迟。沉迟主中虚（即胃气虚弱）津少，可知此身体强几几然，为组织枯燥的痉病，故以栝楼桂枝汤主之。

案例

邵桂珍：以栝楼桂枝汤治疗小儿抽搐症 60 例，其中男 38 例，女 22 例，年龄 1～6 岁，病程 1 月～2 年，属于热性病后遗症 25 例，不明原因者 35 例。

处方：栝楼根 15g，桂枝 8g，白芍 12g，炙甘草、生姜各 6g，大枣 5 枚；气虚加党参，脾虚加白术，血虚加当归，阴虚加石斛，每日 1 剂，水煎服，服药忌食生冷油腻。结果，40 例 15 天内治愈。18 例 1 个月内治愈，2 例无效，总有效率达 96％。

桂枝加黄芪汤

【方药】

桂枝三两，**芍药**三两，**甘草**二两，**生姜**三两，**大枣**十二枚，**黄芪**二两。

上六味，以水八升，煮取三升，温服一升。须臾饮热稀粥一升余，以助药力，温服取微汗，若不汗，更服。

黄芪

《神农本草经》：黄芪，味甘，微温。主痈疽，久败创，排脓止痛，大风癞疾，五痔，鼠瘘，补虚，小儿百病。

《名医别录》：无毒。主治妇人子藏风邪气，逐五脏间恶血，补丈夫虚损，五劳羸瘦，止渴，腹痛泄利，益气，利阴气。生白水者冷。其茎、叶治渴及筋挛，痈肿，疽疮。

《药征》：黄芪主治肌表之水也。故能治黄汗、盗汗、皮水。又旁治身体肿或不仁者。

审仲景之处方，皆以黄芪治皮肤水气，未尝言补虚实表也。

桂枝加黄芪汤为调和营卫，宣阳散湿之方。

【适应证】

王肯堂：黄疸，脉浮，而腹中和者。

武简侯：身体虚弱，肌表有水气（浮肿亦系水气），而出汗者（或无汗）为主兼身热，小便不利，腰髋弛痛等。

【禁忌证】

湿热黄汗证，痰热内蕴证，慎用本方。

【条文】

1.《金匮要略·水气病》第 29 条：黄汗之病，两胫自冷，假令发热，此属历节。食已汗出，又身常暮卧盗汗出者，此劳气也。若汗出已，反发热者，久久其身必甲错，发热不止者，必生恶疮。若身重，汗出已辄轻者，久久必身瞤，瞤即胸中痛，又从腰以上必汗出，下无汗，腰髋弛痛，如有物在皮中状，剧者不能食，身疼重，烦躁，小便不利，此为黄汗，桂枝加黄芪汤主之。

注：

段治钧：本条主论黄汗病，证情复杂，又与历节、劳气病对比、鉴别，并阐释病机及病的发展变化，故需理清层次，抓住主证，方可心中了了。

第一句话从两胫的寒热差异来说黄汗病与历节病的鉴别。若是黄汗病，则两胫自冷；但有一种多发性关节炎，也出汗而且汗也发黄，尤其关节处有黄汗出，特别怕风，但是两胫不冷而发热，这就不是黄汗病而是历节病。

第二句话"食已汗出，又身常暮卧盗汗出"，是说饮食后即出汗，或晚上睡下就出汗，这两种汗出的情况，均属表虚、津不内守，因汗出多使人虚，故这样的病证谓之劳气。黄汗病的病机与此相同，亦为劳气之属，但其汗必黄，则与劳气病汗出的情况不同。

其下主论黄汗病的表现，其主证首先是汗液发黄；其他如"两胫自冷""汗出已，反发热""身重，汗出已辄轻""从腰以上必汗出，下无汗，腰髋弛痛，如有物在皮中状"。黄汗病若证情严重，则"不能食，身疼重，烦躁，小便不利"。无论证之微剧，均宜本方主之。

本条有桂枝汤证的病机，故选方用药以桂枝汤为基础再加黄芪以治之。但黄汗病证情复杂，临床中不必诸证悉具，主证、病机相符，则可治之无误。

2.《金匮要略·黄疸病》第16条：诸病黄家，但利其小便，假令脉浮，当以汗解之，宜桂枝加黄芪汤主之。

注：

吴谦：诸黄家病，谓一切黄家病也。黄病无表里证，热盛而渴者，当清之，湿盛小便不利者，但当利其小便。假令脉浮则为在表，当以汗解之，宜桂枝加黄芪汤。

案例

胡希恕医案

韩某，女性，41岁，哈尔滨人，以"肝硬化"来门诊求治。其爱人是西医，检查详尽，诊断肝硬化已确信无疑。其人面色黧黑，胸胁窜痛，肝脾肿大，腰胯痛重，行动困难，必有人扶持，苔白腻，脉沉细。黄疸指数、胆红素皆无异常，皮肤、巩膜无黄染。曾经多年服中西药不效，特来京求治。初因未注意黄汗，初与疏肝和血药不效。后见其衣领黄染。细问乃知其患病以来不断汗出恶风，内衣每日更换，每日黄染。遂以调和营卫、益气固表以止汗祛黄为法，与桂枝加黄芪汤治之。桂枝10g，白芍10g，炙甘草6g，生姜10g，大枣4枚，生黄芪10g。嘱其温服之，并饮热稀粥，盖被取微汗。上药服3剂，汗出身痛减，服6剂汗止，能自己行走，继以转治肝病乃逐渐恢复健康，返回原籍。2年后特来告知仍如常人。

黄芪芍药桂枝苦酒汤

【方药】

黄芪五两，**芍药**三两，**桂枝**三两。

上三味，以苦酒一升，水七升，相和，煮取三升，温服一升。当心烦，服至六七日乃解。若心烦不止者，以苦酒阻故也。

苦酒

《药征续编》：陶弘景曰：醋亦谓之酰，以有苦味，俗呼苦酒。由此说，则苦酒是俗称。苏恭曰：醋有数种，唯米醋二三年者入药。

黄芪芍药桂枝苦酒汤为固表祛湿、调和营卫之方。

【适应证】

黄汗，汗出恶风、汗黏色黄、口渴者。

【禁忌证】

（1）脾病（脾病禁酸）。

（2）筋病：《素问·阴阳应象大论》言："酸伤筋。"

【条文】

《金匮要略·水气病》第28条：问曰：黄汗之为病，身体肿，发热汗出而渴，状如风水，汗沾衣，色正黄如柏汁，脉自沉，何从得之？师曰：以汗出入水中浴，水从汗孔入得之，宜黄芪芍药桂枝苦酒汤主之。

注：

吴谦：此承黄汗互详其证，以明其治也。黄汗属湿，故身体肿；属风，故发热汗出而渴。状如风水者，谓面目浮肿也。汗沾衣，色正黄如柏汁，谓汗出黏黄也。脉自沉者，谓从水得之也。究其得之之由，以汗出入冷水中浴，则凄怆之寒内入，遏郁汗液于肌腠，从土蒸化而出，故色黄也。宜黄芪、桂枝解肌邪，以固卫气；白芍、苦酒止汗液，以摄荣气，荣卫调和，其病已矣。

按：此方味酸甚，脾胃虚弱，胃脘闷痛者服药后更易出现胃脘嘈杂、烦闷不适，应慎用醋。

案例

胡希恕医案

李某，女，30岁，北京市工人。因长期低热来门诊治疗，屡经西医检查未见任何器质性病变，经服中药亦未效。症见口渴、汗出黄黏、恶风、虚极无力、下肢浮肿、自感身重，舌苔薄白，脉沉细。查黄疸指数正常，身体皮肤无黄染。此为黄汗表虚津伤甚证，拟以黄芪芍药桂枝苦酒汤：生黄芪 15g，白芍 10g，桂枝 10g，米醋 30g。上药服 6 剂，诸症尽除。

黄芪桂枝五物汤

【方药】

黄芪三两，芍药三两，桂枝三两，生姜六两，大枣十二枚。

上五味，以水六升，煮取二升，温服七合，日三服。（一方有人参）

黄芪桂枝五物汤为益气温经，和血通痹之方。

胡希恕：该方即桂枝汤去缓急迫的甘草，而加补虚益气的黄芪，倍用温中散寒的生姜，故治桂枝汤证中虚有寒而气不足于外者。

【适应证】

江尔逊：本方药味甘温，具益气温经，和营通痹之功效，适用于阴阳气血俱虚，脉络瘀阻之证。以局部肌肤麻木不仁，脉微涩为辨证要点。除治疗血痹证外，根据异病同治的原则，尚可用以治疗某些痹证、阳虚外感、产后虚弱、中风病之风中经络、外伤后遗症、冻疮、血栓性脉管炎、肢端血管功能障碍、脑萎缩、风疹块（荨麻疹）等。

按：我们常以本方合当归散或术附汤治疗产后风湿病痛、回纹型风湿病、中、低活动度类风湿关节炎等，均取得良效。

【禁忌证】

江尔逊：本方善于温宣阳气，若实邪（痰、湿、瘀）过盛，或内热炽盛，或阴虚阳亢者禁用，肝风内动，证见头痛，眩晕甚，四肢或头震颤，口苦口渴，心中烦热，脉弦，筋动，虽有肌肤麻木不仁，亦非本方所宜。

【条文】

《金匮要略·血痹虚劳病》第 2 条：**血痹，阴阳俱微，寸口关上微，尺中小紧，外证身体不仁，如风痹状，黄芪桂枝五物汤主之。**

注：

吴谦：此承上条互详脉证，以明其治也。上条言六脉微涩，寸口关上小紧，此条言阴阳寸口关上俱微，尺中亦小紧。合而观之，可知血痹之脉浮沉，寸口、关上、尺中俱微、俱涩、俱小紧也。微者虚也，涩者滞也，小紧者邪也，故血痹应有如是之诊也。血痹外证，亦身体顽麻，不知痛痒，故曰：如风痹状。但不似风痹历关节流走疼痛也。主黄芪桂枝五物汤者，调养荣卫为本，祛风散邪为末也。

刘渡舟医案

李某，男，49岁。一年多前，患者开始发现四肢感觉逐渐迟钝，慢慢发展为肌肤麻木不仁，肢体强直，屈伸不利，行步不稳，头重脚轻如踩棉花，伴见腰痛，腹部拘紧如有束带。经CT检查，发现C2—C6椎管狭窄，确诊为脊髓型颈椎病，建议用手术治疗。由于患者有所顾虑而转请中医治疗。舌苔白略腻，脉来涩迟。辨为气虚血滞，"血痹"之证。

生黄芪40g，桂枝10g，白芍10g，生姜15g，大枣12枚。上方服2剂后，各种症状均有减轻。原方加大剂量，改黄芪为50g，桂枝12g，加牛膝10g，又进6剂后，患者两腿已能行走，不用他人搀扶而来就诊。在上方基础上加木瓜10g，另加泽泻15g，白术10g，以利水湿之邪，两方交替服用40余剂后，上述症状全部消退，恢复正常工作。半年后来信致谢，病情一直没有复发。

桂枝新加汤

【方药】

桂枝（去皮）三两，芍药四两，甘草（炙）二两，生姜（切）四两，大枣（擘）十二枚，人参三两。

上六味，以水一斗二升，煮取三升，去滓，温服一升。

人参

《神农本草经》：人参，味甘，微寒。主补五脏，安精神，定魂魄，止惊悸，除邪气，明目，开心益智。

《名医别录》：微温，无毒。主治肠胃中冷，心腹鼓痛，胸胁逆满，霍乱吐逆，调中，止消渴，通血脉，破坚积，令人不忘。久服轻身延年。如人形者有神。

【适应证】

李翰卿：发汗后，身疼痛，脉沉迟无力，但须有喜温恶寒之现象。

【禁忌证】

李翰卿：①喜冷性饮食者，忌之。②不恶寒者，忌之。

【条文】

《伤寒论》第62条：发汗后，身疼痛，脉沉迟者，桂枝加芍药生姜各一两人参三两新加汤主之。

注：

陆渊雷："发汗后"三字，为本条辨证论治之主要眼目，身疼痛，脉沉迟见于发汗后，方能断为营血不足，卫气失于流畅，而用新加汤治疗。若不在发汗以后，则沉主里，迟主寒，身疼痛当为寒、湿、痹之类，就须用桂枝附子汤一类的方剂来治疗了。

案例

胡希恕医案

宋某，女，35岁。2个月来，每日下午发热身疼痛、头痛、臂及背拘急酸痛，发热后汗出恶风明显，纳差，乏力，舌苔白润，脉沉迟。此属胃气沉衰、精气不振、营卫不固，以致外邪久留不去，故拟建中益气、扶正祛邪之法，与桂枝加芍药生姜人参汤：桂枝10g，白芍12g，生姜12g，炙甘草6g，大枣4枚，党参10g。服1剂后，发热向后延时，且时间缩短，3剂后热除，诸症悉愈。

桂枝加芍药汤

【方药】

桂枝（去皮）三两，**芍药**六两，甘草（炙）二两，大枣（擘）十二枚，生姜（切）三两。

上五味，以水七升，煮取三升，去滓，温分三服。

桂枝加芍药汤为调和营卫，理脾和中，缓急止痛之方。

【适应证】

李翰卿：太阴病，腹痛，或兼表寒，或不兼表寒，但腹痛必须具有腹不拒按，不喜冷性饮食，误食冷性饮食其痛即剧，脉沉而迟之。

【禁忌证】

李翰卿：①腹痛喜冷，有热证者，忌之。②腹痛拒按，属实证者，忌之。

【条文】

《伤寒论》第279条：本太阳病，医反下之，因而腹满时痛者，属太阴也，桂枝加芍药汤主之。大实痛者，桂枝加大黄汤主之。

注：

胡希恕：太阴病有腹满时痛证，就此为证言，则谓为属太阴。其实此腹满并非太阴病的虚满，此时痛亦非太阴病的寒痛，乃由于太阳病误下，邪热内陷而为表里的并病，但不是阴证，而是阳证。故仍以桂枝汤解其外，加芍药以治腹满痛。若大实痛，大便不通者，宜更加大黄以攻之。

闫云科医案

黄某，女，64岁。腹满时痛四年余，久治不愈。今春在省城某医院就诊，经肠镜检查诊为溃疡性结肠炎、肠息肉。病理检查息肉有恶化之兆，行手术切除。术后腹满痛依然，多发生于夜间，痛时喜按，或蜷卧亦可得减。胃纳不香，口不干、不苦，不思饮，不泛酸，微嗳逆。大便一二日一行，鸭溏不畅。望其面色萎黄少华，鼻头微青。形体消瘦，舌润微暗，苔白腻。腹诊：腹皮薄弱，腹肌挛急，关元穴处压痛明显。脉来沉弦细弱。证属脾胃虚弱，寒凝血滞。治当温经化瘀，缓急止痛。拟桂枝加芍药汤加味：桂枝 10g，白芍 20g，炙甘草 10g，莪术 10g，三棱 10g，生姜 10 片，红枣 12 枚。3 剂，每日 1 剂，且须重视饮食治疗。

二诊：疼痛明显减轻，口中和，多唾涎，此虚寒证也。《沈氏尊生书》中"凡痛必温散，切不可补气，以气旺不通，则反甚之"，系指寒实疼痛而言，虚寒疼痛者，不温补何以为治？拟原方加吴茱萸 10g，黄芪 15g，3 剂。

三诊：疼痛止，胃纳增，大便一日一行，仍溏不畅。嘱守方续服 7 剂，隔日 1 剂。

四诊：疼痛再未发作，精神大好，纳化一如病前，大便已成形。舌淡红，苔薄白微腻，脉弦细。改服参苓白术散善后。

桂枝加大黄汤

【方药】

桂枝（去皮）三两，**大黄**二两，**芍药**六两，**生姜**（切）三两，**甘草**（炙）二两，**大枣**（擘）十二枚。

上六味，以水七升，煮取三升，去滓，温服一升，日三服。

大黄

《神农本草经》：大黄，味苦，寒，主下瘀血，血闭，寒热，破癥瘕积聚，留饮宿食，荡肠胃，推陈致新，通利水谷，调中化食，安和五藏。

《名医别录》：大黄（将军），大寒，无毒，平胃下气，除痰实，肠间结热，心腹胀满，女子寒血闭胀，小腹痛，诸老血留结。

桂枝加大黄汤为解肌发表，调和营卫，通腑泻实之方。

【适应证】

李翰卿：太阴寒邪腹痛，或兼表寒，或不兼表寒。但必须具有腹部拒按，大便不利，喜热性饮食，脉沉迟有力等证候。

【禁忌证】

李翰卿：腹不拒按，或大便利，脉弱者，忌之；喜冷性饮食者，亦忌之。因前者腹痛系虚证，不宜用大黄攻下；后者系热证，不宜用桂枝、生姜之温热。

【条文】

《伤寒论》第 279 条：本太阳病，医反下之，因而腹满时痛者，属太阴也，桂枝加芍药汤主之。大实痛者，桂枝加大黄汤主之。

注：

段治钧：如果腹痛拒按（或按之有抵抗），疼痛也较重，且大便难或不通，这就是"大实痛"，很明显这更是阳证而不是阴证。故仍一方面以桂枝汤解外，另一方面在加芍药的基础上再加大黄以攻之。

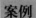 案例

刘渡舟医案

李某，男，36 岁。腹痛下利赤白，里急后重，每日三四次，经年不愈，而治疗罔效。切其脉弦而任按，舌苔黄而质绛。余曰：此病脾胃气血不和，又中央凝滞之邪，积邪不去，则下利不能止。法当通因通用，扫除肠中腐秽则病可愈。为疏：桂枝 6g，白芍 18g，生姜 9g，炙甘草 6g，大枣 10 枚，大黄 6g。嘱一次煎服。服药不久而大便作泻，皆黏腻臭秽之物，从此而下利日渐轻缓，因此而愈。

桂枝加厚朴杏子汤

【方药】

桂枝（去皮）三两，甘草（炙）二两，生姜（切）三两，芍药三两，大枣（擘）十二枚，厚朴二两，杏仁（去皮尖）五十枚。

上七味，以水七升，微火煮取三升，去滓。温服一升，覆取微似汗。

1. 厚朴

《神农本草经》：厚朴，味苦，温。主中风，伤寒，头痛，寒热惊悸，气血痹，死肌，去三虫。

《名医别录》：大温，无毒。主温中，益气，消痰，下气，治霍乱及腹痛，胀满，胃中冷逆，胸中呕逆不止，泄痢，淋露，除惊，去留热，止烦满，厚肠胃。一名赤朴。其树名榛，其子名逐杨。治鼠瘘，明目，益气。

《药征》：厚朴主治胸腹胀满也，旁治腹痛。厚朴脱人之元气，徒虚语。

2. 杏仁

《神农本草经》：杏核仁，味甘，温。主咳逆上气，雷鸣，喉痹下气，产乳，金创，寒心贲豚。

《名医别录》：味苦，冷利，有毒。主治惊痫，心下烦热，风气去来，时行头痛，解肌，消心下急，杀狗毒。一名杏子。五月采。其两仁者杀人，可以毒狗。

桂枝加厚朴杏子汤为解肌祛风，降气定喘之方。

【适应证】

李翰卿：太阳病，有汗兼气喘证，且没有下利、口渴、喜冷等现象。

【禁忌证】

李翰卿：①太阳无汗之喘，忌之。②太阳有汗之喘，兼有喜冷现象者，忌之。③发热有汗之喘，兼下利者，忌之。④太阳病，下后气喘，太阳证已罢者，忌之。⑤下后利不止而大喘者，上夺下争之危候也，尤当忌之。

【条文】

1.《伤寒论》第18条：**喘家作桂枝汤，加厚朴杏子佳。**

注：

冯世纶：喘家，是指素有咳喘的患者，如慢性支气管炎、支气管扩张等患者，当其反复发作，表现为太阳中风桂枝汤证时，用桂枝汤治疗则宜加厚朴、杏仁兼治咳喘为佳。

2.《伤寒论》第43条：**太阳病，下之微喘者，表未解故也，桂枝加厚朴杏仁汤主之。**

按：太阳表证，应汗而用下法，致表邪内陷，但正气尚足，上冲以抗邪，而见微喘状。

案例

刘渡舟医案

刘某，男，33岁。感冒并发肺炎，口服先锋4号，肌注青霉素，身热虽迟，但干咳少痰，气促作喘，胸闷。伴头痛，汗出恶风，背部发凉，周身骨节酸痛，阴囊湿冷。舌苔薄白，脉来浮弦。证属太阳中风，寒邪迫肺，气逆作喘。法当解肌祛风，温肺理气止喘。

桂枝10g，白芍10g，生姜10g，炙甘草6g，大枣12g，杏仁10g，厚朴15g。

服药7剂，咳喘缓解，仍有汗出恶风，晨起吐稀白痰。

桂枝、白芍、生姜增至12g。又服7剂，咳喘得平，诸症悉除。医院复查，肺炎完全消除。

桂枝甘草龙骨牡蛎汤

【方药】

桂枝（去皮）一两，**甘草**（炙）二两，**牡蛎**（熬）二两，**龙骨**二两。

上四味，以水五升，煮取二升半，去滓，温服八合，日三服。

1. 龙骨

《神农本草经》：龙骨，味甘，平，无毒。主治心腹鬼疰，精物，老魅，咳逆，泄痢脓血，女子漏下，癥瘕坚结，小儿热气，惊痫；龙齿：主小儿大人惊痫，癫疾，狂走，心下结气，不能喘息，诸痉，杀精物。久服，轻身通神明，延年。生山谷。

《名医别录》：微寒，无毒。主治心腹烦满，四肢痿枯，汗出，夜卧自惊，恚怒，伏气在心下，不得喘息，肠痈内疽阴蚀，止汗，小便利，溺血，养精神，定魂魄，安五脏。

《张仲景50味药证》：龙骨主治惊悸而脉芤动者。根据吉益东洞的经验，脐下动悸是龙骨证的特征。《药征》说龙骨"主治脐下动也，旁治烦惊失精"。吉益东洞还特地作出注解。他说："其人脐下有动而惊狂，或失精，或烦躁者，用龙骨剂，则见效。其无脐下动者而用之，则未见其效。由是观之，龙骨之所主治者，脐下之动也。而惊狂失精烦躁，其所旁治也。""脐下动"既可以是病人主观感觉的症状，也可以是医者客观触及的体征。

2. 牡蛎

《神农本草经》：牡蛎，味咸，平。主伤寒寒热，温疟洒洒，惊恚怒气，除拘缓，鼠瘘，女子带下赤白。久服，强骨节，杀邪气，延年。

《名医别录》：微寒，无毒。主除留热在关节、荣卫虚热去来不定，烦满，止汗，心痛气结，止渴，除老血，涩大小肠，止大小便，治泄精、喉痹、咳嗽、心胁下痞热。

《药征》：牡蛎主治胸腹之动也。旁治惊狂、烦躁。牡蛎、黄连、龙骨，同治烦躁，而各有所主治也。膻中，黄连所主也。脐下，龙骨所主也。而部位不定，胸腹烦躁者，牡蛎所主也。

桂枝甘草龙骨牡蛎汤为镇惊潜阳，补心安神之方。

【适应证】

李翰卿：火逆证误下后，心阳被伤，烦躁不安。但必须具有喜热畏冷的阳虚或寒证现象。

【禁忌证】

李翰卿：喜冷、畏热者，忌之（因热证不宜用热药也）。

【条文】

《伤寒论》第118条：**火逆，下之，因烧针烦躁者，桂枝甘草龙骨牡蛎汤主之。**

注：

左季云：后世治伤寒者，无火熨之法。而病伤寒者，多烦躁惊狂之变，大抵用承气白虎辈，作有余治之。然此证属实热者固多，而属虚寒者，亦复间有，则温补安神之法，不可废矣。更有阳盛阴虚而见此证者，当用炙甘草汤加减，用枣仁、远志、茯苓、当归等药，是又不可不知也。

案例

胡希恕医案

刘某，男，30岁。东北泰来地区出现一条疯狗，到处咬人。一次患者遇到疯狗，虽未被咬伤，但被吓而致病，自感心慌、惊悸、恐惧等症。用中西药治疗不效而来京求治。诊其脉弦数，舌苔白腻。脉证合参，知为外寒里饮、水气上犯之证，与桂枝甘草龙骨牡蛎汤加味。

桂枝12g，炙甘草6g，生龙骨30g，生牡蛎30g，茯苓15g。

上药服6剂，诸症已愈，高兴回原籍，并来信告知1年多也未复发。

桂枝加龙骨牡蛎汤

【方药】

桂枝三两，**芍药**三两，**生姜**三两，**甘草**二两，**大枣**十二枚，**龙骨**三两，**牡蛎**三两。

上七味，以水七升，煮取三升，去滓，分三次温服。

本方为调和阴阳，潜镇摄纳之方。

《医门法律》：用桂枝汤调其营卫羁迟；脉道虚衰，加龙骨、牡蛎涩止其清谷、亡血、失精。一方而两扼其要，诚足宝也。

【适应证】

大塚敬节：桂枝加龙骨牡蛎汤为桂枝汤加龙骨、牡蛎而成，用于以精力减退、疲劳为主诉的病证，也用于遗尿、遗精、神经症、失眠症等，对阴茎和阴囊发凉、脱发等也有效。桂枝加龙骨牡蛎汤证，可有足冷、头面烘热感，以及脐部悸动亢进、下腹部腹直肌绷紧凸出等症状，脉浮大而弱，也可见弦小。对于学习紧张的高考生，此方也有缓解疲劳的功效，有利于高强度学习。

【禁忌证】

江尔逊：

1. 失精阴阳两虚，偏于阴虚者，非本方所宜。若失精兼见心烦心悸，头昏少寐，舌质红，脉细数等阴虚火旺之证，为本方所禁，如误用本方，不仅阴阳不调，而且反助虚火。

2. 湿热内蕴，流注于下，扰动精室，证见遗精，口苦心烦，大便不畅，小便短黄，舌苔黄腻、脉滑数或濡数者，不可使用本方，如贸然用之，则助湿增热，遗患非浅。

【条文】

《金匮要略·血痹虚劳病》第8条：**夫失精家，少腹弦急，阴头寒，目眩发落，脉极虚芤迟，为清谷，亡血，失精。脉得诸芤动微紧，男子失精，女子梦交，桂枝加龙骨牡蛎汤主之。**

注：

汤本求真：和久田氏曰："失精者，梦交而失精也，别男女为互文，其实一也。小腹弦急者，强急如弓弦，其证在于小腹，为下虚之候，气血不和也，失精亦由于是。阴头寒，目眩，发落，并为冲逆之候而无下降之气，阳气不旺于下部也。发落者，皆由于上实，瘀血集于头部也。'脉极虚芤迟，为清谷，亡血，失精'之十二字应为脉例斜插之文，言凡脉有极虚芤迟之三象，为下利清谷，亡血，失精之三病中脉应之例也。虚者，有场所而无物之义，为浮大无根之脉。芤者，言中空之脉。迟者，不速脉。三脉属于气血之虚，为阳气衰之脉应也。得脉以下，为此方所取之脉证。就以上之脉例言时，其三脉中得之芤动而微紧，则为失精、梦交之脉。动者，惟关上有，而无上下首尾之脉，盖得与脐上之筑动应之。此方非虚寒之意，微紧而不迟故也。"

 案例

闫云科医案

邹某，年少时染有青年恶习，久养而愈。本冬遗精又作，服西药先两星期甚适，后一星期无效，更一星期服之反剧。精出甚浓，早起脊痛头晕，不胜痛苦，自以为中西之药乏效。予桂枝加龙骨牡蛎汤加减，方药如下：

桂枝、芍药各9g，炙甘草6g，生姜3片，花龙骨18g，左牡蛎24g（上两味打碎先煎2小时）。

一剂后，当夜即止遗，虽邹君自惧万分，无损焉。第三日睡前忘排尿，致又见一次，以后即不复发。原方加减，连进10剂，恙除，精神大振。

桂枝茯苓丸

【方药】

桂枝、茯苓、牡丹（去心）、**桃仁**（去皮尖，熬）、**芍药各等份**。

上五味，末之，炼蜜和丸，如兔屎大。每日食前服一丸，不知，加至三丸。

1. 茯苓

《神农本草经》：茯苓，味甘平。主胸胁逆气（《御览》作疝气），忧恚，惊邪，恐悸，心下结痛，寒热烦满，咳逆，口焦舌干，利小便。久服安魂养神，不饥延年。

《名医别录》：味甘，平，无毒。止消渴，好睡，大腹，淋沥，膈中痰水，水肿淋结，开胸腑，调藏气，伐肾邪，长阴，益气力，保神守中，其有根者，名茯神。

《药征》：茯苓主治悸及肉瞤筋惕也。旁治小便不利、头眩烦躁。

2. 牡丹

《神农本草经》：牡丹，味苦辛寒。主寒热，中风，瘛疭，痉，惊痫，邪气，除癥坚，瘀血留舍肠胃，安五脏，疗痈创。

《本草纲目》：牡丹皮，治手足少阴、厥阴四经血分伏火。盖伏火即阴火也，阴火即相火也，古方惟以此治相火，故仲景肾气丸用之。后人乃专以黄柏治相火，不知丹皮之功更胜也。赤花者利，白花者补，人亦罕悟，宜分别之。

3. 桃仁

《神农本草经》：味苦平。主瘀血，血闭癥瘕，邪气，杀小虫。

《名医别录》：味甘，无毒。主咳逆上气，消心下坚，除卒暴击血，破瘕癥，通月水，止痛。

本方为化痰活血方，能温阳化气、化痰祛浊、解凝散滞，祛瘀生新，治阳虚痰凝血瘀诸疾。

【适应证】

汤本求真：因本方中含芍药，有腹直肌挛急，主要是由于血毒之故，左腹直肌挛急剧烈，右侧常较左侧为弱。又有桃仁、牡丹皮，故脐直下部触之有癥，即血塞。然不如大黄牡丹皮汤之小腹肿痞，及抵当汤之小腹硬满之程度，而呈比较软弱之凝块，按之微痛。以有桂枝、茯苓，则可能有苓桂术甘之上冲、眩晕、心下悸等症，无胃内停水。

矢数道明：用于下腹有瘀血（血滞、血塞、瘀血、凝滞），或有气之审扰和神经症状者：①妇科疾病：月经病、带下病、妊娠病、妇科杂病、绝经前后诸证、广义之血脉症等。②皮肤疾患：冻伤、皮肤炎、湿疹、荨麻疹、面疱、皮下出血、跌打损伤症等。③眼疾患：麦粒肿、水疱、虹膜炎、眼底出血、中心性网膜炎、眼睑炎、角膜炎、贝切特病等。④神经性疾患：神经质、神经官能症、癔病、郁病、癫痫、植物神经症候群。⑤其他疾患：阑尾炎、睾丸炎、动脉硬化症、高血压病、慢性肾炎、肾病、上颌窦化脓症、肝炎、腹膜炎、坐骨神经痛、风湿病及其他瘀血症状。

【禁忌证】

1. 妊娠行经（盛胎）者，忌之。

2. 出血无腹痛者，忌之。

3. 腹痛喜按压者忌之。

【条文】

《金匮要略·妇人妊娠病》第2条：妇人宿有癥病，经断未及三月，而得漏下不止，胎动在脐上者，为癥痼害。妊娠六月动者，前三月经水利时，胎也。下血者，后断三月衃也。所以血不止者，其癥不去故也，当下其癥，桂枝茯苓丸主之。

注：

冯世纶：癥病，即由瘀血结成的病块。衃，即蓄积的恶血，久有癥病的妇人，经断还不到三月而下血不止，且自觉胎动在脐上，当是癥痼为患。因为妊娠胎动于脐，即动亦不全在脐上，故肯定其为癥痼害。至于是否怀胎，则可验之于三月前的经水利否，如果经断前三月经来均很正常，即可断定为胎；若前三月即不断下血，后虽断三月亦必非胎而为衃。无论怀胎与否，而所以下血不止者，概由于其癥不去的缘故，故当下其癥，桂枝茯苓丸主之。

案例

胡希恕医案

陈某，女性，50岁。一年来头晕心悸，气上冲胸闷或胸痛，时汗出，常失眠；服用安眠药，常身疲倦怠，心电图示冠状动脉供血不足，苔黄，脉弦迟。证属久有痰瘀阻滞，治以化痰祛瘀，与桂枝茯苓丸合大柴胡汤加减，方药如下：

桂枝10g，桃仁10g，茯苓15g，牡丹皮10g，白芍10g，柴胡12g，半夏10g，黄芩10g，生姜10g，枳实10g，大枣4枚，大黄6g，生石膏45g，炙甘草6g。

一周后复诊，上药服3剂后诸症均减，睡眠好转，胸痛缓解，上方加赤芍10g，继服，今自感无不适，以前不敢走路，现走路如常人。

桂枝去芍药汤

【方药】

桂枝（去皮）三两，**生姜**（切）三两，**甘草**（炙）二两，**大枣**（擘）十二枚。

上四味，以水七升，煮取三升，去滓，温服一升。本云桂枝汤，今去芍药。将息如前法。

本方为解肌祛风、去阴通阳之方。

【适应证】

江尔逊：桂枝去芍药汤为治疗心胸阳虚不振之方剂，以胸满、脉促而乏力或浮弱为辨证要点。若兼表证未解，则可见恶寒、发热、头痛、自汗等证。

【禁忌证】

李翰卿：

1. 阳证热实而脉促有力者。

2. 太阳阳明合病，无汗，喘而胸满者。

3. 邪踞少阳而胸胁苦满者。

4. 少阴阳虚，阴盛格阳、戴阳、下利，肢厥而脉促且微者。

5. 阴虚内热及湿热为病者，均属禁忌。

【条文】

《伤寒论》第21条：**太阳病，下之后。脉促胸满者，桂枝去芍药汤主之。**

注：

汤本求真：太阳病者，当汗解，为医误而下之，致气上冲，脉促，胸满即心下膨满者，以本方主治之。与太阳病下之后，气上冲者，宜与桂枝汤之时相似。然其间自有差别，即桂枝汤证虽经误治，未至腹力脱弱，腹直肌尚挛急，故用有芍药之桂枝汤。然本方证由误治，腹力既脱弱，腹直肌不唯不挛急，且此腹力脱弱，使上冲证增剧，并使脉促胸满，故用桂枝去芍药汤之本方以应之也。此东洞翁所以下本方定义为治桂枝汤证之不拘挛者，以其不拘急，故去芍药也。

案例

刘渡舟医案

李某，女，46岁。因患心肌炎而住院治疗，每当入夜则胸中憋闷难忍，气短不足以息，必须靠吸氧气才能得以缓解。舌质淡苔白，脉弦而缓。辨为胸阳不振，阴气内阻证。方拟桂枝去芍药汤加减，方药如下：

桂枝 10g，生姜 10g，大枣 12 枚，炙甘草 6g。

服药 2 剂后症状减轻，原方加附子 6g，再服 3 剂后除。

桂枝去芍药加蜀漆牡蛎龙骨救逆汤

【方药】

桂枝三两，**甘草**（炙）二两，**生姜**（切）三两，**大枣**（擘）十二枚，**牡蛎**（熬）五两，**蜀漆**（洗去腥）三两，**龙骨**四两。

上七味，以水一斗二升，先煮蜀漆，减二升；内诸药，煮取三升，去滓，温服一升。

蜀漆

《神农本草经》：味辛，平。主疟及咳逆寒热，腹中癥坚，痞结，积聚，邪气，蛊毒，鬼疰。

《名医别录》：微温，有毒。疗胸中邪结气，吐出之。

本方补心阳，散寒邪，镇惊祛痰。

【适应证】

吉益东洞：治桂枝去芍药汤证而胸腹动剧者。

【禁忌证】

李翰卿：喜冷畏热之里热证者，忌之。

【条文】

1.《伤寒论》第 112 条：**伤寒脉浮，医以火迫劫之，亡阳，必惊狂，卧起不安者，桂枝去芍药加蜀漆牡蛎龙骨救逆汤主之。**

注：

《皇汉医学》：和久田氏曰："劫者，因威胁而出物也。夫表邪之轻证，其初不用汤药，以烧针于肌，威胁出汗，为当时医者之术，以此病名为伤寒，固非轻证。然医以火迫于肌，劫而出汗，因亡阳也。亡者，言不自卫其处也。出汗以劫，因而阳气不能达于表，卫气剧而为胸腹之动气，则必发惊狂之证也。起卧不安者，亦起亦卧而不能安，乃详惊狂之状之辞也。此证以亡阳而致冲逆，下之而致胸满，内外虽如异途，然其归趣一也。加龙骨牡蛎之意以镇动气，且加蜀漆去痰逐水也，亦由冲逆而逐逼痰气于心胸也。"

2.《金匮要略·惊悸吐衄下血胸满瘀血病》第 12 条：**火邪者，桂枝去芍药加蜀漆牡蛎龙骨救逆汤主之。**

注：

左季云：此方主火邪，故汤火伤之烦闷疼痛者及灸疮发热者有效。以牡蛎一味，麻油调涂汤火伤，则火毒忽去，其效可推想而知矣。

案例

胡希恕医案

王某，女，26岁，空军翻译。旁观修理电线而受惊吓，出现惊悸心慌、失眠、头痛、纳差恶心，时有喉中痰鸣，每有声响则心惊变色，躁烦而骂人不能自控，逐渐消瘦，由两人扶持而来诊。苔白腻，脉弦滑寸浮。此寒饮郁久上犯，以温化降逆，予桂枝去芍药加蜀漆牡蛎龙骨汤加减，方药如下：

桂枝9g，生姜9g，炙甘草6g，大枣4枚，半夏12g，茯苓12g，生牡蛎15g，生龙骨15g。

结果：上药服3剂，心慌、喉中痰鸣减轻，服6剂，纳增，睡眠好转，再服10剂诸症皆消。

茯苓桂枝白术甘草汤

【方药】

茯苓四两，**桂枝**（去皮）三两，**白术**二两，**甘草**（炙）二两。

上四味，以水六升，煮取三升，去滓，分温三服。

本方为温阳化饮，健脾利湿之方。

【适应证】

尾台榕堂：治饮家眼目生云翳，昏暗疼痛，上冲头眩，脸肿，眵泪多者，加苤苜（车前草），尤有奇效。雀目证，亦有奇验。以心胸动悸，胸胁支满，心下逆满等证为目的。

陆渊雷：治胸部痞满，大便溏泄，日久不愈而成为里寒者；金匮治痰饮，其主证一为心下有痰饮，胸胁支满目眩，一为短气有微饮，当从小便去；治胸满支饮上冲，目眩及睑浮肿者。

【禁忌证】

凡有口苦、喜冷性饮食等热证者，忌之。

【条文】

1.《伤寒论》第67条：伤寒，若吐、若下后，心下逆满，气上冲胸，起则头眩，脉沉紧，发汗则动经，身为振振摇者，茯苓桂枝白术甘草汤主之。

注：

胡希恕：此处伤寒即无汗之太阳伤寒，理当发汗解，然"吐、下"属误治，表不解，携水气上冲胸，则心下逆满，"逆"为从下往上。吐、下伤胃气，胃虚则水上冲停于胃。"起则头眩、脉沉紧"是胃有停水的主要证候。此证应利水治其气冲则表当解，发汗则动经，水邪必乘虚而入经脉，则动悸经脉。故用本方。

2.《伤寒论》第160条：伤寒吐下后，发汗，虚烦，脉甚微，八九日心下痞硬，胁下痛，气上冲咽喉，眩冒，经脉动惕者，久而成痿。

注：

冯世纶：此即上条重出，前之脉沉紧，是指发汗前，此之脉甚微，乃指发汗后。心下痞硬、胁下痛、气上冲咽喉、眩冒，虽亦皆气冲饮逆的证候，但较发汗前已更重一等。经脉动惕即前条之身为振振摇的互词。久而成痿，谓此证若不速治久将成为肢体不用的痿证。

按：此条虽未提治法方药，但据所述肯定是苓桂术甘汤方证。

3.《金匮要略·痰饮咳嗽病》第16条：心下有痰饮，胸胁支满，目眩，茯苓桂枝白术甘草汤主之。

注：

汤本求真：痰饮者，《金匮要略·痰饮咳嗽病篇》曰："问曰："夫饮有四，何谓耶？"师曰："有痰饮，有悬饮，有溢饮，有支饮。"问曰："四饮有何异？"师曰："其人素盛今瘦，水走肠间，沥沥有声，谓之痰饮。"由是观之，心下有痰饮者，胃内有停水之谓也。支满者，徐彬谓："支，撑定不去，如痞状也。"（见《类聚方广义》）据此则胸胁支满，即肋骨弓下部膨满之意，与心下逆满同，自下向上冲上而满也。目眩，与头眩同，即眩晕也。

4.《金匮要略·痰饮咳嗽病》第17条：夫短气有微饮，当从小便去之，茯苓桂枝白术甘草汤主之，肾气丸亦主之。

注：

汤本求真：短气，呼吸促迫之意。《金匮要略》曰："凡食少饮多，水停心下，甚者悸，微有短气。"如上之说，胃内若停水量多则侵凌心脏，使心悸亢进，若少量则呼吸促迫。此微饮即有少量之停水，用本方使利尿，则呼吸促迫自治。苓桂术甘汤主之，肾气丸亦主之。云者，在短气与微饮，借利尿而治之之作用上，示二方相若，而非主治悉同之意也。

5.《金匮要略·痰饮咳嗽病》第10条：胸中有留饮，其人短气而渴，四肢历节痛，脉沉者，有留饮。

注：

汤本求真：历节痛者，关节之风湿性神经痛也。关节之风湿性神经痛等证，呈沉脉者，为胃内有停水之征，则此沉脉与胃内停水为主目的，疼痛为副目的，选用适方则治矣。

6.《金匮要略·痰饮咳嗽病》第11条：膈上病痰，满喘咳吐，发则寒热，背痛腰疼，目泣自出，其人振振身瞤剧，必有伏饮。

注：

汤本求真：伏饮者，即水毒之潜伏。虽不得诊为胃内停水，然有前证时，推断为水潜伏，用治胃内停水之剂，则此等症状不治而自治矣。前数条之病证，虽无宜用本方之明文，然多以本方为主治，故列载之。如古人所谓"怪病治痰也"，实由水毒现为千变万化之怪证，殆莫得其端倪。善探仲景之论及前记诸说之真谛，以全本方之运用可也。

案例

胡希恕医案

刘某，女，19岁，1977年10月3日初诊。两月来耳鸣耳聋，鸣甚则头眩，苔白，脉沉细。此属水饮上犯之证，予苓桂术甘汤，方药如下：

桂枝10g，茯苓18g，苍术10g，炙甘草6g。

结果：上药连服8剂，耳聋好转，头已不晕，耳鸣亦大减。原方增桂枝为12g，茯苓24g，又服6剂痊愈。

茯苓桂枝甘草大枣汤

【方药】

茯苓半斤，**桂枝**（去皮）四两，**甘草**（炙）二两，**大枣**（擘）十五枚。

上四味，以甘澜水一斗，先煮茯苓，减二升，内诸药，煮取三升，去滓，温服一升，日三服。

作甘澜水法：取水二斗，置大盆内，以杓扬之，水上有珠子五六千颗相逐，取用之。

本方为利水补阳，散寒健中之方。

【适应证】

李翰卿：发汗后，阳气被伤，寒水初动，脐下悸，欲作奔豚。但必须具有小便不利、不喜冷性饮食、脉沉迟等寒证、水证现象。

【禁忌证】

李翰卿：口苦喜冷者，忌之（兼有热证也）。

【条文】

《伤寒论》第65条：发汗后，其人脐下悸者，欲作奔豚，茯苓桂枝甘草大枣汤主之。

注：

左季云：汗者，心之液。发汗后，脐下悸者心气虚而肾气发动也。肾之积，曰奔豚。发则从少腹上至心下，为肾气逆，欲上凌心。此方即苓桂术甘汤去白术加大枣，倍茯苓也，治脐下悸，欲作奔豚。盖以水停下焦，故去白术，倍茯苓。脐下悸是邪上干心，其病由汗而起，自不外桂枝之法，仍以桂枝、甘草补阳气，生心液，更倍茯苓以伐肾邪。大枣培中土，土强水制，阳建阴御，而欲作者自不作矣。本汤为欲作奔豚之治法，已作奔豚则系肾阴邪盛，又非此汤所能治，则当从桂枝加桂汤法矣。

汤本求真：苓桂甘枣汤腹证：凡瘀血之上冲，必在左腹部，沿左侧腹直肌而发。气之水毒之上冲，必在右腹部，沿右侧腹直肌而发。本方腹诊，右侧腹直肌之挛急甚明显，按之疼痛。

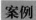

案例

聂惠民医案

胡某，男，34 岁，工人，1987 年 10 月初诊。自觉脐下跳动，有上冲之势，脐上有水声，坐卧难安，伴胃脘不和，畏寒喜暖，以手按之较舒，口不渴，素体较瘦，脉沉弦略细，舌苔薄白润滑，曾服中西药物不愈，病已两月有余。中医辨证为心阳不足、水邪上凌所致。拟温通心阳、化气行水之法。方拟苓桂枣甘汤加减，方药如下：

茯苓 30g，桂枝 12g，炙甘草 6g，大枣 10 枚，生姜 10g，水煎服。

服药 3 剂，诸症锐减，继服 6 剂而愈。

茯苓甘草汤

【方药】

茯苓二两，桂枝（去皮）二两，生姜（切）三两，甘草（炙）一两。

上四味，以水四升，煮取二升，分温三服。

本方为温中化饮，通阳利水之方。

【适应证】

李翰卿：外感寒邪，心阳被伤，水邪不化，留于心下，致心悸，小便不利，或汗出，口不渴。但必须具有不喜冷性饮食，或兼发热，恶风寒的表寒现象。

【禁忌证】

李翰卿：小便利者，喜冷性饮食者，无表寒现象者，均不可用。

【条文】

1.《伤寒论》第 73 条：伤寒，汗出而渴者，五苓散主之。不渴者，茯苓甘草汤主之。

注：

胡希恕：此条文鉴别五苓散与茯苓甘草汤，方法就是这两个方剂是渴与不渴的关系。根据文义，仍然有五苓散证"脉浮、小便不利"，上证不渴者，可予茯苓甘草汤。茯苓二两是错的，《玉函经》内用量为三两，至少需要用三两。

2.《伤寒论》第356条：**伤寒厥而心下悸者，宜先治水，当服茯苓甘草汤，却治其厥；不尔，水渍入胃，必作利也。**

注：

胡希恕：伤寒也指太阳伤寒，厥是四肢厥冷，心下悸为有水的证候。饮水多，水停心下，甚者则悸，微者短气，因此见短气，不一定就得补。条文中提到厥而心下悸，则里有水，即胃里有水，先治水，用治心下悸的药，即茯苓甘草汤，以桂枝、甘草为基础。桂枝甘草汤，心下悸，欲得按者，桂枝甘草汤主之，桂枝治气上冲，又有水，所以加茯苓，水停于胃，加生姜，生姜是健胃的药，这里应该也要有呕逆的现象，条文里没有提到，只说主要症状为心下悸。

故遇到伤寒四肢厥，若有心下悸的话，既不是热厥，也不是寒厥，而是有水，当先治水，然后再治厥。否则，水渍入胃，水在胃，则必作利也，即是不但厥，而且既厥又利。故治水即是治厥。

案例

大塚敬节医案

某日本友人患肠伤寒，已下病重通知。就诊时面容痛苦，汗流满面，脉搏120次/分，体温超过39℃，无口渴。当天早晨开始心悸明显加重，注射葡萄糖及林格液1小时后仍未被吸收，注射部位隆起。继而汗出如珠，从胸部、腹部、手上、腿上往外流。当日未曾小便。笔者认为，此以心悸明显、多汗、尿少为指征，宜用茯苓甘草汤治疗。

结果：服药30分钟左右，汗止，注射部位隆起被迅速吸收。随后傍晚至夜间有大量尿液排出，心情舒畅。最后提前好转出院。

茯苓泽泻汤

【方药】

茯苓半斤，泽泻四两，甘草二两，桂枝二两，白术二两，生姜四两。

上六味，以水一斗，煮取三升，内泽泻，再煮取二升半，温服八合，日三服。

泽泻

《神农本草经》：味甘，寒，无毒。主风寒湿痹，乳难，消水，养五脏，益气力，肥健。久服耳目聪明，不饥，延年，轻身，面生光，能行水上。

《名医别录》：味咸，无毒。主补虚损、五劳，除五脏痞满，起阴气，止泄精、消渴、淋沥，逐膀焦停水。

本方为温阳利水，化饮降逆之方。

【适应证】

矢数道明：本方为太阳病之药方，故用于呕吐而渴者。应用于胃弛缓病、胃下垂、胃扩张、胃溃疡、胃癌、食道憩室、十二指肠溃疡、妊娠恶阻、小儿吐乳、腹水等症。

【禁忌证】

实热证慎服。

【条文】

《金匮要略·呕吐哕下利病》第18条：胃反，吐而渴，欲饮水者，茯苓泽泻汤主之。

注：

冯世纶：《金匮要略》谓："朝食暮吐，暮食朝吐，名曰胃反。"若上述的胃反，吐而渴，欲饮水者，宜茯苓泽泻汤主之。

朝食暮吐、暮食朝吐亦约略之词。要言之反胃为一发作性的呕吐。有一日发作者，亦有数日发作者，大都由于胃的消化功能差，停食或停水所致。本条所述为偏于停水，水停不消，积至相当程度必吐。全身组织缺少水的营养，故同时亦必渴。胃有停饮，不吐但痛。若渴欲饮水者，应用本方亦有验。

案例

王廷富医案

男，42岁。因呕吐而丧失劳动能力。自诉反复呕吐已两年多，经某医院诊为慢性胃炎。呕吐时间不定，多每天吐一次，或两天吐一次，吐出物水饮与食物混杂，有时水多食物少，有时食物多而水少，不酸臭不苦，口不干不渴不思水，精神不振，全身浮肿，面色苍白，大便稀溏，口淡无味，舌质淡苔薄白而润，脉象缓滑，此脾虚水饮之胃反证，拟以健脾利水化气散饮。方药如下：

茯苓15g，泽泻12g，白术12g，生姜12g，桂枝9g，甘草3g。

嘱服两剂，严禁生冷食物。

二诊，呕吐消失，饮食倍增。又服四剂，诸症基本消失，呕吐再未发。调养一月左右已参加生产劳动。

五苓散

【方药】

猪苓（去皮）十八铢，泽泻一两六铢，白术十八铢，茯苓十八铢，桂枝（去皮）半两。

上五味，捣为散，以白饮和服方寸匕，日三服。多饮暖水，汗出愈。如法将息。

猪苓

《神农本草经》：一名猳猪尿。味甘，平，无毒。治痎疟，解毒，蛊注不祥，利水道。久服轻身，耐老。

《药征》：猪苓主治渴而小便不利也。

本方为利水渗湿，温阳化气之方。

【适应证】

陈言：治伏暑饮热，暑气流入经络，壅溢发衄。或胃气虚，血渗入胃，停留不散，吐出一二升许。

叶橘泉：运用于胃弛缓、胃扩张、胃下垂等胃中有振水音者，流行感冒性浮肿，肾脏病或心脏瓣膜病伴起之浮肿，霍乱，急性胃肠炎瘥后之口渴、尿量减少、水样性下利。以小便不利，口渴，或呕吐，头眩，心悸，汗出而烦，浮肿等证为标的。

大塚敬节：五苓散以口渴甚、大量饮水反而尿少为应用指征。这时伴有或浮肿，或呕吐，或头痛，或腹痛等症状，均以尿量减少为着眼点。五苓散用于婴幼儿呕吐的场合很多。感冒时用葛根汤，汗出后转为五苓散证者多见。另外可用于肾炎、肾病综合征、膀胱炎、肾盂肾炎、偏头痛、急性胃肠炎等。

【禁忌证】

李翰卿：无小便不利，或有喜冷性饮食现象者，均不可服。

左季云：①汗多胃燥者。②热霍乱。

【条文】

1.《伤寒论》第 71 条：太阳病，发汗后，大汗出，胃中干，烦躁不得眠，欲得饮水者，少少与饮之，令胃气和则愈。若脉浮，小便不利，微热消渴者，五苓散主之。

注：

李翰卿：本节前一段为汗出津伤之渴欲饮水，烦躁不得眠，小便不利；后一段为阳气被伤，蓄水形成，致小便不利，饮水不止。津液损伤和蓄水证，表面症状看似相同，都具有口渴、小便不利，而治法却完全不同。辨别要点：津液消耗者，小腹部必不胀满，没有尿意，身上皮肤干燥，舌上津液不充。膀胱蓄水者则相反，所以必须根据全面症状，分析研究，才能得出正确的诊断与治疗。否则，单从一个证上看问题，就会犯头痛医头，足痛治足的错误。

《金匮要略》将此条列入消渴篇，其实非治消渴。本证之渴乃膀胱蓄水，气化失职所致，表现为渴不欲多饮，且有少腹胀满等蓄水证。发热脉浮为太阳表证，小便不利为太阳之邪入膀胱腑证，故治以发汗利水之五苓散。

2.《伤寒论》第72条：**发汗已，脉浮数，烦渴者，五苓散主之。**

注：

汤本求真：本条虽说唯脉浮数与烦渴二证可用本方，其实既于前条示以小便不利，故于本条省略之，非无此证之意也。尾台氏云："于'发汗已，脉浮数'之下似脱'发热，小便不利'等证，盖发汗后烦渴者，概非本方证，而为石膏剂证。然石膏剂之烦渴必伴以脉浮滑，或滑，或洪大等，决不浮数。今脉浮数与烦渴并举，则虽略去'发热，小便不利'，于本方亦无不可也。"

3.《伤寒论》第74条：**中风发热，六七日不解而烦，有表里证，渴欲饮水，水入则吐者，名曰水逆，五苓散主之。**

注：

胡希恕：中风证，在六七日过程，服过桂枝汤，表还不解，反而烦。"有表里证"，表证就是中风发热，里证就指下面这个水逆，"饮水则吐"这个水逆。"有表里证"是倒装句。"渴欲饮水，水入则吐者"，五苓散证即是渴，饮水后还是渴，这叫消渴，无论怎么喝，也不吸收。胃停水多了就会呕吐，所以"水入则吐者，名曰水逆"，吃东西不吐，就是水在胃停多了，水下不去，那么专吐水，可是渴，一喝就吐，这叫作水逆证，当然也用五苓散治之。开始是消渴，小便不利，有发热，微热，那么这个时候就吃五苓散就好了，不至于得水逆，这个时候再延迟，不利小便，一直喝，这个水喝到相当程度，再喝就要吐了，这叫作水逆。这个水逆还是五苓散证的继续，所以仍然用五苓散。

4.《伤寒论》第141条：**病在阳，应以汗解之，反以冷水潠之，若灌之，其热被劫不得去，弥更益烦，肉上粟起，意欲饮水，反不渴者，服文蛤散；若不瘥者，与五苓散。**

注：

《皇汉医学》：尾台氏曰："病在阳，应以汗解云云，是以潠灌劫激，致生变证。犹伤寒脉浮，自汗出，小便数，心烦，微恶寒，脚挛急者，误用桂枝汤，致成种种之转变也。今世无医药常识之辈，其身已有邪热，不以为意，或冒雷雨而上途，或入水游泳而贪凉，至成是证者，夏秋之间，间亦有之，病情正同，宜用文蛤汤连进，可发汗。若用本论文蛤散，则误矣。潠，同喫，《说文》云：'含水喷也。灌，溉也。'《玉函》'弥更'作'须臾'解。"和久田氏曰："古人有潠水、灌水之法。潠者，以水吹于面也。灌者，以水浇于身也。此二法用于阳郁证，自外以水气激之，令郁阳勃起，发散而解。无此阳郁者，若行潠水、灌水之法，则表热被劫，不得外出，弥更内逼而心烦，肉上却因正气虚而粟起也。粟起者，俗谓之鸡皮，是被水劫之故。热既被水劫而内攻，虽意欲饮水，然反渴而不引水浆。若不与则不久而又思水，是文蛤散之证也。若文蛤散不瘥，愈欲得水如渴状者，此烦热。有热，复有水气，则与五苓散以观其应否也。"

汤本求真按："此二说各有一理，于理论上难定其是非，学者宜就病者以验其正否。"

5.《伤寒论》第156条：**本以下之，故心下痞，与泻心汤，痞不解。其人渴而口燥烦，小便不利者，五苓散主之。**

注：

汤本求真：太阳病因误下，则表热内陷，而致心下痞（胃部膨满），是即大黄黄连泻心汤之所主治也。然本条之心下痞，不仅由于表热之内陷，并由小便不利致胃内停水使然者，故虽与泻心汤，其痞不解也。有此痞而口燥烦，小便不利者，为本方主治之意也。是本方证与大黄黄连泻心汤之鉴别法也。尾台氏曰："'渴而口燥烦'当作'渴而烦躁'，以供参考。"

6.《伤寒论》第244条：**太阳病，寸缓关浮尺弱，其人发热汗出，复恶寒，不呕，但心下痞者，此以医下之也。如其不下者，病人不恶寒而渴者，此转属阳明也。小便数者，大便必硬，不更衣十日，无所苦也。渴欲饮水，少少与之，但以法救之。渴者，宜五苓散。**

注：

胡希恕：太阳病，脉浮缓弱为中风脉。发热、汗出、复恶寒，为中风证未传少阳，故不呕。其所以心下痞者，当由于医者误下所致，言外宜先以桂枝汤以解外，外解已，再与泻心汤以攻痞，此为第一段。

若上证未经误下，并其人已不复恶寒而渴者，此表证已罢而转属阳明病了。若小便数者，大便必硬，故心下痞，但此属津液竭于里的脾约证，即不大便十日亦无所苦，如其人渴欲饮水，则可以少少与之法救之，此为第二段。

若上证未经误下，并亦未转阳明，病人不恶寒而渴者，此心下痞正是水逆心下的五苓散证，则宜五苓散治之，此为第三段。

7.《伤寒论》第386条：**霍乱，头痛，发热，身疼痛，热多，欲饮水者，五苓散主之；寒多，不用水者，理中丸主之。**

注：

李翰卿：陆氏云："五苓散证必小便不利，此条不言者，省文也。"此言是矣，因为肠胃吸收机能失常，以致吐泻过多，水分大量排出，当然也小便不利。不过本节治疗目的，和前者完全不同。前者是水蓄膀胱，故需要把小便排出，此节是水分偏走大肠，需要帮助吸收，古谓"治泻不利小便非其治也"正是这个道理，着眼的地方在于"欲饮水"三字。因大量水分经吐泻丢失，没有补充，不堪再利小便也。

8.《金匮要略·痰饮咳嗽病》第31条：假令瘦人脐下有悸，吐涎沫而癫眩，此水也，五苓散主之。

注：

李翰卿：水饮为病，素盛今瘦，非阴虚瘦也。脐下筑筑跳动，吐涎沫，头眩，皆为水饮冲动上逆。脐下为膀胱所居，职司气化，水饮积蓄则气化失职，故用本方治之。

9.《金匮要略·消渴小便不利淋病》第4条：脉浮，小便不利，微热，消渴者，宜利小便，发汗，五苓散主之。

10.《金匮要略·消渴小便不利淋病》第5条：渴欲饮水，水入则吐者，名曰水逆，五苓散主之。

案例

1. 李克绍医案

王某，男，7岁，1975年7月12日初诊。患儿多饮多尿，在当地医院检查尿比重为1.007，诊断为尿崩症，治疗无效，遂来济南。经余诊视，神色脉象，亦无异常，唯舌色淡，有白滑苔，像一层薄薄不匀的糊糊。因思此症可能是水饮内结，阻碍津液输布，所以才渴欲饮水，饮不解渴。其多尿由多饮所致，属于诱导性的。能使不渴、少饮，尿量自然会减少。因与五苓散方：

白术12g，茯苓9g，泽泻6g，桂枝6g，猪苓6g。水煎服。

上方共服2剂，7月14日其家长来述，症状见轻，又与原方2剂痊愈。

2. 刘渡舟医案

碧某，女，1987年10月26日就诊。病失音4个多月，已到了不能言语的程度，而由其家人代诉病情。曾服用大量滋阴清热之品及西药，均未获效。患者音哑无声。咽喉憋塞，口渴欲饮，头目眩晕。问其大便尚调，唯排溺不利，色白而不黄。切其脉沉，视其舌则淡嫩，苔水而滑。治须温阳下气，上利咽喉，伐水消阴，下利小便。方用五苓散为最宜。拟方药如下：

茯苓30g，猪苓15g，泽泻16g，白术10g，桂枝10g。

服药 5 剂，咽喉憋闷大减，多年小便不解症状亦除。唯有鼻塞为甚，嗅觉不敏，于上方加麻黄 0.5g，续服 3 剂，病愈。从此未见复发。

茵陈五苓散

【方药】

茵陈蒿末十分，五苓散五分。

上二物和，先食饮方寸匕，日三服。

茵陈蒿

《神农本草经》：味苦平。主风湿寒热，邪气，热结黄疸。久服轻身，益气耐老。

本方为利湿退黄之方。

【适应证】

王肯堂：茵陈五苓散，治黄疸，尿量减而口渴者，腹证为腹壁软而腹筋拘挛，屡屡伴有留饮者。

冯楚瞻：治酒积黄胆，小便不利，清热去湿。

矢数道明：以有黄疸症状，口渴，呕吐，小便红为主，兼见大便溏，难眠等。

【禁忌证】

1. 气血虚弱证，慎用。

2. 胃阴不足、胃气不足者，慎用。

【条文】

《金匮要略·黄疸病》第 18 条：黄疸病，茵陈五苓散主之。

注：

汤本求真：此方证仅有"黄疸病"三字，颇漠然。故东洞翁下本方定义为治五苓散证而发黄者，此言有理，可从之。《勿误药室方函口诀》本方条曰："此方主小便不利，用于发黄之轻证。故《圣济总录》云：'此方治阴黄，身如橘色，小便不利。'阴黄之证，详见于《巢氏病源》，非谓阴证也，谓无热状耳。若此证有热状者，宜选用栀子柏皮汤及茵陈蒿汤……东垣治酒客病，以用此方为最宜，盖平日醉酒与烦闷不止者，以发汗利小便之方法为适宜也。"

案例

刘渡舟医案

姜某，男性，26 岁，久居山洼之地，又值秋雨连绵，雨渍衣湿，劳而汗出，内外交杂，遂成黄疸，前医用清热利湿退黄之剂，经治月余，毫无功效，几欲不支，就诊时，黄疸指数 85 单位，转氨酶高达 500 单位，查其全身色黄而暗，面色晦滞如垢。问其二便，大便溏，日行二三次，小便甚少。全身虚浮似肿，神疲短气，无汗而身凉。视舌质淡，苔白而腻，诊脉沉迟。

脉证合参，辨为寒湿阴黄之证，治宜温阳化湿退黄。

茵陈 30g，茯苓 15g，泽泻 10g，白术 15g，桂枝 10g，猪苓 10g，附子 10g，干姜 6g。

初服：日进两剂，三天后诸症好转，继则日服一剂，三周痊愈。化验检查：各项指标均为正常。

桂枝茯苓五味甘草汤

【方药】

茯苓四两，**桂枝**（去皮）四两，**甘草**（炙）三两，**五味子**半升。

上四味，以水八升，煮取三升，去滓，分三温服。

五味子

《神农本草经》：味酸温。主益气，咳逆上气，劳伤羸瘦，补不足，强阴，益男子精。

《名医别录》：无毒。主养五脏，除热，生阴中肌。一名会及，一名玄及。

《药征》：主治咳而冒者也。

本方为温肺化饮，平冲下气之方。

【适应证】

黄煌：①咳嗽、气喘，气从少腹上冲胸咽，头眩心悸。②自汗出，面色潮红，或手足厥冷。③舌质淡，苔白滑。

【禁忌证】

阴虚火旺证，慎用本方。

【条文】

《金匮要略·痰饮咳嗽病》第 36 条：青龙汤下已，多唾，口燥，寸脉沉，尺脉微，手足厥逆，气从小腹上冲胸咽，手足痹，其面翕热如醉状，因复下流阴股，小便难，时复冒者，与桂枝茯苓五味甘草汤，治其气冲。

注：

冯世纶：此承"咳逆倚息不得卧，小青龙汤主之"的一条言。青龙下已，谓服小青龙汤后，上证即已的意思。多唾，口燥，亦是服小青龙寒饮欲解的证验。但支饮重证常非一击所能愈，今寸脉沉而尺脉微，仍属饮盛里虚之应。手足厥逆，即因水气冲逆所致。气从小腹上冲胸咽，即发作性的气上冲状。手足痹，是由于血虚。其面翕然如醉状，为有虚热上蒸，气冲休止，则水饮因复下流阴股，故亦不冒。气冲发作，则水饮伴之以上逆，故小便难而时复冒，因此与茯苓桂枝五味甘草汤先治其气冲。

汤本求真： 本方为苓桂术甘汤之去术加五味子，故颇与彼相类似。然本方有茯苓而无辅翼之术，利尿作用较彼稍弱，唯有五味子，故镇咳作用则凌驾于彼之上矣。

案例

黄煌医话

助手告诉我，那位患有特发性肺动脉高压的少年病情稳定了，咳喘平，腹水退，下肢浮肿消失，心律虽然不齐，但心率已经减为 80 次。我很高兴。这位少年是我特别关注的病人。他自幼有哮喘，后经常发作，检查提示：肺动脉高压（90mmHg），右心扩大，二尖瓣、三尖瓣轻度反流，肝肿大。诊断为特发性肺动脉高压，支气管哮喘。这几年发作频繁，导致退学在家，每夜不得平卧，动则喘促。去年年初开始在我门诊治疗，我用桂枝茯苓丸加丹参、川芎、牛膝，症状逐步好转，能下楼活动，大家都非常欣喜。不料去年年底感冒发热，咳喘大作。我先用小青龙汤去麻黄，症状有好转，改用木防己汤，症状加重，咳喘痰多，整夜无法平卧，复诊时竟然坐轮椅进入。少年精神萎靡，脉数无伦，而且腹大如鼓，下肢浮肿，心功能极差！改用如下配方：茯苓 30g，桂枝 30g，五味子 10g，生甘草 5g，干姜 10g，细辛 5g，红枣 30g，白芍 15g，服药后当夜咳喘即缓，后此方白芍改为赤芍，五天一转，连续服用半月，病情完全稳定。

桂枝去桂加茯苓白术汤

【方药】

芍药三两，甘草（炙）二两，生姜（切）三两，白术三两，茯苓三两，大枣（擘）十二枚。

上六味，以水八升，煮取三升，去滓，温服一升，小便利则愈。

关于此方组成，《医宗金鉴》云去桂当是去芍药，汤本求真、尾台榕堂等大家皆同意此说法，《汉方新解》云不去桂，亦不去芍药。今照录原文之名，仍沿原方，详解附后，作为学者参考。

本方为利水通阳之方。

【适应证】

李翰卿： 太阳病，头项强痛，发热，无汗，胸下满微痛，小便不利。但必须是在汗下后不效时，方可用之，因为任何疾病之治疗，都是先用常法，后用

41

变法。

武简侯：以有桂枝汤证，而胃内停水，心悸，小便不利为主者。

【禁忌证】

1. 未经汗下者，不宜用（因为开始时期，病机不易肯定）。

2. 没有喜冷性饮食之症，不宜用芍药。

3. 没有喜暖恶寒之症，不宜用桂枝（根据小便不利证的观点，而不是根据太阳病的观点）。

【条文】

《伤寒论》第28条：**服桂枝汤，或下之，仍头项强痛、翕翕发热，无汗，心下满微痛，小便不利者，桂枝去桂（芍药）加茯苓白术汤主之。**

注：

汤本求真：本方为桂枝汤之去加方，于理当汗出，今翕翕发热无汗者，此理自南涯氏说虽非不能推究。但太仓氏所著《麻疹一哈》云："发热之时，固无留饮凝结，腹气和畅，表气通透，则为疹子之候备，用药宜表汗之；若留饮凝结而腹气不和畅，则为疹子之候不备。盖因他证先见故也，宜详悉腹候以处之。留饮解散，腹气和畅，则表气通豁，疹子易从汗出矣。"

就上说观之，本方证之无汗者为小便不利之结果，心下微满痛，即为胃内停水明矣。

案例

李克绍医案

王某，女性，年约五旬。患者经常跌倒抽搐，昏不知人，重时每月发作数次，经西医诊断为"癫痫"，多方治疗无效，后来学院找我诊治。望其舌上，一层白砂苔，干而且厚。触诊胃部，痞硬微痛，并问知其食欲不佳，口干欲饮。此系水饮结于中脘，但病人迫切要求治疗痫风，并不以胃病为重。我想，癫痫虽然是脑病，但是脑部的这一兴奋灶，必须通过刺激才能引起发作，而引起刺激的因素，在中医看来是多种多样的，譬如用中药治癫痫，可以选用祛痰、和血、解郁、理气、镇痉等各种不同的方法，有时都能减轻发作，甚至可能基本痊愈，就是明证。本患者心下有宿痰水饮，可能就是癫痫发作的触媒。根据以上设想，即仿桂枝去桂加茯苓白术汤意，因本症不发热，把桂枝、姜、枣概减去，又加入枳实消痞，并加僵蚕、蜈蚣、全蝎以搜络祛痰镇痉。处方：茯苓，白术，白芍，炙甘草，枳实，僵蚕，蜈蚣，全蝎。

患者于一年后又来学院找我看病，她说，上方连服数剂后，癫痫一次也未发作，当时胃病也好了。现今胃病又发，只要求治疗胃病云云。因又与健脾理气化痰方而去。

第二节　麻黄汤类

麻黄汤

【方药】

麻黄（去节）三两，桂枝（去皮）二两，甘草（炙）一两，杏仁（去皮尖）七十个。

上四味，以水九升，先煮麻黄，减二升，去上沫，内诸药，煮取二升半，去滓，温服八合，覆取微似汗，不须啜粥，余如桂枝法将息。

麻黄

《神农本草经》：麻黄，味苦，温，无毒。主中风，伤寒，头痛，温疟，发表出汗，去邪热气，止逆上气，除寒热，破癥坚积聚。一名龙沙。

《名医别录》：微温，无毒。主治五脏邪气缓急，风胁痛，字乳余疾，止好唾，通腠理，疏伤寒头痛解肌，泄邪恶气，消赤黑斑毒。不可多服，令人虚。一名卑相，一名卑盐。生晋地及河东。立秋采茎，阴干令青。厚朴为之使，恶辛夷、石韦。

《药征》：麻黄主治喘咳、水气也。旁治恶风、恶寒、无汗、身疼骨节痛、一身黄肿。

黄煌：麻黄主治黄肿，兼治咳喘及恶寒无汗而身痛者。黄肿，是仲景使用麻黄的客观重要指征。黄肿指面色黄黯而水肿者。咳喘，是咳嗽加上呼吸困难，张仲景所谓的"咳逆上气""肺胀"。黄肿者的咳喘，用麻黄最为适宜。仲景使用大剂量麻黄强调脉象，如大青龙汤证的脉象为浮紧。浮紧即有力，是患者心肺功能较好的一种反应。

黄肿不是即时的一过性的症状，而应理解为一种体质状态。即所谓"麻黄体质"——患者体格粗壮，面色黄黯，皮肤干燥且较粗糙。恶寒喜热，易于着凉，着凉后多肌肉酸痛，无汗发热；易于鼻塞、气喘；易于浮肿，小便少，口渴而饮水不多。身体沉重，反应不敏感。舌体较胖，苔白较厚，脉浮有力。临床使用麻黄或麻黄剂，应注意麻黄体质是否存在。如果体格羸瘦、唇红咽肿，脉象数促者，虽无汗也不能用麻黄，否则会导致心悸动、汗出过多甚至虚脱等不良反应。

麻黄使用剂量

仲景使用麻黄有多个剂量段。

6两：用于浮肿及无汗，但多配石膏，方如大青龙汤、越婢汤。

3～4两：用于咳喘、无汗身痛，方如麻黄杏仁石膏甘草汤、小青龙汤、射干麻黄汤、厚朴麻黄汤、麻黄汤、葛根汤、乌头汤等。

2两：或与附子、细辛配伍，治疗脉沉的无汗、浮肿等，方如麻黄附子细辛汤、麻黄附子汤等；或与连翘、杏仁等同用，治疗发黄，方如麻黄连翘赤小豆汤等。

至于用于湿家的肤痒或身体痛等，则麻黄用量更少，只用半两或1两。由于麻黄的用量与配伍、煎服法、体质、季节等均有关系，所以临床使用应细细斟酌，不要盲目大量使用。

毒副作用及禁忌

麻黄用量过大或误用，易引起心悸、气促、失眠、烦躁、汗出、震颤及心绞痛发作、血压升高等，严重中毒时可引起视物不清、瞳孔散大、昏迷、呼吸及排尿困难、惊厥等，可死于呼吸衰竭和心室纤颤。麻黄的中毒量为30～45g。但久煎可减轻毒副反应。仲景用麻黄多先煎并去上沫。

以下情况慎用麻黄：①皮肤白皙，有上冲感，易烘热汗出者。②脉弱无力者。③平素易头晕、目眩、心悸、失眠、烦躁不安者。④高血压、心脏病、糖尿病、肿瘤放化疗期间。⑤极度消瘦者。

麻黄汤为辛温散寒、发汗解表之重剂，具宣肺平喘、透邪止痛之功。

【**适应证**】

李时珍：麻黄汤虽为太阳发汗剂，实为发散肺经火郁之药也。时兼面赤，怫郁，咳嗽痰喘之证。

柯韵伯：予治冷风哮，与风寒湿三气成痹等证，用此方辄效。

李翰卿：伤寒无汗之太阳病，其证发热恶寒同时并见（有一日二三发，如疟状者，初起时也有单恶寒尚未发热者），及头部痛（有兼额部或项部痛者，因太阳之脉上额交颠也），项强，或身疼腰痛，骨节痛，脉浮而紧，或兼气喘，或兼胸满。但必须具有不喜冷性饮食，或不欲饮水，舌苔淡白而薄，或无苔而润，小便清白等证。

【**禁忌证**】

李翰卿：①阴虚、血虚、津液不足，或有内热证，如口渴喜冷性饮食者，咽喉干燥者，淋家，疮家，衄家，亡血家，汗家，均不可服。②阳虚、气虚，或有里寒证者，如身重，心悸，脉微者，尺中迟者，有汗或多汗者，均不可服。

以上各禁忌证，都指麻黄证兼见之证而言，深恐医者误发其汗，亡其津液，致虚者益虚，热者益热，酿成种种事故。

口舌咽喉干燥，舌苔黄，渴欲饮水，喜食冷物，有汗，或素有血汗证，身体不恶寒，或反恶热，有出血证，或素有出血证，脉沉或迟，或微细，或脉无力，身体衰弱，大病愈后，小便淋涩，或尿赤，或素有溃疡，大便干燥，肠胃不敢见凉，脐上下左右有动气等。

说明：凡有本栏症状的任何一证，不可竟用原方，若贸然用之就会加重病情或发生危险，必要时需要做适当加减，方可使用，或用其他代用方微汗也可。

【条文】

1.《**伤寒论**》第35条：**太阳病，头痛发热，身疼，腰痛，骨节疼痛，恶风，无汗而喘者，麻黄汤主之。**

注：

李翰卿：无汗是使用本方的关键证之一。本节麻黄汤症状比较全面，除"无汗""喘"二证外，其余大部分和桂枝汤证相同。

喘虽以麻黄汤为特效药，但临床应用不一定以喘为标准，因为喘证不显著的时候，用之同样有效，所以把喘列为本汤之副证。

临证多见肌肤粟起，以手抚之全无润意，舌苔滑，口中和，不烦渴，绝无阴伤津亏现象者。

2.《**伤寒论**》第36条：**太阳与阳明合病，喘而胸满者，不可下，宜麻黄汤。**

注：

李翰卿："阳明"是指胸满而言（方氏说胸乃阳明之部分），为寒邪闭郁，肺气壅滞之象，可发散而不可攻下，故用本汤即愈；同时体会到麻黄汤有治疗胸满的作用。

不可下是本条的解读重点。本条看似太阳与阳明合病，既有发热、恶寒的表证，同时又有喘。喘可见于承气汤，也可见于麻黄汤，是两方的共有证。不过承气汤的主证是腹满而喘；而麻黄汤证的特点是喘而胸满。故见喘而胸满，邪在上在表，不是承气汤证而是麻黄汤证，因此谓不可下，而宜用麻黄汤发汗。

3.《**伤寒论**》第37条：**太阳病，十日以去，脉浮细而嗜卧者，外已解也，设胸满胁痛者，与小柴胡汤，脉但浮者，与麻黄汤。**

注：

汤本求真：当患太阳病，经过十日以上尚不愈时，呈脉浮细而嗜卧者，表证已解也。设有此状，而胸满胁痛者，可与小柴胡汤。脉但浮，无他证者，为表证未全去，宜与本方。本条所以称与、不称宜者，称宜为应一时病变之活用手段而权其机宜也；称与者，见目前之证，为一时的处方之谓，寓有依证变化或至于转方，亦未可知之意也；至病证完备，无丝毫疑者，则称主之，是三者之区别也。

胡希恕：太阳病已十余日，脉虽浮但细，脉细就是津虚血少，脉浮就是在表的津液、血液都不足了，并患者疲乏嗜卧，嗜卧是半表半里尤其是少阳病的一个特殊证候，有病已传少阳之象，因此称外已解也。假如再见胸满胁痛，则具备了小柴胡汤证，故可服小柴胡汤，脉浮细，病入里，困倦无力而嗜卧，但只有嗜卧不行，如果再胸满胁痛，柴胡证才具，柴胡汤证讲"血弱气尽，腠理开，邪气因入，与正气相搏，结于胁下"；假如脉只是浮而不细，而且无倦怠嗜卧及胸满胁痛，说明病仍在表，虽然过了十多天，也可服麻黄汤。

李翰卿：本节和上一节对比，说明胸满与喘并见者，宜麻黄汤发散；与胁痛并见者，宜小柴胡汤和解。

4.《伤寒论》第46条：太阳病，脉浮紧，无汗，发热，身疼痛，八九日不解，表证仍在，此当发其汗。服药已，微除，其人发烦目瞑，剧者必衄，衄乃解。所以然者，阳气重故也。麻黄汤主之。

注：

此条文应解读为：**太阳病，脉浮紧、无汗、发热、身疼痛，八九日不解，表证仍在，此当发其汗，麻黄汤主之。服药已须臾，其人发烦目瞑，剧者必衄，衄乃解。所以然者，阳气重故也。**

李翰卿：服本汤后出现内热现象，不可等待其衄，应改用辛凉（如大青龙之类），随证加减施治。发现衄后，注意观察，如体温渐降，脉象渐趋和缓，为病从衄解之象。如温度转高，急宜清热养阴，如连翘、生地黄、茅根、白芍、黄芩、黄连、知母、石膏等随证选用，便秘者酌用大黄，柴胡应慎用，麻黄汤不可妄用。

5.《伤寒论》第49条：脉浮数者，法当汗出而愈。若下之，身重心悸者，不可发汗，当自汗出乃解。所以然者，尺中脉微，此里虚。须表里实，津液自和，便自汗出愈。

注：

李翰卿：此"浮数"应该带有紧象，不能兼有洪象，当误用下法，之后出现身重心悸，有两种情况：①阳虚水泛真武汤证。②津液内伤小建中汤证。

"不可发汗"，说明误下后出现身重心悸之变证，此时虽有表证，亦不可再行发汗，以免引起筋惕肉瞤。"当自汗出"，不是等待，而是随证处理，以培养汗源。

6.《伤寒论》第50条：**脉浮紧者，法当身疼痛，宜以汗解之，假令尺中迟者，不可发汗，何以知然？以荣气不足，血少故也。**

注：

李翰卿：说明脉浮紧、身疼痛者可用麻黄汤汗之。同时指出，脉迟者（尺中迟不是单指尺脉迟，临床实践未有寸关二脉不迟而尺脉独迟者）不可发汗，这种情况当用小建中汤。

7.《伤寒论》第51条：**脉浮者，病在表，可发汗，宜麻黄汤。**

按：脉浮，主病在表，如果有汗出为表虚，则宜用桂枝汤，如无汗出为表实，则宜用麻黄汤发汗治疗，本条是简文，应无汗，才能用麻黄汤。这里脉浮，当是脉浮紧。

8.《伤寒论》第52条：**脉浮而数者，可发汗，宜麻黄汤。**

注：

汤本求真：以上二条，云"脉浮""脉浮而数"，恐省略"紧"字或"有力"等字。

9.《伤寒论》第55条：**伤寒脉浮紧，不发汗，因致衄者，麻黄汤主之。**

注：

李翰卿：说明麻黄汤证，未经发汗而出现衄证，只要衄在，即可用麻黄汤治之。但根据实践，无论衄之轻重（如陈氏所说：点滴不成流），绝不可单独使用麻黄汤。因为既有少许衄血，即是兼有内热之证据，也就是麻黄汤之禁忌证。故虽在仍需发汗解表之际，也应酌加黄芩、黄连、犀角等清热凉血之品以佐之。

出现衄血，应注意根据四诊合参所得，评估有无内热存在，不可因衄血就断定其有内热。

10.《伤寒论》第83条：**咽喉干燥者，不可发汗。**

注：

李翰卿：以下七节均为发汗之禁忌证。临床遇到此类情况，如仍需发汗，应改用其他方法，如辛凉发汗法，或温中散寒法。如需用本汤时，必须加减适当，才能避免错误，取得疗效。

11.《伤寒论》第84条：**淋家，不可发汗，发汗必便血。**

注：

李翰卿：淋家，如兼需要发汗之病时，可用辛凉解表加滑石、生地黄等为宜。

12.《伤寒论》第85条：**疮家，虽身疼痛，不可发汗；汗出则痉。**

注：

李翰卿：未发汗之先，曹氏主张用熏洗外治微汗之法，我认为宜辛凉解表法酌加补气养血药，如生黄芪、当归类。或选用人参败毒散小柴胡汤加减。

13.《伤寒论》第 86 条：衄家，不可发汗，汗出必额上陷，脉急紧，直视不能眴，不得眠。

注：

李翰卿：在未经误汗之先，我仿照产后用小柴胡汤，治之多效。已经误汗之后，恐致不救，不得已可参照温病四损的治法。

14.《伤寒论》第 87 条：亡血家，不可发汗；发汗则寒栗而振。

注：

李翰卿：在未汗之先，如发现可汗之证（如麻黄汤），应该仿照产后使用小柴胡之例加减治之。误汗之后，宜用补血之剂，但需随证施治，方能恰当。如曹氏治一血崩恶寒蒙被而卧之证，用熟地黄四两、党参三两、陈皮五钱治愈。这是血崩致虚，虽和本节之误汗不同，但都是虚损，故可作参考。不过在辨证方面是需要注意的。

15.《伤寒论》第 89 条：病人有寒，复发汗，胃中冷，必吐蛔。

注：

李翰卿：内寒之人，复感外邪，其脉应迟而微，治宜温中散寒，或先温里后解表，一切发汗剂都宜慎用。本节误用，致胃冷吐蛔，可用理中汤送乌梅丸治之。

16.《伤寒论》第 231 条：阳明中风，脉弦浮大而短气，腹都满，胁下及心痛，久按之气不通，鼻干，不得汗，嗜卧，一身及目悉黄，小便难，有潮热，时时哕，耳前后肿，刺之小差，外不解，病过十日，脉续浮者，与小柴胡汤。

注：

李翰卿：本节证象复杂，所定的名称、诊断和所举的治疗方法，都不够合拍，所以不可取法，当另作研究。有人认为此证应按黄疸施治，我认为有些道理。（本条病症复杂，有阳明病，有太阳病，有少阳病，应是三阳合病，不可汗、不可下，应用小柴胡汤化裁。）

17.《伤寒论》第 235 条：阳明病，脉浮，无汗而喘者，发汗则愈，宜麻黄汤。

注：

虽然冠以"阳明病"，这是由于太阳病传阳明，但是表证仍明显，还得先解表，脉浮、无汗为太阳表实证，同时见有喘证，此喘是表实甚明，故发汗则愈，宜用麻黄汤先发汗治疗。

李翰卿：阳明病初期，微兼恶寒而未见内热证时，或有使用的必要。如不恶寒，或出现口渴等热象，则不可再用本方了。

案例

范中林医案

郭某，女，24 岁。近 3 年来，常间歇性低热。1976 年 3 月，感冒发热，曾服用感冒冲剂、四环素等药。其后经常自觉畏寒发热，常患扁桃体炎和关节痛。腋温一般在 37.4～38℃，偶尔在 38℃ 以上。曾查血沉 25mm/h，其他如白细胞和基础代谢均正常。注射卡那霉素后，热暂退，但始终呈间歇性发作。自 1978 年年初以后，每日皆发热两次，体温在 37.5℃ 上下。虽经治疗，未愈。1979 年 3 月 1 日来诊：今晨自觉畏寒发热，体温 37.4℃，身热无汗，两膝关节疼痛，面色正常，唇淡红，舌淡红润、微紫暗，苔黄夹白较腻，脉浮紧。

此为太阳伤寒表实证，法宜开腠发汗、安中攘外。

处方：甘草 18g，杏仁 15g，麻黄 10g，桂枝 6g。2 剂。

3 月 3 日二诊：药后微汗出，恶寒减，舌紫暗渐退，苔白滑，根微黄，脉细微缓。尚有轻微发热，病仍在太阳。服麻黄汤后，发热恶寒皆减，但现身汗出，脉微缓，此营卫失和之象。法宜通阳解表，调和营卫，以桂枝汤加味。生姜 60g，白薇 12g，桂枝、白芍各 10g，炙甘草 6g，大枣 10 枚。3 剂。

3 月 8 日三诊：药后热退，两日来未再低热。体温 36.7℃。膝关节偶尔有短瞬疼痛，微觉头昏梦多，此外身无不适，舌脉均转正常。再少进调和营卫之剂以巩固，并嘱其注意饮食起居，避免病情反复。

7 月 17 日随访，患者自二诊服药后低热退，至今未再复发。

甘草麻黄汤

【方药】

甘草二两，**麻黄四两**。

上二味，以水五升，先煮麻黄，去上沫，内甘草，煮取三升。温服一升，重复汗出，不汗，再服，慎风寒。

甘草麻黄汤为发汗宣肺，散水和中之剂。

【适应证】

武简侯：以喘息，息迫，身肿，少汗为主。

胡希恕：麻黄汤可以治风水，不能治里水。小便不利所造成的水肿，若不利小便，而只是使用甘草麻黄汤太过危险。若风水见喘而急迫，无汗者，可用甘草麻黄汤。

汤本求真：治水病而肿胀，或喘，或自汗出，或无汗者。

【禁忌证】

不可用于里水病。

【条文】

《金匮要略·水气病》第25条：里水，越婢加术汤主之，甘草麻黄汤亦主之。

注：

胡希恕：此条文有误，甘草麻黄汤适用于喘而急迫，无汗的风水，而不可用于里水病。用甘草缓急。喘而无汗的水肿，才有用甘草麻黄汤的机会。甘草麻黄汤纯粹是发汗的，"温服一升，重复汗出，不汗，再服"，服一升后该出汗了，若不出，再继续服用，目的就是让患者发汗的，故用其治疗小便不利的水肿是不正确的。

《医宗金鉴》："里"字当是"皮"字，岂有里水而用麻黄之理乎。

案例

范中林医案

周某，女，40岁。成都某厂职工。病史：1973年5月，患腰痛，小便不利。先后经两处医院检查：尿液混浊，有大量白细胞，少许红细胞，少量尿蛋白，血象白细胞计数增高。均诊断为"肾盂肾炎"。服中西药三月余，病势未减。同年8月来诊。

初诊：1973年8月29日。近月来病情逐渐加重：小便短涩，频数，色黄，欲解不尽，点滴刺痛，并痛引小腹，腰痛尤甚。头痛恶寒，无汗，手足不温，面色略萎黄，舌质淡红，苔薄黄。此为淋病，证属少阴，兼太阳伤寒之邪，交织蕴积。法宜先从太阳入手，发表散寒，开膜逐邪，以甘草麻黄汤加味主之。

处方：麻黄10g，甘草30g，葱白60g；二剂。

二诊：头痛、恶寒明显好转，腰痛减轻，小便短涩频数略减。余证如前。薄黄苔已退，太阳之寒邪已解。宜抓住少阴之枢，宣通气机，化阴通腑，以四逆散加味主之。处方：柴胡10g，枳实12g，白芍12g，甘草3g，茯苓30g，桔梗30g；三剂。

连服三剂，小便通畅，尿检转阴性，余证皆平。1979年11月随访，几年来坚持重体力劳动，病未复发。

半夏麻黄丸

【方药】

半夏、麻黄等份。

上二味，末之，炼蜜和丸小豆大，饮服三丸，日三服。

半夏

《神农本草经》：味辛，平。主伤寒寒热，心下坚，下气，喉咽肿痛，头眩，胸胀咳逆，肠鸣，止汗。一名地文，一名水玉。生川谷。

《名医别录》：生微寒、熟温，有毒。主消心腹胸中膈痰热满结，咳嗽上气，心下急痛坚痞，时气呕逆，消痈肿，胎堕，治萎黄，悦泽面目。生令人吐，熟令人下。用之汤洗，令滑尽。一名守田，一名示姑。生槐里。五月、八月采根，暴干。射干为之使，恶皂荚，畏雄黄、生姜、干姜、秦皮、龟甲，反乌头。

《药征》：半夏主治痰饮呕吐也。旁治心痛、逆满、咽中痛、咳悸、腹中雷鸣。

半夏麻黄丸为蠲饮降逆，宣发阳气之剂。

【适应证】

吉益东洞：可治心下悸，喘而呕者。

胡希恕：治水饮所致心下悸，浮肿者。

【禁忌证】

水饮轻者，尚不可用。

【条文】

《金匮要略·惊悸吐衄下血胸满瘀血病》第13条：**心下悸者，半夏麻黄丸主之。**

按：此心下悸，乃专指水饮所致者。半夏下气利水，麻黄散寒祛水，既可祛里水，也可祛外水。心下悸而外有浮肿者，亦可使用。该方制成丸药服，发汗效力不明显。

此方用麻黄，通太阳之气以泄水；用半夏，从胃降水以抑其冲气，冲降则水随之而降。

案例

何任医案

顾某，男，58岁。住杭州建国中路。患者夙有慢性支气管炎，入冬以来，自感心窝部悸动不宁，久不减轻，心电图检查尚属正常。脉滑苔白，宜蠲饮治之。姜半夏、生麻黄各30g。上两味各研末和匀，装入胶囊中。每次服2丸，蜜糖冲水吞服，1日3次。胶丸服完后，心下悸动已瘥。又续配一方，以巩固之。

按语：本案辨证眼目：脉滑、苔白，为水饮内停之证。又心悸入冬而发，阳郁之宣，故用半夏麻黄丸属方证相对，两剂而愈。

麻黄加术汤

【方药】

麻黄（去节）三两，桂枝（去皮）二两，甘草（炙）一两，杏仁（去皮尖）七十个，白术四两。

上五味，以水九升，先煮麻黄，减二升，去上沫，内诸药，煮取二升半，去滓。温服八合，覆取微似汗。

白术

《神农本草经》：术，味苦，温。主风寒湿痹，死肌，痉，疸，止汗，除热，消食。作煎饵，久服轻身延年，不饥。一名山蓟。生山谷。

《名医别录》：味甘，无毒。主治大风在身面，风眩头痛，目泪出，消痰水，逐皮间风水结肿，除心下急满，及霍乱、吐下不止，利腰脐间血，益津液，暖胃，消谷，嗜食。一名山姜，一名山连。生郑山、汉中、南郑。二月、三月、八月、九月采根，暴干。防风、地榆为之使。

《药征》：术主利水也。故能治小便自利不利。旁治身烦疼、痰饮、失精、眩冒、下利、喜唾。

按：仲景之前用术虽无苍、白之分，但从当时对术的认识来看已包括二者在内。从《神农本草经》记载来看，"主风寒湿痹，除热"，近乎苍术，而"止汗，主死肌，消食，久服轻身，延年不饥"，则近乎白术。汉以前只有术而没有苍、白之分，六朝以后开始区别白术与苍术。南朝梁陶弘景首先提出术分两种：白术、赤术。《本草经集注》："白术叶大有毛而作桠，根甜而少膏，可作丸散用；赤术叶细无桠，根小苦而多膏，可作煎用。"宋代开始明确区分白术与苍术的功用。宋《证类本草》首列"苍术"条。苏颂主持官修的《本草图经》明确指出凡古方云术者为白术，可见林亿、苏颂等官方更倾向于术为白术。林亿等将《伤寒论》中"术"改为"白术"。由于林亿等倾向于术为白术，故在主持官方校正《千金方》时将术一律改为白术。

日本近现代医家并不认同宋人做法，《药征》《类聚方》《类聚方广义》只言术，不言白术、苍术，且更倾向于用苍术。如冈邨尚谦认为古方所用术皆是苍术，吉益东洞《药征》说："(术) 华产两种，其利水也，苍胜于白，故余取苍术也"。

麻黄加术汤为辛温解表，祛湿散寒之剂。

【适应证】

陈言：治寒湿，身体烦疼，无汗，恶寒，发热者。

吉益东洞：治麻黄汤证一身浮肿，小便不利者，随证加附子。山行冒瘴露，或入窟穴中，或于居室浴所，诸湿气、热气郁阂之处晕倒气绝者，俱使连服大剂即苏。

浅田宗伯：此方为风湿初期发表之药，历节初期亦可以用此方发之。此证脉虽浮缓，然以身体烦疼为目的，若最重者宜越婢加术汤。

按：临床见麻黄汤证而湿痹烦疼者，皆可用之。风湿、关节炎初期，有见本方证的机会，也可见葛根汤加术再加生薏苡仁方证，宜注意辨证用方。

【禁忌证】

麻黄汤禁忌证者不可用。

【条文】

《金匮要略·痉湿暍病》第 20 条：**湿家身烦疼，可与麻黄加术汤，发其汗为宜，慎不可以火攻之。**

注：

喻嘉言：方中术得麻黄可行表里之湿，麻黄得术又可不至多汗。

按：湿家是指风湿患者；身烦疼，关节疼痛而烦者，其病在表复有里，宜用麻黄加术汤发汗利湿治疗。慎不可用火攻之。本条所说的火攻，是指火烤、熏蒸、火针、艾灸等，近代的红外线、蜡疗等热疗也属之。

案例

刘渡舟医案

张某，男，38 岁。初春之时，因骑自行车过猛，汗出而受风。自述左侧风池穴处疼痛剧烈，以致夜不成眠。无其他症状，但不汗出。舌苔滑腻，脉弦紧有力。予麻黄加术汤原方：麻黄 10g，桂枝 6g，杏仁 15g，苍术 10g，炙甘草 3g。每次服药后皆得微汗出，服一剂后，疼痛明显减轻，二剂服尽，头痛已消。

解说：本案辨证关键在于疼痛部位在风池穴处。该穴位于后项，属太阳经所主，虽然症状不齐备，但由于表实无汗，所以用麻黄汤治疗。加苍术是因为舌苔滑腻，兼有湿象，因而用苍术以化湿。

麻黄杏仁薏苡甘草汤

【方药】

麻黄（去节）半两（汤泡），甘草（炙）一两，薏苡仁半两，杏仁（去皮尖，炒）十个。

上四味，锉麻豆大，每服四钱匕，水盏半，煮八分，去滓。温服，有微汗，避风。

薏苡仁

《神农本草经》：薏苡仁，味甘，微寒。主筋急拘挛，不可屈伸，风湿痹，下气。久服轻身益气。其根，下三虫。一名解蠡，生平泽及田野。

《名医别录》：无毒。除筋骨邪气不仁，利肠胃，消水肿，令人能食。一名屋菼，一名起实，一名赣。生真定。八月采实，采根无时。

麻黄杏仁薏苡甘草汤为宣肺解表，通络化湿之剂。

【适应证】

武简侯：治风湿性关节疼痛，而有浮肿喘咳等证。下部肿甚，上部亦肿，有喘息及大便不利者，用之极效。其他关节肿痛，大小便不利，肿处有热感者，用之亦效。世医谓薏苡仁能堕胎，多不敢用，此由根据十八反之谬说。《本经》及《别录》等书均无此言论。

汤本求真：痛风，病极激烈，尚未至多发性之时机者，与麻杏薏甘汤为最佳。此证易感湿气，以薏苡仁为主药。

石原保秀：凡下部毒肿之证，用麻杏薏甘汤有奇效。又：治鹅掌风，鹅眼风（水疮，为湿疹之一）有奇效。

【条文】

《金匮要略·痉湿暍病》第21条：**病者一身尽疼，发热，日晡所剧者，名风湿。此病伤于汗出当风，或久伤取冷所致也。可与麻黄杏仁薏苡甘草汤。**

注：

汤本求真：一身尽疼者，一身之关节尽痛也。日晡，黄昏时也。"发热"二字在"日晡所"之上者，谓常发热，然至日暮时更增剧之意也。此下是说明病名与病因。

胡希恕：本证亦可有咳嗽，喘息，面目浮肿，或关节肿，发热等证。麻黄杏仁石膏甘草汤证有烦渴，而此证去石膏而易薏苡仁，因其有除脓水蓄积之能，以治由湿滞引起的筋急拘挛。

按：一身尽疼，即言一身关节无处不疼。病在表故发热。日晡所剧表明此种身疼和发热在午后尤为剧烈。风湿的成因，大都由于汗出当风，或久伤取冷所致，这种表寒里热之风湿症可用麻黄杏仁薏苡甘草汤治疗。

案例

赵守真医案

农人汤瑞生，40岁。夙患风湿关节病，每届严冬辄发，今冬重伤风寒，复发尤剧。证见发热恶寒，无汗咳嗽，下肢沉重疼痛，腓肌不时抽搐，日晡增剧，卧床不能起，舌苔白厚而燥，《内经》所谓"风寒湿杂至合而为痹"之证。但自病情观察，则以风湿之成分居多，且内郁既久，渐有化热趋向，而不应以严冬视为寒重也。法当解表宣肺，清热利湿，舒筋活络，以遏止转化之势。窃思《金匮》之麻黄加术汤原为寒湿表实证而设，意在辛燥发散，颇与本证风湿而兼热者不合，又不若用麻黄杏仁薏苡甘草汤为对证。再加苍术、黄柏、忍冬藤、木通以清热燥湿疏络则比较清和，且效力大而更全面矣。上方服3剂，汗出热清痛减。再于原方去麻黄加牛膝、丹参、络石藤之属，并加重其剂量，专力祛湿通络。日服2剂，3日痛全止，能起床行动，食增神旺。继进行血益气药，1个月遂得平复。

小青龙汤

【方药】

麻黄（去节）三两，**芍药**三两，**细辛**三两，**干姜**三两，**甘草**（炙）三两，**桂枝**（去皮）三两，**五味子**半升，**半夏**（汤洗）半升。

上八味，以水一斗，先煮麻黄，减二升，去上沫，内诸药，煮取三升，去滓，温服一升。若渴，去半夏，加栝楼根三两；若微利，去麻黄，加荛花，如一鸡子，熬令赤色；若噎者，去麻黄，加附子一枚，炮；若小便不利，少腹满者，去麻黄，加茯苓四两；若喘，去麻黄，加杏仁半斤（去皮尖）。且荛花不治利，麻黄主喘，今此语反之，疑非仲景意。

1. 细辛

《神农本草经》：细辛，味辛，温。主咳逆，头痛脑动，百节拘挛，风湿痹痛，死肌。久服明目，利九窍，轻身长年。一名小辛。生山谷。

《名医别录》：无毒。主温中，下气，破痰，利水道，开胸中，除喉痹，齆鼻风痫、癫疾，下乳结，汗不出，血不行，安五脏，益肝胆，通精气。生华阴，二月、八月采根，阴干。曾青、桑根白皮为之使，反藜芦，恶狼毒、山茱萸、黄芪，畏滑石、消石。

《药征》：细辛主治宿饮停水也。故治水气在心下而咳满、或上逆、或胁痛。

按： 仲景用细辛，入汤剂量大，多用2～3两，入丸散剂量小，仅1两，后世有细辛不过钱的说法，其所指者也是细辛末。但从仲景用药来看，细粉末不可大剂量，量大须入汤药。另外，从仲景细辛配伍来看，配附子、乌头量小，多在2两以下，如真武汤（加减方）仅1两；配干姜、桂枝等则量大，多为3两。细辛含有马兜铃酸，但久煎后马兜铃酸含量基本测不到，说明煎服较用散剂安全。

2. 干姜

《神农本草经》：干姜，味辛，温。主胸满咳逆上气，温中，止血，出汗，逐风湿痹，肠澼下利。生者尤良。久服去臭气，通神明。生川谷。

《名医别录》：大热，无毒。主治寒冷腹痛，中恶，霍乱，胀满，风邪诸毒，皮肤间结气，止唾血。

《药征》：干姜主治结滞水毒也，旁治呕吐、咳、下利厥冷、烦躁、腹痛、胸痛、腰痛。以余观之，仲景氏用生姜、干姜，其所主治，大同而小异。生姜主呕吐，干姜主水毒之结滞者也，不可混矣。

《张仲景50味药证》：干姜主治多涎唾而不渴者。涎唾即涎沫，即唾液及痰涎。多涎唾者，即口内唾液较多，或咳吐痰涎较多，干姜所主的涎唾，多清稀透明，或多泡沫，患者多无口渴感，或虽渴而所饮不多。临床见此等证，其舌苔必白厚或腻，或白滑，舌面若罩一层黏液，可称此种舌为"干姜舌"。干姜证可出现于下列情况：①反复的服用攻下药物后（凡经误下者，仲景皆用于干姜。②以腹泻、呕吐为特征的消化道疾病以及伴有的脉微肢冷。③以咳嗽气喘为特征的呼吸道疾病。④腰部冷痛、骨关节疼痛等。⑤部分出血性疾病。

3. 五味子

《神农本草经》：五味子，味酸，温。主益气，咳逆上气，劳伤羸瘦，补不足，强阴，益男子精。生山谷。

《名医别录》：无毒。主养五脏，除热，生阴中肌。一名会及，一名玄及。生齐山及代郡。八月采实，阴干。苁蓉为之使，恶葳蕤，胜乌头。

《药征》：五味子主治咳而冒者也。五味子、泽泻皆主治冒者，而其有别。五味子治咳而冒者，泽泻治眩而冒者也。

小青龙汤为辛温解表，兼祛水饮之剂。

【适应证】

李翰卿：太阳病，无汗，咳嗽，吐痰，气喘，不得卧，身肿等。但必须没有口渴、喜冷饮的内热现象。

【禁忌证】

李翰卿：无表证者忌之，有口渴喜冷饮者也忌之。

【条文】

1.《伤寒论》第 40 条：**伤寒表不解，心下有水气，干呕发热而咳；或渴，或利，或噎，或小便不利，少腹满，或喘者，小青龙汤主之。**

注：

汤本求真：平素胃内有停水之人，若患感冒或肠伤寒时，表证与胃内停水因相互错综之关系引起诸般之症状，即干呕者，因胃内停水被表热冲动而上逆；发热者因有表证；咳者，因表热与停水迫于呼吸器；渴与利，渴由于气不化水，无以润养机体组织，利即下利，因停水，小便不利，水谷不别，故下利；噎者，咽下之饮食物与上行之停水冲突也；小便不利者，由于停水上行而不下降；少腹满者，因停水集于下腹部；喘者，表热与停水内迫于呼吸器也。故以麻黄、桂枝解表证，用桂枝抑压水毒之上迫，以细辛、干姜、半夏去胃内停水，用芍药、五味子收固咳嗽，以甘草调和诸药，且缓和组织之紧缩，则宿疴之胃内停水与新病之表证俱可脱然消散，故断定以小青龙汤。

2.《伤寒论》第 41 条：**伤寒，心下有水气，咳而微喘，发热不渴。服汤已，渴者，此寒去欲解也，小青龙汤主之。**

注：

胡希恕：使用本方需注意：症状必须偏于寒，所治饮证是寒饮，患者口不渴，若有痰则是白，若兼烦躁，加用石膏。

按：这段主要说明小青龙汤的主要证候就是不渴。

3.《金匮要略·痰饮咳嗽病》第 35 条：**咳逆倚息不得卧，小青龙汤主之。**

注：

倚息者，凭依于物而呼吸之意，即呼吸困难也。

久有痰饮，复被风寒，呈外寒内饮证，造成咳逆呼吸困难，以至于倚息不得卧，此证宜用小青龙汤。（此方是治疗外寒里饮证，只有饮证不可用之，必须有外寒证，如脉浮紧等）

4.《金匮要略·痰饮咳嗽病》第 23 条：**病溢饮者，当发其汗，大青龙汤主之，小青龙汤亦主之。**

注：

溢饮，《金匮要略》记载："饮水流行，归于四肢，当汗出而不汗出、身体肿重谓之溢饮。"

胡希恕：治溢饮，虽然二者均主之，以大青龙为多，小青龙不如大青龙。

5.《金匮要略·妇人杂病》第 7 条：**妇人吐涎沫，医反下之，心下即痞，当先治其吐涎沫，小青龙汤主之。涎沫止，乃治痞，泻心汤主之。**

注：

汤本求真：本条是示先表后里之法则，即先宜解表而后可攻里也。涎沫者，如《类聚方广义》云：程林曰：连绵不断者曰涎，轻浮而白者曰沫。涎为津液所化，沫为水饮所作。《百方口诀外传》云：凡治咳痰以小青龙汤者，其涎沫与咳嗽宜注意，其所吐之痰如淡茶是名痰沫，此痰沫而喘急者，是小青龙汤之咳嗽也。

案例

邱明山医案

江某，女，63岁，于2017年7月30日前来就诊。

主诉：咳嗽半月余。就诊时症见：咳嗽，咳痰黄稠不易咳出，入夜口干，喜热饮，易腹泻，夜尿2～3次/晚，纳寐尚可，舌晦淡苔白，脉弦细尺无力，左关略滑。

结合症状、体征，属太阳、阳明、太阴合病，治以解表散寒，温肺化饮。方予小青龙汤加味，具体药物如下：

麻黄10g，桂枝10g，干姜5g，炒白芍10g，细辛5g，半夏10g，五味子5g，炙甘草5g，黄芩10g，杏仁15g。共5帖，水煎，早晚两次饭后温服，药后上症基本缓解。

小青龙加石膏汤

【方药】

麻黄三两，**芍药**三两，**桂枝**三两，**细辛**三两，**甘草**三两，**干姜**三两，**五味子**半升，**半夏**半升，**石膏**二两。

上九味，以水一斗，先煮麻黄，去上沫，内诸药，煮取三升。强人服一升，羸者减之，日三服，小儿服四合。

石膏

《神农本草经》：石膏，味辛，微寒。主中风寒热，心下逆气，惊喘，口干舌焦，不能息，腹中坚痛，除邪鬼，产乳，金创。生山谷。

《名医别录》：味甘，大寒，无毒，主除时气，头痛，身热，三焦大热，皮肤热，肠胃中膈热，解肌，发汗，止消渴，烦逆，腹胀，暴气喘息，咽热，亦可作浴汤。一名细石，细理白泽者良，黄者令人淋。生齐山及齐卢山、鲁蒙山，采无时。鸡子为之使，恶莽草，毒公。

《药征》：石膏主治烦渴也，旁治谵语、烦躁、身热。凡病烦躁者，身热者，谵语者，及发狂者，齿痛者，头痛者，咽痛者，其有烦渴之证也，得石膏而其效核也。

《张仲景50味药证》：石膏主治身热汗出而烦渴、脉滑数或浮大、洪大者。

临床使用大剂量石膏的客观指征有如下三点：①面白而皮肤憔悴：虽身热汗出，但无健康时的红光，而现憔悴之态。临床可见，黄胖人则多身体困重、脉象沉迟，黑胖人则不易汗出，均少石膏证，可以鉴别。②舌面干燥，舌苔薄：大量的出汗，导致体内水分的大量丢失，故出现舌面干燥；患者肠胃内无有形的积滞物，故舌苔薄。如舌苔湿润或厚腻，均非石膏主治。③脉形浮大、洪大：因为只有这种脉象的人，才能出现大渴、大汗出，并出现烦躁不安，易于兴奋等证。如果脉象沉微，则必精神萎靡、畏寒无汗，与石膏证恰恰相反。

小青龙加石膏汤为解表化饮，清热除烦之剂。

【适应证】

本方适用于小青龙汤证兼有内热者。

武简侯：以喘咳上气，多吐稀白痰，口渴，烦躁为主，兼恶寒，发热，上冲，头痛等。

【条文】

《金匮要略·肺痿肺痈咳嗽上气病》第14条：肺胀，咳而上气，烦躁而喘，脉浮者，心下有水，小青龙加石膏汤主之。

注：

汤本求真：由肺胀之字义考之，恐为急性支气管炎或慢性支气管肺炎兼急性肺气肿也。上气与上逆略同，因咳嗽剧烈之所致，故云咳而上气也。烦躁者，混乱忧闷之义，与上气均为石膏证，故新加之。

按：《杂病辨要》曰：风寒客肺，上气喘躁者，名曰肺胀。《千金方》有胁下痛，引缺盆，此外，有发热，多吐稀白痰之证。

案例

叶橘泉医案

治一发热恶寒，咳嗽甚剧，且剧痰呈水泡沫，时大量咯血，头微痛，脉浮数，听诊上两肺支气管湿性啰音显著，无肺结核症状，用小青龙石膏汤就愈。

厚朴麻黄汤

【方药】

厚朴五两，麻黄四两，石膏如鸡子大，杏仁半升，半夏半升，干姜二两，细辛二两，小麦一升，五味子半升。

上九味，以水一斗二升，先煮小麦熟，去滓，内诸药，煮取三升。温服一升，日三服。

小麦

《名医别录》：味甘，微寒，无毒。主除热，止烦渴、咽干，利小便，养肝气，止漏血唾血。以作曲，温。消谷，止痢。以作面，温，不能消热，止烦。

厚朴麻黄汤为降逆除满，祛痰化饮之剂。

【适应证】

适用于小青龙汤证外证不明显者，且内热较小青龙加石膏汤证更重，胀满明显者。

【条文】

《金匮要略·肺痿肺痈咳嗽上气病》第8条：咳而脉浮者，厚朴麻黄汤主之。

补充：《千金方》：厚朴麻黄汤，治咳而大逆上气，胸满，喉中不利，如水鸡声，其脉浮者（丹波元简谓，原文有脱遗，千金所载，却是旧文，可从）。

注：

汤本求真：浅田氏曰：此方之药有似小青龙加石膏汤，然降气之力为优，故用于喘息上气有效。主溢饮者，宜小青龙加石膏，又与射干麻黄汤互用。然此方宜于热强脉浮者，与彼方之用于无热有异也。又富贵安逸之人过于膏粱，腹满而咳者，此方加大黄有效。麻黄与大黄为伍，势如表里，与《千金》黑散同意，有奇效也。此说甚佳，以之解本条，并可作类方之鉴别法。

按：本条为简文，读仲景书须前后对照，若只见咳而脉浮则不可用本方。本方是小青龙汤去桂枝、芍药、甘草，加用厚朴、小麦，表证较小青龙汤证轻，而热证之象较重，且上逆或胀满症状明显。

案例

赵守真医案

朱小祥病患咳嗽，恶寒头疼，胸闷气急，口燥烦渴，尿短色黄，脉浮而小弱。据证分析，其由邪侵肌表，寒袭肺经，肺与皮毛相表里，故恶寒而咳；浊痰上泛，冲激于肺，以致气机不利，失于宣化，故胸满气促；燥渴者，则为内有郁热，津液不布，因之饮水自救；又痰积中焦，水不运化，上下隔阻，三焦决渎无权，故小便黄短；脉浮则属外邪未解，脉弱则因营血亏损，显示脏气之不足。如此寒热错杂内外合邪之候，宜合治不宜分治，不出疏表利肺降浊升清之大法，因处以《金匮要略》厚朴麻黄汤。其方麻、石合用，不惟功擅辛凉解表，而且祛痰力巨；朴、杏宽中定喘，辅麻、石以成功；姜、辛、味温肺敛气，功具开阖；半夏降逆散气，调理中焦之湿痰；尤妙在小麦一味补正，斡旋其间，相辅相需，以促成健运升降诸作用。但不可因麻黄之辛，石膏之凉，干姜之温，小麦之补而混淆杂乱目之。药服3剂，喘满得平，外邪解，烦渴止。再2剂，诸恙如失。

射干麻黄汤

【方药】

射干十三枚，一法三两，**麻黄**四两，**生姜**四两，**细辛**三两，**紫菀**三两，**款冬花**三两，**半夏**大者（洗）八枚，一法半升，**五味子**半升，**大枣**七枚。

上九味，以水一斗二升，先煮麻黄两沸，去上沫，内诸药，煮取三升，分温三服。

1. 射干

《神农本草经》：射干，味苦，平。主咳逆上气，喉痹咽痛不得消息，散结气，腹中邪逆，食饮大热。一名乌扇，一名乌蒲。生山谷。

《名医别录》：微温，有毒。主治老血在心肝脾间，咳唾，言语气臭，散胸中气。久服令人虚。

2. 紫菀

《神农本草经》：紫菀，味苦，温。主咳逆上气，胸中寒热结气，去蛊毒，痿蹶，安五藏。生山谷。

《名医别录》：味苦，无毒。主治咳唾脓血，止喘悸，五劳体虚，补不足，小儿惊痫。

3. 款冬花

《神农本草经》：味辛，温。主咳逆上气，善喘，喉痹，诸惊痫，寒热邪气。一名颗冻，一名虎须，一名兔奚。生山谷。

《名医别录》：味甘，无毒。主消渴，喘息呼吸。

射干麻黄汤为宣肺散寒，化饮止咳之剂。

【适应证】

外寒里饮所致哮喘、咳嗽，伴痰多色白，兼有喉部症状者。

【条文】

《金匮要略·肺痿肺痈咳嗽上气病》第6条：咳而上气，喉中水鸡声，射干麻黄汤主之。

注：

尾台榕堂：水鸡声者，为痰与气相触之声，在喉中连连不绝也。苏颂曰：蛙即今水鸡是也。陶弘景曰：蛙与虾蟆一类，小形而善鸣者为蛙。余按水鸡非令之水鸡（秋鸡），蛙即今之青蛙。喉中水鸡声者，当呼吸时，咽喉之内发出如蛙鸣之谓也。

由于外寒里饮导致的咳逆上气，痰多色白，喉中见水鸡声者，可用本方。

蒲辅周医案

谢某，男，年龄8个半月。因感冒咳嗽4周，高热4天，于1961年4月17日住某医院。住院检查摘要：体温39℃，脉搏104次/分，发育营养中等，两肺呼吸音粗糙，有散在中小水泡音。血化验：白细胞总数11500/mms，中性58%，淋巴41%，单核1%。尿蛋白（++）。咽拭子培养为金黄色葡萄球菌，凝固酶试验（+），少数绿脓杆菌，药物敏感试验：对各种抗生素均为阴性，咽拭子病毒分离为Ⅲ型腺病毒，补体结合试验效价1：32倍。胸透：右上肺有片状阴影。临床诊断：腺病毒肺炎。

病程与治疗：入院前2周咳嗽痰多，至第10天突然高热持续不退，伴有呕吐夹痰奶等，食纳差，大便黄色黏稠，日一二次，精神萎靡，时而烦躁，入院后即用中药桑菊饮、葛根芩连汤加味：安宫牛黄散以及竹叶石膏汤等均未效，于4月21日请蒲老会诊：体温38～40℃，无汗，呕吐，下利，每日平均十多次，呼吸不畅，喉间痰阻，喘促膈动，面色苍白，胸腹微满，脉虚，舌红无苔。此属表邪郁闭，痰饮阻肺，正为邪遏之候。

治宜辛温开闭，涤痰逐饮。方用射干麻黄汤加减。处方：射干2g，麻黄1.5g，细辛1.5g，五味子30粒，干姜1g，紫菀2.4g，法半夏3g，大枣4枚。

进2剂后体温由40℃降至正常，烦躁渐息，微咳不喘，喉间痰减，呼吸较畅，面色渐荣，手足心润，胸腹已不满，下利亦减，脉缓，舌质红，苔少。郁闭已开，肺气未复。宜益气化痰为治，方宗生脉散加味。处方：沙参6g，麦冬3g，五味子20粒，紫菀2.4g，法半夏3g，枇杷叶9g，生姜2片，大枣2枚。进2剂后咳止，一切正常，观察4天，痊愈出院。

麻黄杏仁甘草石膏汤

【方药】

麻黄（去节）四两，杏仁（去皮尖）五十个，甘草（炙）二两，石膏（碎，绵裹）半斤。

上四味，以水七升，煮麻黄，减二升，去上沫，内诸药，煮取二升，去滓，温服一升。

麻黄杏仁甘草石膏汤为宣肺泄热，止咳平喘之剂。

【适应证】

吉益东洞：治甘草麻黄汤证之咳而烦渴者。

浅田宗伯：此方为麻黄汤里面之药，谓汗出而喘为目的也，其热沉沦于肉里而熏蒸于上肺部者，以麻、石之力解之，故此方与越婢汤有"下无大热"之句也。

【禁忌证】

李翰卿：无表证之喘者忌之，无里热之喘证更忌之。

【条文】

1.《伤寒论》第63条：发汗后，不可更行桂枝汤。汗出而喘，无大热者，可与麻黄杏仁甘草石膏汤。

注：

陈逊斋：该条文应更正为：**发汗后，汗出而喘，身大热者，不可更行桂枝汤，可与麻黄杏仁甘草石膏汤。**

按：经此改动，其义彰然，且切合临床。

胡希恕：这里所说的汗出，纯属里热熏蒸所致，其特点是，汗出黏液多而臭味重，与桂枝汤证的自汗淡薄量少而臭味轻者有别。不过热实于里当大热，今无大热则未至阳明内结的实热程度甚明，故此喘不是里实满的承气汤证。而是由于表热郁闭和里热壅滞而致的麻杏石甘汤证，故用本方两解表里。

2.《伤寒论》第162条：**下后，不可更行桂枝汤；若汗出而喘，无大热者，可与麻黄杏仁甘草石膏汤。**

注：

太阳病，治应汗解，误用下法，热陷于里而致表里并病，亦每见方证，当然不可与桂枝汤而宜用本方。该条文若改为："**下后，若汗出而喘，身大热者，不可更行桂枝汤，可与麻黄杏仁甘草石膏汤。**"其义自明。

案例

胡希恕医案

陈某，男，24岁，1965年3月25日初诊。自昨日恶寒身疼，咳喘咽干，自服APC 2片后，汗出不恶寒，但仍身疼、咳喘、吐白痰、口干思饮，舌苔白，舌尖红，脉滑数。

证属外寒里热、太阳阳明合病，治以解表清里，与麻杏石甘汤加半夏：麻黄18g，杏仁10g，炙甘草10g，生石膏45g，半夏12g。药服2剂，汗出，喘减。继以桑杏汤加减，服6剂诸症已。

文蛤汤

【方药】

文蛤五两，麻黄三两，甘草三两，生姜三两，石膏五两，杏仁五十枚，大枣十二枚。

上七味，以水六升，煮取二升。温服一升，汗出即愈。

文蛤

《神农本草经》：文蛤，主恶疮蚀，五痔。

《名医别录》：文蛤，味咸，平，无毒。主治咳逆胸痹，腰痛胁急，鼠瘘，大孔出血，崩中漏下。生东海，表有文，取无时。

《新修本草》注曰：文蛤大者圆三寸，小者圆五六分，非海蛤之类也。杶按："圆"字疑"围"字之误矣。蜀本《图经》云：背上斑纹者，三月中旬采。陈藏器曰：文蛤，未烂时，壳犹有文者。杶又按：蛤蜊之小而有紫斑者是也。

文蛤汤为清里疏表之剂。

【适应证】

麻黄汤见入里化热之证，烦躁、口渴明显者。

【条文】

《金匮要略·呕吐哕下利病》第 19 条：吐后，渴欲得水而贪饮者，文蛤汤主之，兼主微风，脉紧，头痛。

注：

汤本求真：本方本为发散之剂，观方后之"汗出则愈"一语可知。"兼主云云"八字，虽似注语亦足以兼其方意。今足以见其方意。今特举渴饮一证，是与渴欲饮水不止之文蛤散证同。因是以观，则"吐后"以下之十字，其错简断然明矣。按五苓散条所别举之证，正是文蛤汤之证也。本论作文蛤散者，误也。

然本方若随东洞翁之定义，以烦躁而渴，恶寒喘咳急迫者为目的，则可用矣。

越婢汤

【方药】

麻黄六两，石膏半斤，生姜三两，大枣十五枚，甘草二两。

上五味，以水六升，先煮麻黄，去上沫，内诸药，煮取三升，分温三服。恶风者，加附子一枚炮。风水，加术四两。

本方具宣肺泄热，散水消肿之功。

【适应证】

汤本求真：余曾治类似此证之感冒，如恶寒发热，自汗，口舌干燥，舌有白苔者，与本方得速效。《勿误药室方函口诀》本方条曰：此方之本义云发越脾气，虽同为麻黄剂，而与麻黄汤、大青龙汤异趣，以无大热，自汗出为目的也。故用于肺胀、皮水等，而不用于伤寒溢饮也。

刘渡舟：越婢汤为治水之圣药，药少力峻，以麻黄之精锐，专走肺与三焦，开鬼门去陈莝，使毛窍开泄以成青龙之治；辅以石膏清肃肺胃之阳郁，又兼麻黄之峻汗以成白虎清凉之功。仲景治水之法，不外补泻两法，然临床所见，能用越婢汤而治水者，则凤毛麟角，寥寥无几，圣道失传，后继乏人，确属可惜！

【禁忌证】

麻黄汤证未见入里化热者不可用越婢汤。

【条文】

《金匮要略·水气病》第23条：风水，恶风，一身悉肿，脉浮不渴，续自汗出，无大热，越婢汤主之。

注：

胡希恕：外邪内饮出现水肿称谓风水。恶风、脉浮为外邪，一身尽肿为水气。续自汗出无大热，与麻杏石甘汤证的汗出无大热的意思相同。虽有汗出，但津液未至明显虚损故口不渴，此证宜越婢汤主之。《金匮要略·水气病》篇对于风水这样说："风水，其脉自浮，外证骨节疼烦，恶风。"本条所述以续自汗出，故骨节不疼，可用本方治疗。如果无汗而疼烦，属大青龙汤证，那就不能用本方了，须知。

水气在表，治当用发汗法，但津液虚损者不可发汗，故《金匮要略·水气病》有"渴而下利，小便数者，皆不可发汗"之戒，脉浮不渴，正是本方发汗的辨证依据，后世一些医家错误认为石膏治渴，而把脉浮不渴，改成脉浮而渴，这是大错。其实石膏所除之热不一定大渴，口舌干而烦躁者即可用之。若是真大渴思饮，这是津液大伤的证据，须合用人参方能有济。凡是渴而小便数者或下利，绝不可发汗（然诸病此者，渴而下利，小便数者，皆不可发汗）。发汗会使人丧失津液。

案例

胡希恕医案

佟某，男，63岁，初诊日期1965年7月6日。因慢性肾炎住某医院，治疗3个月效果不佳，尿蛋白波动在（+）～（+++），无奈要求服中药治疗。近症：四肢及颜面皆肿，皮肤灰黑，腹大脐平，纳差，小便量少，汗出不恶寒，舌苔白腻，脉沉细。此属水饮内停，外邪郁表，郁久化热，与越婢汤方：麻黄12g，生姜10g，大枣4枚，炙甘草6g，生石膏45g。结果：上药服一剂，小便即增多，喜进饮食，继服20余剂，浮肿、腹水消，尿蛋白（－），病愈出院。

越婢加术汤

【方药】

麻黄六两，石膏半斤，生姜三两，甘草二两，白术四两，大枣十五枚。

上六味，以水六升，先煮麻黄，去上沫，内诸药，煮取三升，分温三服。恶风加附子一枚，炮。

越婢加术汤为疏风泄热，发汗利水之方。

【适应证】

本方治越婢汤证而小便不利或湿痹疼痛者。其辨证要点是：恶风、汗出（热臭而黏）、水肿或关节肿胀疼痛、小便不利。

尾台榕堂：治眼珠膨胀、热痛，睑胞肿起，或烂睑风痒痛羞明，眵泪多者。兼用应钟散，时以梅肉散或以紫圆攻之。

浅田宗伯：此方虽有云治里水者，然越婢汤方后有风水加术四两，则可知为风水之误。加术者，与湿邪以麻黄加术汤同法。

【条文】

1.《金匮要略·中风历节病》附《千金方》方：**治肉极，热则身体津脱，腠理开，汗大泄，厉风气，下焦脚弱。**

注：

冯世纶：越婢加术汤治疗肉极有效。实践证明，越婢加术汤再加附子治腰脚麻痹、下肢痿弱以及关节疼痛而有水气留滞者疗效更好，故《千金要方》所谓"厉风气，下焦脚弱"之治，宜越婢加术附汤为是。

按：肉变色、多汗谓肉极；痛引肩背不可动转，谓厉风；下焦脚弱，即脚气一类病。

2.《金匮要略·水气病》第5条：**里水者，一身面目黄肿，其脉沉，小便不利，故令病水。假如小便自利，此亡津液，故令渴也。越婢加术汤主之。**

注：

胡希恕：黄肿，指水肿微发黄色，为水因热蒸之象，但不是黄疸。一身面目黄肿，即全身以及面目都发黄肿。脉沉为有水饮之应，小便不利则水不得排泄而外溢，故令病水。假如小便频利，造成津液亡失，则只能病渴而不能病水。病水者用越婢加术汤治疗。

汤本求真："里水"为"风水"之误，既如前述。黄肿之黄，非黄疸色意，谓微带黄色也。脉沉为水肿病之脉证，故令病水者，即因脉沉，小便不利，故发水肿病之义也。

3.《金匮要略·水气病》第25条：里水，越婢加术汤主之，甘草麻黄汤亦主之。

注：

胡希恕：这二方应是治疗皮水或风水，而不是里水。

案例

矢数道明医案

柴某，11岁，男。初诊1985年5月15日。一年前患过敏性鼻炎，喷嚏不断、鼻涕增多、鼻塞严重，眼睑及结膜发红、发痒、全身易生湿疹、有荨麻疹样瘙痒。同时有轻度头痛，口渴，喜冷饮。

脉及舌无明显异常。

根据结膜充血、眼眵、流泪等所见，似属肉极及溢饮之症，故投给了越婢加术汤提取物粉末剂2g，1日2次。

服药后，目赤及眼眵减轻、不再流泪，湿疹亦见好转，故十分喜悦。坚持服药一年后来院时，过敏性鼻炎亦基本消失。

《金匮要略》历节病载有"肉极"之症，越婢加术汤主之。肉属脾，脾病则肉色变，肉之一部隆起。据此，可扩大应用于治疗红皮症、下肢静脉瘤、癌、息肉、鼻茸、瘢痕瘤、赘肉、角膜翳、角膜小疱、翼状片等病症。眼病时的充血、疼痛、瘙痒、糜烂、分泌物、眼脂等，均常用此方，且屡见速效。

67

大青龙汤

【方药】

麻黄（去节）六两，桂枝（去皮）二两，甘草（炙）二两，杏仁（去皮尖）四十枚，生姜（切）三两，大枣（擘）十枚，石膏（碎如鸡子大）。

上七味，以水九升，先煮麻黄，减二升，去上沫，内诸药，煮取三升，去滓，温服一升，取微似汗。汗出多者，温粉扑之。一服汗者，停后服。若复服，汗多亡阳。遂（一作逆）虚，恶风，烦躁，不得眠也。

大青龙汤为温散寒邪，兼清里热之剂。

【适应证】

浅田宗伯：此方为发汗之峻剂。即其他之溢饮或肺胀，其脉紧大，表证盛者，用之有效。又天行赤眼或风眼初起，此方加车前子以大发汗时，有奇效。

（盖风眼为目之疫热，故非峻发无效也，此为麻黄汤之重要者。）

李翰卿：①太阳病，恶风寒，无汗，身疼痛，脉浮有力，兼烦躁、喜冷性饮食等症。②溢饮，四肢发肿（此证因发肿的关系，脉浮不甚显著）。

按：以上二证必须注意有恶寒无汗和烦躁喜冷性饮食等症。因恶寒无汗方宜使用麻桂，烦躁喜冷方宜使用生石膏。

【禁忌证】

李翰卿：①脉微弱，汗出恶风之烦躁不可服。因服之则厥逆，筋惕肉瞤，造成亡阳之证。②少阴病，不汗出，烦躁者，忌之。因此系阳虚阴寒之证。③无喜冷现象者不可服。因无里热也。

【条文】

1.《伤寒论》第38条：**太阳中风，脉浮紧，发热恶寒，身疼痛，不汗出而烦躁者，大青龙汤主之。若脉微弱，汗出恶风者，不可服之，服之则厥逆，筋惕肉瞤。此为逆也。**

注：

柯韵伯：盖仲景凭脉辨证，只审其虚实。故不论中风伤寒脉之缓紧，但于指下有力者为实，脉弱无力者为虚；汗不出而烦躁者为实，汗出多而烦躁者为虚；证在太阳而烦者为实，证在少阴而烦躁者为虚。实者宜服大青龙汤，虚者不宜服也，此最易知也。

胡希恕：大青龙汤就是一种应该汗出而不汗出，里热表不解的病证。若脉微弱汗出恶风者，为太阳中风本证，慎不可误给服本方，如果误给服本方，则要造成四肢厥逆、筋惕肉瞤，成为虚以实治的坏病，故谓此为逆也。方中石膏清里热，但也妨碍麻黄发汗，故方中麻黄要大量用之，才出大汗。因为大青龙汤发汗力大，故不轻易使用，使用时麻黄用量宜谨慎，不久用，有是证才用是方。本方与葛根汤都属于麻黄剂，都恶寒、无汗，但本方有烦躁，葛根汤则没有。临床上急性肺炎，严重恶寒、烦躁、无汗，有用本方机会；治浮肿尤其肾炎浮肿也有机会。

2.《伤寒论》第39条：**伤寒脉浮缓，身不疼，但重，乍有轻时，无少阴证者，大青龙汤发之。**

注：

胡希恕：水气外郁于肌表，虽无汗形似伤寒，但脉不浮紧而浮缓，身亦不疼而但重。水气时有进退，因亦乍有轻时，如细审确无少阴证时，则宜用大青龙汤发汗行水。《金匮要略》"水之为病，脉沉小者，属少阴；浮者为风；无水，虚胀者为气。水发其汗即已。脉沉者，宜麻黄附子汤；浮者，宜杏子汤（方未见）"，即水气病有属少阴，有属风邪，属少阴脉沉小，应用麻黄附子甘草汤，属风邪而脉浮不沉小，就应该用杏子汤，此杏子汤就是大青龙汤。

按： 本条所述当系溢饮证治，溢饮有属于阳热实证者，宜用大青龙汤治之；有属于阴虚寒者，宜麻黄附子细辛汤、小青龙汤治之。细审无少阴证，即排除阴寒表证。

汤本求真：和久田氏曰：此条可疑为少阴真武汤之证，就前之中风不剧，而反深也。然此"但身重"一证可疑，故名曰伤寒而用大青龙汤也。少阴真武汤证者，四肢沉重疼痛，然此证身不疼，但重，乍有轻时，则非有里水所致之重可知，是邪隐伏于肌表之间而未发，大青龙汤为发肌表之水邪及邪气之主方。既辨如前，今若详审无少阴真武证，故以大青龙汤发隐伏之邪气，可自汗出之，不曰主之，而曰发之，可知此方为发汗之主剂矣。

3.《金匮要略·痰饮咳嗽病》第23条：病溢饮者，当发其汗，大青龙汤主之，小青龙汤亦主之。

注：

汤本求真：溢饮者，《金匮》云："饮水流行，归于四肢，当汗出而不汗出、身体肿肿重谓之溢饮。"由此观之，则为一种水肿或水气性疼痛证也，明矣。然此一证，何以有大、小二青龙汤之异？古来议论纷纷，如尾台氏断此证当以大青龙汤发汗，无关于小青龙汤也，是知其一，不知其二之僻说也。因大青龙汤为治外表之水气，不能治心下之水气；小青龙汤治心下之水气，不主外表之水气，则大青龙汤可用于溢饮者较为明显，无可议论也。然于小青龙汤证，若任久不治，则心下之水气不泄，遂泛滥于外表，致成溢饮也。是仲景所以称大青龙汤主之，小青龙汤亦主之，而断为不误也。

大青龙汤主之，小青龙汤亦主之，是说从发汗治溢饮来看，二方作用相似，但依证选一而用之，不是说主治同一证。大青龙汤不但是个解表解热重剂，也是一个发水气的重剂，比越婢汤量大。

案例

胡希恕医案

刘某，女，32岁，1965年3月15日初诊。5年来浮肿，时常低热，经检查诊为慢性肾盂肾炎、胆道感染。近症：面目四肢皆肿，小便频而量少色黄，大便时干，干则浮肿甚。低热时则恶寒、腹胀、右胁痛、头晕心烦，脉浮微数。尿常规检查：蛋白（++），脓球（++），红细胞（++），上皮细胞（+）。

此属水气外郁肌肤，治以发汗以行水，与大青龙汤加味：

麻黄18g，桂枝10g，生姜10g，大枣4枚，杏仁6g，炙甘草6g，生石膏45g，苍术12g。

结果：上药服 30 余剂，头晕心烦减，面目浮肿减，午后仍低热，下肢浮肿仍明显，继加减服用，或间服柴胡桂枝干姜汤合当归芍药散。1965 年 11 月 7 日复诊，右胁痛减，腹胀、头晕、心烦已，下肢浮肿轻微，体温正常，尿常规检查：蛋白（－），脓球（－），白细胞（0～1/HP），红细胞（1～3/HP），上皮细胞（＋）。

《古今录验》续命汤

【方药】

麻黄三两，桂枝三两，当归三两，人参三两，石膏三两，干姜三两，甘草三两，芎䓖一两，杏仁四十枚。

上九味，以水一斗，煮取四升，温服一升，当小汗，薄覆脊，凭几坐，汗出则愈。不汗更服，无所禁，勿当风。并治但伏不得卧，咳逆上气，面目浮肿。

当归

《神农本草经》：当归，味甘，温。主咳逆上气，温疟寒热，洗在皮肤中。妇人漏下绝子，诸恶创疡金创。煮饮之。一名干归。生川谷。

《名医别录》：味辛，无毒。主温中，止痛，除客血内塞，中风痉，汗不出，湿痹，中恶，客气虚冷，补五脏，生肌肉。

《古今录验》续命汤为祛风通络，止咳平喘之剂。

【适应证】

汤本求真：麻黄汤或大青龙汤或越婢汤证而有虚候，带贫血者，可用之；治脑出血之贫血衰弱而带表证者；又用于后世五积散之所主治，有速效。

本方主治中风痱，身体不能自收持，口不能言，冒昧不知痛处，或拘急不得转侧。常用于体质较差，轻、中度活动度的类风湿关节炎患者，少阴、阳明、太阴合病，常加术、附。

【条文】

《金匮要略·中风历节病》附《古今录验》方：**治中风痱，身体不能自收，口不能言，冒昧不知痛处，或拘急不得转侧。**

注：

汤本求真：中风，脑溢血也。痱，与中风同意，但今为身体一部不能自由之义。冒者，茫然自失之意。昧者，愚之义也。本方虽为麻黄剂，然其中含治阳虚药之人参与干姜，治贫血性瘀血药之当归与川芎。故麻黄汤或大青龙汤或越婢汤证而有虚候，带贫血者，可用之。

邱明山医案

黄某，中年女性，类风湿关节炎 3 年，诊时症见：双手晨僵，全身关节游走性疼痛，天气变化时加重；伴有口干、口苦，进食寒凉则腹痛，大便稀溏，小便可。舌晦暗苔黄，脉弦滑。辨证属少阴、阳明、太阴合病。治以小续命汤加减：麻黄 5g，桂枝 16g，生石膏 10g，附子 15g（先煎），干姜 10g，炒苍术 10g，党参 10g，炙甘草 10g，当归 6g，酒川芎 10g，牛膝 10g，薏苡仁 30g，夏天无 2g（冲）。共 7 剂，水煎内服，日一剂。药后关节僵痛明显改善，后常以此方加减联合西药羟氯喹、甲氨蝶呤维持治疗，关节肿痛得到良好控制。

麻黄连轺赤小豆汤

【方药】

麻黄（去节）二两，连轺（连翘根）二两，杏仁（去皮尖）四十个，赤小豆一升，大枣（擘）十二枚，生梓白皮（切）一升，生姜（切）二两，甘草（炙）二两。

上八味，以潦水一斗，先煮麻黄，再沸，去上沫，内诸药，煮取三升，分温三服。半日服尽。

1. 连轺（连翘根）

（1）连翘

《神农本草经》：连翘，味苦，平。主寒热鼠瘘瘰疬，痈肿恶疮，瘿瘤结热蛊毒。一名异翘，一名兰华，一名折根，一名轵，一名三廉。生山谷。

《名医别录》：无毒。去虫白。生太山。八月采，阴干。

（2）连翘根

《神农本草经》：连翘根，味甘，寒平。主下热气，益阴精，令人面悦好，明目。久服，轻身耐老。生平泽。

按：祝之友认为，从宋元时期始，木犀科植物连翘已经取代宋以前金丝桃科植物湖南连翘等品种，但到明清时代，金丝桃科植物连翘还在部分省区使用，且作为地方习用品种。也就是说，本方所用连翘应为金丝桃科（藤黄科）植物红旱莲（又名湖南连翘）Hypericum ascyron L. 及同属植物地耳草（别名田基癀）Hypericum japonicum Thunb. 等。

2. 赤小豆

《神农本草经》：赤小豆，主下水，排痈肿脓血。生平泽。

《名医别录》：味甘，酸，平，温，无毒。主治寒热、热中、消渴，止泄，利小便，吐逆，卒澼，下胀满。

3. 梓白皮

《神农本草经》：味苦，寒，主热，去三虫。叶，敷猪疮，饲猪，肥大三倍。生山谷。

麻黄连轺赤小豆汤为解表清热，利湿退黄之剂。

【适应证】

李翰卿：主治身黄，发热，无汗，有表证者。

尾台榕堂：疥癣内陷，一身瘙痒，发热喘咳，肿满者，加反鼻有奇效。（生梓白皮采用不易，今权以干梓叶或桑白皮代之）

按： 反鼻：蝮蛇。

【禁忌证】

李汉卿：黄疸没有发热无汗之表证者忌之，有里寒者亦忌之。

【条文】

《伤寒论》第262条：**伤寒瘀热在里，身必黄，麻黄连轺赤小豆汤主之。**

注：

《皇汉医学》：钱氏曰：瘀者，言留蓄壅滞也。伤寒之郁热与胃中之湿气互结，湿蒸如淖淖中之淤泥，水土粘泞而不分。《经》云：湿热相交，民多病瘅。盖以湿热胶着，壅积于胃，故云瘀热在里，必发黄也。麻黄连轺赤小豆汤能治表，利小便，解郁热，故以此主之。澜氏曰：此证虽曰在里，必因邪气在表之时有失解散，故今虽发黄，犹宜兼汗解以治之。

按： 伤寒，指表实无汗之证，热不得外越，合湿瘀于里，而呈太阳阳明并病，郁久则多出现身发黄，宜以麻黄连轺赤小豆汤主之。

案例

刘渡舟医案

高某，男，20岁。周身泛起皮疹，色红成片，奇痒难忍，用手搔之而画缕成痕而高出皮面。举凡疏风清热利湿之药尝之殆遍而不效。微恶风寒，小便短赤不利，舌苔白而略腻，切其脉浮弦。辨为风湿客表，阳气怫郁而有郁热成疸之机。疏方：麻黄9g，连翘9g，杏仁9g，桑白皮9g，赤小豆30g，生姜12g，炙甘草3g，大枣7枚。仅服2剂，微见汗出而瘥。

桂枝麻黄各半汤

【方药】

桂枝（去皮）一两十六铢，芍药一两，生姜（切）一两，甘草（炙）一两，麻黄（去节）一两，大枣（擘）四枚，杏仁（汤浸，去皮尖及两仁者）

二十四枚。

上七味，以水五升，先煮麻黄一二沸，去上沫，内诸药，煮取一升八合，去滓，温服六合。

本方用桂枝汤与麻黄汤两汤之各半量，为治风寒客于肌表而症较轻、日较久之辛温发汗之轻剂。

【适应证】

浅田宗伯：此方可适用于外邪之坏证者或类疟者不必论，并宜于其他发风疹而痒痛者。一男子患风邪后，腰痛不止，医作疝疗，其痛益剧，一夕使服此方，发汗，脱然而愈。

尾台榕堂：痘疮热气如为：表郁难以见点，或见点稠密，风疹交出，或痘不起胀，喘咳咽痛者，宜服此汤。疟疾热多寒少，肢体惰痛，五七发后，用本方。

【禁忌证】

李翰卿：①寒热似疟，病势较重，脉较有力，适用重剂治疗者，不宜用。恐药轻不能胜任。②兼有口渴、喜冷等内热现象者忌之。恐以火益火，犯阳盛之戒。③由于汗后形成寒热如疟者，不宜用。因此方麻黄用量较多，恐发汗太过也。

【条文】

《伤寒论》第23条：太阳病，得之八九日，如疟状，发热恶寒，热多寒少，其人不呕，清便欲自可，一日二三度发。脉微缓者，为欲愈也，脉微而恶寒者，此阴阳俱虚，不可更发汗、更下、更吐也。面色反有热色者，未欲解也。以其不能得小汗出，身必痒，宜桂枝麻黄各半汤。

注：

武简侯：当有头痛，身痛，汗少，或咳喘。其脉浮弱或浮紧。

汤本求真：自"太阳病"至"热多寒少"句，自"面色反有热色者"至"其身必痒"句，使接续之即为本方证，其他皆示类证鉴别法。即如其人所以不呕者，因患太阳病，经过八九日顷，当发呕吐与寒热往来而现小柴胡汤证（少阳证）之时期。今反有如疟状（此证为类似于小柴胡汤证之寒热往来也）之外证而疑似于小柴胡汤证，故特云不呕，以示其非小柴胡汤证也。清便续自可者，为普通便通顺之意，然特举之者，以明自里证（阳明证）也。又一日二三度发，脉微缓者，为欲愈也者。虽如疟状，日二三发，然脉微缓者，为将愈之征，则不可用本方也。所谓脉微恶寒者，虽如疟状，日二三发，但脉微恶寒者，为体力虚衰，已陷于阴证也，是则禁汗、吐、下之义也。余虽不必解，惟"面色反有热色者"之"热色"二字，为颜面泛赤之意也。

桂枝二麻黄一汤

【方药】

桂枝（去皮）一两十七铢，芍药一两六铢，麻黄（去节）十六铢，生姜（切）一两六铢，杏仁（去皮尖）十六个，甘草（炙）一两二铢，大枣（擘）五枚。

上七味，以水五升，先煮麻黄一二沸，去上沫，内诸药，煮取二升，去滓，温服。

本方有桂枝汤证三分之二，麻黄汤证三分之一，减麻黄、杏仁量。为治汗后风寒仍在肌表的轻证，辛温性的小发汗剂。

【适应证】

李翰卿：主治太阳病，发汗后，轻度的发热恶寒，如疟状，一日二三度发，脉较微，没有口渴、喜冷等内热现象。

【禁忌证】

李翰卿：①寒热如疟，脉虽微弱，但未经发汗者，不宜用。因麻黄用量较小，恐不能胜任也。②兼有口渴、喜冷等症者，不宜用。恐误犯阳盛之戒也。

【条文】

《伤寒论》第25条：服桂枝汤，大汗出，脉洪大者，与桂枝汤，如前法，若形似疟，一日再发者，汗出必解，宜桂枝二麻黄一汤。

注：

柯韵伯：凡太阳发汗太过，则转属阳明，不及，则转属少阳，此虽寒热往来，而风邪薄于营卫，动静无常，故一日再发，或三度发耳。

桂枝二越婢一汤

【方药】

桂枝（去皮）十八铢，芍药十八铢，麻黄十八铢，甘草（炙）十八铢，大枣（擘）四枚，生姜一两二铢，石膏（碎，绵裹）二十四铢。

上七味，以水五升，煮麻黄一二沸，去上沫，内诸药，煮取二升，去滓，温服一升。

本方证中桂枝汤证多，越婢汤证少，取桂枝汤三分之二，越婢汤三分之一，合而用之；为治风寒在肌表，兼有内热，症状较轻浅，辛凉小发汗之剂。

【适应证】

李翰卿：主治太阳病，轻度发热恶寒，热多寒少，脉不甚浮数，而较微弱，但必须兼有口渴、喜冷等内热现象。

【禁忌证】

李翰卿：①寒热病势较重，脉较有力，兼有内热者不宜服。恐药轻不能胜任。②没有口渴喜冷等内热证者，忌之。因石膏没有使用的必要。③单发热不恶寒，虽有口渴喜冷症，也不宜服。因阳明经病，不宜用桂枝。

【条文】

《伤寒论》第27条：太阳病，发热恶寒，热多寒少，脉微弱者，此无阳也。不可发汗，宜桂枝二越婢一汤。

注：

汤本求真：本条之"宜桂枝二越婢一汤"句当接于"热多寒少"句解。脉微弱者云云，谓假令有发热恶寒，热多寒少之证，而脉微弱者，则不宜以本方发汗。是暗示本方之脉证，必当浮而有力也。

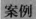 **案例**

俞长荣医案

王某，女，20岁。3个月前因接触冷水，当时即感寒意。昨日，上午开始头痛，恶寒发热，寒多热少，伴发咳嗽，咯痰白黏。今晨仍头痛发热（体温38.2℃），虽得微汗，但尚恶风，喜着厚衣，咳嗽，痰色转赭色，咽痛而干，口渴而不多饮，胃纳欠佳，腰背酸痛（据悉今年二月份分娩后，因不慎闪挫，以致腰痛至今），二便自调。形体较瘦，神色尚无异常，舌质无变，苔薄黄而滑，手足欠温，但未至厥冷，六脉滑数。病发于暮秋入冬之际，天气骤冷，风寒有机可乘，唯其体虚形瘦，应虑秋令燥气早伏；更因冒寒触冷，邪由皮毛袭肺，寒邪与燥气相搏，营卫失调……应作伤寒太阳证治例，但燥气内伏，又当稍变其制……拟桂枝二越婢一汤、麻杏石甘汤两方并用，以散寒疏卫，和营清热。处方：桂枝9g，白芍9g，麻黄6g，杏仁6g，甘草6g，生姜6g，生石膏24g，红枣3枚。仅服一剂，除因闪腰痛宿疾外，诸症悉除。继以自创"忍冬路通汤"专治其腰痛。

第三节　葛根汤类

葛根汤

【方药】

葛根四两，**麻黄**（去节）三两，**桂枝**（去皮）二两，**生姜**（切）三两，甘草（炙）二两，**芍药**二两，**大枣**（擘）十二枚。

上七味，以水一斗，先煮麻黄、葛根，减二升，去白沫，内诸药，煮取三升，去滓，温服一升。覆取微似汗，余如桂枝法将息及禁忌。

葛根汤为辛温解表，兼滋生津液，引胃气上行之方。

【适应证】

李翰卿：①太阳病，项背强几几。②太阳、阳明合病，下利。

按：此二证必须具有太阳发热恶寒、无汗脉浮之表实证，没有喜冷恶热等内热证；在下利方面，更必须没有不敢服冷性饮食的里寒证和平素消化不良的里虚证。因为项背强几几是太阳经津液被伤之证，下利是太阳病外邪内陷之证。

【禁忌证】

李翰卿：①表虚有汗者忌之。②里热口渴喜冷者忌之。③里寒不敢服冷性饮食者忌之。④里虚下利清谷者忌之。

1.体型瘦弱者、体弱多病者、瘦弱面白多汗者、心功能不良及心律不齐者均应慎用。2.服本方后，如有心悸多汗、有虚弱感者，需减量或停服。

【条文】

1.《伤寒论》第31条：**太阳病，项背强几几，无汗恶风，葛根汤主之。**

注：

汤本求真：由多年之研究，知项背强几几者，乃自腰部沿脊柱两侧向后头结节处上走之肌肉群强直性痉挛之意。故病者若自云肩凝或腰背挛痛，可照余说问诊，尚有疑义时，则于右肌肉群，以指头沿其横径强力按压，而触之有凝结挛急，同时病者诉疼痛，则断为项背强几几，百不一失矣。然不拘此证之存否，有不自觉此证者，有虽自觉而触诊上难以确知者亦不少。此则非期间、触诊之周密，与参照外证及脉证而决之不可。而所以无汗恶风者，虽与一般麻黄剂无异，然此寒，除大青龙汤证外，较其他麻黄剂证为剧可知矣。

"几几"是形容短羽之鸟，尚不能飞腾，动则先伸其颈之状。项背强几几，即项背强急，俯仰不能自如的样子。葛根汤就是桂枝汤加麻黄、葛根，本来桂枝汤证，所以见恶风，由于没有汗，所以加麻黄，由于项背强所以加葛根。葛根是个解肌药，肌肉尤其在颈背部发痉挛，葛根是其特效药。

2.《伤寒论》第32条：**太阳与阳明合病者，必自下利，葛根汤主之。**

注：

汤本求真：太阳为表证，阳明为里证，常例病表者不病里。今有脉浮头项强痛而恶寒之表证，且有自下利之里证，因设二阳合病之名目。但其真意，此自下利非真正之里证，乃是因无汗，当自表排泄之水毒迫于里之所致也。换言之，乃暗示此下利之原因不在胃肠而在表，故不问其自下利而以本方解其表证，则自下利可不治而愈矣之意也。本方之止泻作用，因由诸药之协力，使水毒由皮肤排出之结果。然其主动者，但为葛根、芍药。因葛根与麻黄、桂枝，虽俱属发汗解热药，但与二药异趣，含多量之淀粉，则由其缓和被护作用，于表缓解肌肉痉挛，于里抑制肠蠕动之亢进及缓和被护肠黏膜，故能发挥止泻作用。而芍药之治挛急及止泻作用，尤为已明之事实。

本条所以不说项背强几几者，由余考之，因本条之病证初起即有自下利，故项背之水毒蓄积不甚剧，故不至现项背强几几证。又麻疹及其他之发疹病不现项背强几几者，理亦同。因毒物既发出于体表，内毒减少之结果，故不呈此证。

然则无项背强几几之际，以何种症状为目的而用处方？此问题当俟于多年之经验之自得，非笔舌所能形容也。但今为初学者示其一端：第一，当采用间接的诊断方法，即诊有表证病者，非桂枝汤证，非麻黄汤证，非小、大青龙汤证，如此各表证汤方悉否定后，乃可断为本方证也；第二，本方治恶寒作用有力，则有恶寒之证时，先决其非阴证，更否定其为大青龙汤证，然后可肯定为本方证也；第三，如本方之君药葛根，治发疹及小疮有特种之作用，故有此等病证之际，若现有发热恶寒，或恶寒瘙痒等之表证，则亦可决定为本方证也。其他方法由此类推。

3.《金匮要略·痉湿暍病》第 12 条：太阳病，无汗而小便反少，气上冲胸，口噤不得语，欲作刚痉，葛根汤主之。

注：

胡希恕：人体内的水分的排出，不是由小便就是由皮肤，再不然就是由肺脏通过呼吸排出，那一般无汗，小便应多，今小便反少，那水气就都往上走，所以出现气上冲胸，流动的水气使肌肉不和而发生痉挛，故口噤不得语，欲作刚痉。这里也再次说明了葛根的解肌解痉作用。

汤本求真：口噤者，牙关紧急也。刚痉者，《金匮》云：太阳病，发热无汗，反恶寒者，名曰刚痉；太阳病，发热汗出，不恶寒者，名曰柔痉。又曰：病者身热足寒，颈项强急，恶寒，时头热，面赤，目赤，独头动摇，卒口噤，背反张者，痉病也。

如上所述，则刚痉者，即现今之破伤风也，本条即说其证治。且本条虽以破伤风为题目而立论，然仲景之真意，非仅为破伤风之证治而述，其实表示项背强几几达于高度时则遂呈破伤风类似之状态。且现此状态者，不问病证如何，悉以本方为主治也。盖凡呈此状态之诸病，即各种之脑膜炎、尿毒证及子痫等，若用本方，每奏奇效，此可得而证之也。

邱明山医案

唐某，男，53岁。2017年7月3日就诊。类风湿关节炎5年。症见：颈部僵痛、关节活动受限，足跟、足跗肿痛，胃脘闷痛不适，舌淡红舌中裂纹，苔白腻，脉弦细。

方用葛根汤合陈夏六君汤加减：

葛根30g，麻黄10g，桂枝16g，炒白芍15g，炙甘草10g，羌活6g，陈皮10g，姜半夏10g，党参10g，茯苓15g，炒苍术10g，千斤拔30g，酒川牛膝15g。7剂，分早晚两次饭后温服。

2017年7月10日复诊。药后症减。症见：颈部稍僵滞，右下腹不适，口干，嗳气，大便1～2次/天，舌胖大淡红苔白，脉细弦。

守上方加黄芩6g再服7剂后颈部僵痛缓解，余症亦减；后予六君汤加味善后。

患者平素饮食不节，损伤脾胃，脾失健运，湿邪停滞，故舌淡红舌中裂纹，苔白腻，复感风寒，侵犯筋脉、肢节，故见颈部僵痛、关节活动受限，足跟、足跗肿痛，予葛根汤合陈夏六君汤解表舒筋，健脾化湿。

葛根加半夏汤

【方药】

葛根四两，麻黄（去节）三两，甘草（炙）二两，芍药二两，桂枝（去皮）二两，生姜（切）三两，半夏（洗）半升，大枣（擘）十二枚。

上八味，以水一斗，先煮葛根，麻黄，减二升，去白沫，内诸药，煮取三升，去滓，温服一升。覆取微似汗。

本方为辛温发散太阳和阳明表寒表实，兼降逆止呕之剂。

【适应证】

李翰卿：太阳阳明合病之呕吐证。但必须具有恶寒发热无汗之表寒、表实证，并不兼口苦喜冷性饮食之里热证。

【禁忌证】

李翰卿：没有呕吐症者，忌之；没有太阳无汗者也忌之；有内热喜冷性饮食者，更忌之；肠胃虚寒之呕吐，尤不可用。

【条文】

《伤寒论》第33条：太阳与阳明合病，不下利，但呕者，葛根加半夏汤主之。

注：

汤本求真：不下利，但呕者，可用本方。然下利且呕吐者，亦可用之。

《勿误药室方函口诀》：此方不仅治合病之呕，平素有停饮（停饮者，胃内停水也），难服本方（此指葛根汤也），或酒客外感等（酒客往往有恶心呕吐），此方以加半夏反能得效。

盖葛根汤动则害胃，往往食欲不振，致恶心呕吐等。故若胃不健全，有恶心、呕吐之倾向，或认为有胃内停水，则不用葛根汤，而用葛根汤与小半夏汤合方之本方，可预防服用葛根汤之弊。

葛根黄芩黄连汤

【方药】

葛根半斤，甘草（炙）二两，黄芩三两，黄连三两。

上四味，以水八升，先煮葛根，减二升，内诸药，煮取二升，去滓，分温再服。

1. 黄芩

《神农本草经》：黄芩，味苦，平。主诸热黄疸，肠澼泄利，逐水，下血闭，恶疮疽蚀，火疡。一名腐肠。生川谷。

《名医别录》：大寒，无毒。主治痰热，胃中热，小腹绞痛，消谷，利小肠，女子血闭、淋露、下血，小儿腹痛。

2. 黄连

《神农本草经》：味苦，寒。主热气目痛，眦伤泣出，明目，肠澼腹痛下利，妇人阴中肿痛。久服令人不忘。一名王连。生川谷。

《名医别录》：微寒，无毒。主治五脏冷热，久下泄澼、脓血，止消渴、大惊，除水，利骨，调胃，厚肠，益胆，治口疮。生巫阳及蜀郡、太山。二月、八月采。

葛根黄芩黄连汤为解表兼清里热之方。

【适应证】

李翰卿：主治泄泻或痢疾，身热，脉洪大有力。兼见喜冷性饮食或暴注下迫、肛门灼热等现象。

《橘窗书影》：凡大热下利挟惊者，葛芩连也。昏睡不醒者为重证，下利剧者亦葛芩连也；缓者，葛根加黄连。

按：此方治唇周疱疹有捷效。

【禁忌证】

李翰卿：身不发热，脉无力，喜热不喜冷者，忌之。

【条文】

《伤寒论》第34条：太阳病，桂枝证，医反下之，利遂不止。脉促者，表未解也。喘而汗出者，葛根黄芩黄连汤主之。

注：

《皇汉医学》：和久田氏曰：此由误治，致热内攻而下利者。泻内攻之热，则下利与喘自治矣，故用芩、连以解中之热。促者，脉来数而时一上之脉也。其促者，由于误治，然犹数者，表未解也。其喘而汗出者，由内攻之热与下且合气逆而发，因喘而汗出也。中间插"而"字，示喘为主之意，故泄胸中之热，与和解其表，则喘自愈而汗随止矣。然以表不解，故用葛根以解表也。故葛根虽无解表之明文，其项背强几几者，乃表证也。考《外台》有以独味葛根治表邪，则亦可知其主治表证，解项背强也，此方有甘草以缓内外之急也。要之，遇项背强，胸中烦悸而有热者，不问其下利及喘而自汗之证之有无，可用此方也。因而可知酒客病、火证、热疮、汤火伤、小儿丹毒等，俱可以此方活用也。

案例

胡希恕医案

彭某，女性，30岁，病历号31221，1965年8月26日初诊。

前天中午吃葡萄，晚上又受凉，今早感无力腿酸口渴，喝了四杯热茶即觉身热恶寒。下午心烦汗出，腹痛腹泻三次，而来门诊，苔白腻，脉滑数寸浮。证属外内皆热之下利，为葛根芩连汤的适应证，故与之；葛根24g，黄芩10g，黄连9g，炙甘草6g。结果：上药服一剂后腹痛腹泻减，三剂后证已。

第二章　阳明病方

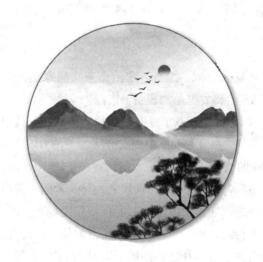

第一节 栀子豉汤类

栀子豉汤

【方药】

栀子（擘）十四个，香豉（绵裹）四合。

上二味，以水四升，先煮栀子，得二升半，内豉，煮取一升半，去滓，分为二服，温进一服，得吐者，止后服。

1. 栀子

《神农本草经》：味苦，寒。主治五内邪气，胃中热气，面赤，酒疱皶鼻，白癞，赤癞，疮疡。

《名医别录》：大寒，无毒。主治目热赤痛，胸心大小肠大热，心中烦闷，胃中热气。

2. 香豉

《名医别录》：味苦、寒，无毒。主治伤寒头痛寒热，瘴气恶毒，烦躁满闷，虚劳喘吸，两脚疼冷；又杀六畜胎子诸毒。

《齐民要术》则详细地记载了豆豉的 3 种具体制法。其中一种为不借助任何辅料如青蒿、青茅、桑叶和女曲单纯发酵法，一种为咸豉制法，再一种为下衬生茅，上覆桑叶的淡豉制法。

"随作多少，精择豆，渍一宿。旦炊之，与炊米同。若作一石豉，炊一石豆，熟，取生茅卧之，如作女曲形。二七日，豆生黄衣，簸去之，更曝令燥。后以水浸令湿，手挼之，使汁出，从指歧间出为佳。以着瓮器中，掘地作坫，令足容瓮器，烧坫中令热，内瓮于坫中，以桑叶盖豉上，厚三寸许，以物盖瓮头令密，涂之，十许日成，出，曝之。令浥浥然，又蒸熟，又曝，如此三遍，成矣。"

栀子豉汤为清解表里虚热，及阳明经邪热之方。

【适应证】

黄煌：①以精神兴奋、烦躁不安为特征的疾病。如失眠、小儿夜啼、神经官能症、自主神经功能紊乱、精神病以及使用"氨茶碱"等药物出现的中枢兴奋症状。一些皮肤病的剧烈瘙痒也可视为烦躁的一种类型而用本方，但当以局部发红，充血明显，渗液不多为用方指征。②食管炎、食管狭窄、食管憩室、食管癌、急性胃炎、胆汁反流性胃炎等出现胸中无法形容，难以名状的感觉时可用本方。③还用于一些血证，如上消化道出血、鼻出血、支气管扩张、倒经等。④其他如高血压病、病毒性心肌炎、冠心病、胆囊炎、黄疸型肝炎、气管炎、肺炎、肺结核；鹅口疮、急慢性前列腺炎、膀胱炎和五官科的扁桃体炎、咽喉炎、牙龈炎、舌炎、中耳炎、结膜炎等也有使用的机会。

【禁忌证】

李翰卿：①大便溏者，不可用（不得已而用者，须配以干姜）。②脾胃虚冷，畏冷食者。

【条文】

1.《伤寒论》第76条：发汗、吐下后，虚烦不得眠，若剧者，必反复颠倒，心中懊恼，栀子豉汤主之。

注：

李翰卿：未经汗吐下之烦，多属实热，已经汗吐下之烦，多属虚热。本节所主之烦，系发汗吐下后之烦，故称之为虚烦。由于汗吐下后，津液被伤，表里之邪热未尽，郁于胸膈之间，故用本方从表里两方面清解之。

2.《伤寒论》第77条：发汗，若下之，而烦热，胸中窒者，栀子豉汤主之。

注：

冯世纶：胸中窒，即指胸部的正中间有窒塞感，实即食道狭窄的自觉证。发汗或下之，其人仍烦热并胸中有窒塞感者，栀子豉汤主之。

3.《伤寒论》第78条：伤寒五六日，大下之后，身热不去，心中结痛者，未欲解也，栀子豉汤主之。

注：

李翰卿：下后身热已去，而胸中结痛是结胸证，可以从结胸论治；下后身热不去，利犹未止而结痛，是过下后里寒之证，可用栀子干姜汤两解之；下后利已止而结痛者，多属虚热，即本方所治之证也。

4.《伤寒论》第81条：凡用栀子豉汤，病人旧微溏者，不可与服之。

注：

冯世纶：栀子清热泻火，而不宜于虚寒证，病人久有大便溏泄症，乃中虚多寒，故不可与栀子为主的配剂。

5.《伤寒论》第221条：阳明病，脉浮而紧，咽燥，口苦，腹满而喘，发热汗出，不恶寒，反恶热，身重。若发汗则躁，心愦愦反谵语；若加温针，必怵惕，烦躁不得眠。若下之，则胃中空虚，客气动膈，心中懊恼。舌上苔者，栀子豉汤主之。

注：

李翰卿：所说的舌上苔，应为黄白相兼之苔，因邪初入，里尚未实，故其苔未至黄燥焦紫也。

6.《伤寒论》第228条：阳明病，下之，其外有热，手足温，不结胸，心中懊憹，饥不能食，但头汗出者，栀子豉汤主之。

注：

冯世纶：阳明病，表证未罢而即下之，必使邪热内陷，若其外有热，手足温，则热未结实于里，故不结胸，热自内上迫，故心中懊憹。饥不能食，但头汗出，为大陷胸汤和栀子豉汤的共有证，但结胸则热结于里，而外无大热。栀子豉汤证则外有热，手足温，此是二方证的主要鉴别点。

7.《伤寒论》第375条：下利后，更烦，按之心下濡者，为虚烦也，宜栀子豉汤。

注：

李翰卿：周氏云：治烦之法，只有虚实两途，实者宜下，虚者不可下。欲知之法，按其心下，无结痛者其烦为虚，否则为实。

汤本求真：对于食道癌及类似病症，而有吞咽困难者，配伍栀子的药方有良好效果。对于食道息肉，有栀子单味煎汁治愈的病例。利膈汤处方由栀子、半夏、附子三味药物组成，用于吞咽困难屡屡奏效。不仅对于食道疾病，栀子剂也曾治愈唾石症。栀子具有止血、镇静、消炎、利尿、利胆、缓下等作用，我常将利膈汤合方甘草干姜汤来使用。

案例

大塚敬节医案

因自做热饼，急食之，食道烫伤，疼痛而咽食困难。胸中窒，心中结痛，拟与栀子豉汤，但因无香豉，煎山栀与甘草二味，服1帖有显效，异常惊奇。

栀子甘草豉汤

【方药】

栀子（擘）十四个，甘草（炙）二两，香豉（绵裹）四合。

上三味，以水四升，先煮栀子、甘草，取二升半，内豉，煮取一升半，去滓，分二服，温进一服，得吐者，止后服。

栀子甘草豉汤为清解表里虚热，兼补中气之方。

【适应证】

冯世纶：栀子豉汤证而虚怯少气者。

【条文】

《伤寒论》第76条：发汗吐下后，虚烦不得眠，若剧者，必反复颠倒，心中懊恼，栀子豉汤主之；若少气者，栀子甘草豉汤主之。

栀子生姜豉汤

【方药】

栀子（擘）十四个，生姜五两，香豉（绵裹）四合。

上三味，以水四升，先煮栀子、生姜，取二升半，内豉，煮取一升半，去滓，分二服，温进一服，得吐者，止后服。

栀子生姜豉汤为清热止呕之方。

【适应证】

李翰卿：心烦不眠，兼呕吐。但必须具有寒热夹杂现象。

【条文】

《伤寒论》第76条：发汗吐下后，虚烦不得眠，若剧者，必反复颠倒，心中懊恼，栀子豉汤主之；若少气者，栀子甘草豉汤主之；若呕者，栀子生姜豉汤主之。

栀子干姜汤

【方药】

栀子（擘）十四个，干姜二两。

上二味，以水三升半，煮取一升半，去滓，分温二服。得吐者，止后服。

栀子干姜汤为上清胸膈之热，下温肠胃之寒，寒热并用之方。

【适应证】

李翰卿：伤寒误下后，身热心烦，大便溏泻。但必须具有喜冷食而不敢食之寒热矛盾现象。

【禁忌证】

李翰卿：凡无上热下寒现象者，不可用。

【条文】

《伤寒论》第80条：伤寒，医以丸药大下之，身热不去，微烦者，栀子干姜汤主之。

注：

李翰卿：此证下后利犹未止，所以需用干姜；身热不去，需用栀子、豆豉。所以不用豆豉的原因，我的看法是：本方着眼点在"大下之"三字，因大下之后，表热虽仍存在，但已不重，应该先顾里证，故用干姜温中止利；如表热明显，豆豉是可以用的，因系酵类药，不同于其他表药也。

栀子厚朴汤

【方药】

栀子（擘）十四个，厚朴（炙，去皮）四两，枳实（水浸，炙令黄）四枚。

上三味，以水三升半，煮取一升半，去滓，分二服，温进一服。得吐者，止后服。

枳实

《神农本草经》：味苦，寒。主治大风在皮肤中，如麻豆苦痒，除寒热，热结，止痢，长肌肉，利五藏，益气，轻身。

《名医别录》：味酸，微寒，无毒。主除胸胁淡癖，逐停水，破结实，消胀满，心下急痞痛，逆气胁风痛，安胃气，止溏泄，明目。

栀子厚朴汤为清解胸膈之热，兼疏肠胃之滞方。

【适应证】

冯世纶：心烦热和腹胀满者。

【条文】

《伤寒论》第79条：**伤寒下后，心烦腹满，卧起不安者，栀子厚朴汤主之。**

注：

李翰卿：本证的起卧不安，为心烦、腹满的具体表现。心烦则难卧，腹满则难起，所以出现不安之象。下后出现心烦腹满，正是本方之适应证。由于没有表热，故不用豆豉；腹满不拒按者，只用厚朴即能胜任；拒按者，还应考虑加用大黄。

栀子柏皮汤

【方药】

肥栀子（擘）十五个，甘草（炙）一两，黄柏二两。

上三味，以水四升，煮取一升半，去滓，分温再服。

黄柏

《神农本草经》：味苦，寒。主治五藏肠胃中结气热，黄疸，肠痔，止泄痢，女子漏下赤白，阴阳蚀疮。

《名医别录》：无毒。主治惊气在皮间，肌肤热赤起，目热赤痛，口疮。

栀子柏皮汤为清热燥湿，治黄疸之方。

【适应证】

李翰卿：黄疸，既没有可汗之表证（如发热，无汗，恶寒等），又没有可下之里证（如腹满拒按，大便不利等），而只有内热喜冷等现象者。

【禁忌证】

李翰卿：①有发热无汗之表证者，忌之。②有腹痛拒按、大便闭之里证者，忌之。

【条文】

《伤寒论》第261条：伤寒身黄，发热，栀子柏皮汤主之。

案例

刘渡舟医案

有一年，我给人家治病，十几岁的男孩，就是得肝炎，黄疸指数很高，时间长了，很危险，黄疸总退不下去，在传染病医院住，找我会诊。中医一看还是湿热发黄，是热象，还应该开茵陈蒿汤。一看，人家西医同志都是注射的药，大黄注射液，茵栀黄，也用过了，再重复就没有意思，可能也治不好。怎么办？还是有热，大便还有点儿拉稀，胃口也不太好，但还有热，底下有湿热，舌苔还发黄，心里还发烦，更主要的是有一个特殊的症状，大家注意，两个脚丫子发热，睡觉两个脚丫子伸到被子外面去，两足发热。我想来想去，这怎么办？茵陈蒿汤不能用，开个栀子柏皮汤，黄柏能够治肾热，脚丫子热恐怕下焦还有热，甘草还能和中健脾，就是这样的一个出发点，就是被迫的，没有招儿想出来这么个招儿，我就开了这三味药。那有个崔大夫，是西学中的，问："刘老师，你就开这三味药？"我说："是啊，栀子柏皮汤，是张仲景的方子。"这个方子还就特灵，吃了黄疸直下。从这以后，我才认识栀子柏皮汤。

为什么张仲景有发汗的麻黄连翘赤小豆汤、泻下的茵陈蒿汤，还来个栀子柏皮汤干什么？它是三纲，有汗法、有下法、有清法。凡是湿热发黄，用过茵陈蒿汤，黄疸下不来，脾胃还不太好，阴分有伏热，手心发热，五心烦躁，这时候栀子柏皮汤效果就特好。

枳实栀子豉汤

【方药】

枳实（炙）三枚，栀子（擘）十四个，豉（绵裹）一升。

上三味，以清浆水七升，空煮取四升，内枳实、栀子，煮取二升，下豉，更煮五六沸，去滓，温分再服，覆令微似汗。若有宿食者，内大黄如博棋子大五六枚，服之愈。

第二章　阳明病方

87

枳实栀子豉汤为清热除烦，宽中行气之方。

【适应证】

李翰卿：伤寒大病瘥后，因过劳或伤食，致身热，心烦不眠，心下拒按者。

【禁忌证】

李翰卿：①身热、心烦、腹拒按三证，缺一则不可使用本方。②脉较弱者，枳实、大黄宜慎用。

【条文】

《伤寒论》第393条：大病差后，劳复者，枳实栀子豉汤主之；若有宿食者，加大黄如博棋子大五六枚。

注：

冯世纶：大病瘥后即指伤寒病愈以后，劳复谓不善摄生，因使病复，但本条所指是由于饮食无节所致外无寒热，而只心中懊恼、心下胀满者，当可以本方主之。若有宿食、大便不通者，更宜加大黄服之即愈。

第二节　白虎汤类

白虎汤

【方药】

知母六两，石膏（碎）一斤，甘草（炙）二两，粳米六合。

上四味，以水一斗，煮米熟，汤成，去滓，温服一升，日三服。

1. 知母

《神农本草经》：味苦，寒。主治消渴，热中，除邪气，肢体浮肿，下水，补不足，益气。

2. 粳米

《本草备要》曰：粳米，甘凉，得天地中和之气，和胃补中，色白入肺。除烦清热，煮汁止渴（仲景之白虎汤、桃花汤、竹叶石膏汤，皆以之清热，补不足）。粳乃稻之总名，有早、中、晚三收，晚得金气，多性凉，尤能清热（北粳凉，南粳温，白粳凉，红粳温，新米食之则动气）。陈廪米冲淡，可以养胃。煮汁煎药，亦取其调肠胃，利小便，去温热，除烦渴之功。

白虎汤为清阳明燥热之方。

按：此方有粳米则味香可口，少粳米则甘涩碍胃，易致腹泻。

【适应证】

汤本求真：治麻疹，大热谵语，烦渴引饮，唇舌燥裂，脉洪大者。治牙齿疼痛，口舌干渴者。治眼目热痛如灼，赤脉怒张，或头脑、眉棱骨痛，烦渴者。俱加黄连良，兼用应钟散，时以紫圆攻之。

张文选：白虎汤证：以烦热，自汗出，脉滑数为辨证要点；另外还有"腹满身重，难以转侧，口不仁面垢，谵语遗尿"之三阳合病证。从仲景原文看，白虎汤各条均无"口渴"也无"大汗"，仅有"自汗出"；脉仅"浮滑"，而非"洪大"。从而说明，仲景原方证本无"四大"证，仲景不是见到"四大"才用白虎汤，所谓"四大"是后世的认识。

【禁忌证】

李翰卿：①伤寒无汗，表证不解者，不可与（此证当先解表，或加解表药品）。②脉细或沉者，不可与（因系虚寒现象）。③不渴者，不可与（因没有内热）。④喜热不喜冷者，不可与（因是寒证的表现）。⑤腹拒按者，不可与（此属承气实热证）。⑥大便溏者，不可与（因是虚寒现象）。⑦舌苔白润者，不可与（因不是燥热证，或兼有痰饮）。⑧舌赤者，不可与（因热邪已入营血）。

【条文】

1.《伤寒论》第170条：**伤寒脉浮，发热无汗，其表不解，不可与白虎汤。**

注：

李翰卿：脉浮、发热、无汗三证是表证，所谓表不解不可与，说明白虎汤不是解表方。映淮按：汗之有无，为白虎汤证是否兼有表证之判断，若其他症状完全符合，仅一无汗，可于白虎汤中酌加薄荷、蝉衣、连翘类。

2.《伤寒论》第176条：**伤寒，脉浮滑，此表有热，里有寒，白虎汤主之。**

注：

《皇汉医学》：程应旄曰：读厥阴篇中"脉滑而厥者，里有热也，白虎汤主之"。据此可知"表里"二字为错简也。综以上诸说观之，则本条当改作"伤寒，脉浮滑，此表有寒，里有热，白虎汤主之"。

3.《伤寒论》第219条：**三阳合病，腹满，身重，难以转侧，口不仁，面垢，谵语，遗尿。发汗则谵语；下之则额上生汗，手足逆冷；若自汗出者，白虎汤主之。**

注：

曹颖甫：此条为阳明经证，发端"三阳合病"四字，当在后文"脉浮而紧"条，传写之倒误也。夫脉浮紧属太阳，咽燥口苦属少阳，不恶寒反恶热属阳明。此三者，皆三阳篇提纲，固当为三阳合病，本条则无之，可知历来注释家，望文生训，皆瞽说也。

4.《伤寒论》第350条：伤寒，脉滑而厥者，里有热，白虎汤主之。

注：

胡希恕：脉滑主里热，故脉滑而厥，知为里有热的热厥，宜以白虎汤主之。

按：高热病人，常见四肢手足凉而头躯干部热可烫手。该症应为手足厥冷而胸腹部热，其脉滑多见于右部。

案例

胡希恕医案

张某，女，21岁，色织厂工人。勤奋好学，纺织工作已很辛苦，为完成自考学业，下班之后，仍诵文啃书。夜以继日，废寝忘食，心血暗耗，犹不知晓。当出现前额、巅顶痛时，为时已晚，虽废学而痛不止，历时一年半矣。头痛时轻时重，多痛于午未之际，痛剧时头额筋脉怒张，抚摸按压均不减缓。询知五心烦热，眩晕少寐，易饥纳多，思饮思冷，大便干秘，一日一行。视其赤颊朱唇，舌红少苔。诊得脉象沉滑略数。

由痛位观之，病于阳明、厥阴二经，据症状辨析，则属肝肾阴虚，阳明火盛。治宜滋养肝阴，清降胃火，拟白虎汤加味：石膏60g，知母10g，粳米15g，甘草6g，牡丹皮10g，生地黄30g，菊花10g。三剂。二诊：头痛止，寐好转，时微眩晕，脉舌如前，原方续服三剂。

白虎加人参汤

【方药】

知母六两，石膏（碎绵裹）一斤，甘草（炙）二两，粳米六合，人参三两。

上五味，以水一斗，煮米熟汤成，去滓。温服一升，日三服。

【适应证】

矢数道明：用于似白虎汤证，内外热甚，津液大伤，渴欲饮水，口舌干燥甚者。本方主要用于流感、肠伤寒、肺炎、脑炎、中暑、热射病等引起之高热、烦渴和脑病者；糖尿病、脑出血、巴塞杜氏病所致之烦渴、脉洪大者；皮肤病之皮肤炎、荨麻疹、湿疹、婴儿苔藓、干癣等剧痒，患部色红充血、干燥，伴有烦渴者。亦可转用于肾炎，尿毒症，胆囊炎，夜尿症，虹膜睫状体炎、角膜炎、齿槽脓漏等。

【禁忌证】

李翰卿：①表不解，恶风寒无汗者，忌之（恶风寒本是表不解的主要症状，但在有汗和口舌干燥、喜饮冷的情况下，"背微恶寒"，或"时时恶风"，都不得谓之表不解。此为内热太盛，自觉室温较低而有背微恶寒或时时恶风之感觉也）。②脉洪大有力者，忌之（因内热太盛，心气不虚，不需人参之补）。③舌红者，忌之（热已入营血，需配合清营凉血之品）。

【条文】

1.《伤寒论》第26条：服桂枝汤，大汗出后，大烦渴不解，脉洪大者，白虎加人参汤主之。

注：

李翰卿：本节说明白虎加人参汤证是由发汗形成的。大烦渴，脉洪大本是白虎汤的主证，为什么要加人参？陈修园认为是汗吐下后伤津液之故；陆氏根据吉益氏的主张，认为是有心下痞硬之证。我认为还是从脉象区别比较确当，因为许多证候，凡是脉力稍有不足或稍有不整，都是加人参的标准，反之，效果即不甚显著。况津液被伤与否，单从汗吐下推断是不正确的。至于心下痞硬一证，如果没有经过复下之其痞益甚的现象，如何会认为是虚证呢？

2.《伤寒论》第168条：伤寒，若吐、若下后，七八日不解，热结在里，表里俱热，时时恶风，大渴，舌上干燥而烦，欲饮水数升者，白虎加人参汤主之。

注：

李翰卿：本节时时恶风，并不是表证，而是在喜冷恶热的情况下偶然出现的，属汗出表虚之故，辨别要点在于汗出与否。

按：本证为汗出表虚而里热仍盛，自觉室温低之恶寒感，而表实兼里热之大青龙汤证则无汗而烦。

3.《伤寒论》第169条：伤寒无大热，口燥渴，心烦，背微恶寒者，白虎加人参汤主之。

注：

李翰卿："无大热"，我认为指表热不太壮盛，并非表里均无热也。"口燥渴，心烦"是里热的证据。至于"背微恶寒"，是汗出表疏，偶然有的现象，也是在发热恶寒的基础上出现的。与附子汤证的全身性恶寒而以背恶寒较突出者完全不同。

4.《伤寒论》第170条：伤寒，脉浮，发热，无汗，其表不解，不可与白虎汤。渴欲饮水，无表证者，白虎加人参汤主之。

5.《伤寒论》第221、222、223条：阳明病，脉浮而紧，咽燥，口苦，腹满而喘，发热汗出，不恶寒，反恶热，身重，若发汗则躁，心愦愦，反谵语；若加温针，必怵惕烦躁不得眠；若下之，则胃中空虚，客气动膈，心中懊恼。舌上苔者，栀子豉汤主之；若渴欲饮水，口干舌燥者，白虎加人参汤主之。若脉浮，发热，渴欲饮水，小便不利者，猪苓汤主之。

注：

李翰卿："口干舌燥"一证，虽是白虎汤的主证，但不是加人参的标准，欲使这个标准确当，仍应从脉象求之。吴瑭云：太阴温病，脉浮大而芤，汗大出微喘，甚至鼻孔煽者，白虎加人参汤主之；若脉散大者，急用之。张锡纯云：伤寒温病之白虎证，其脉皆洪大有力也，若不及时投以白虎汤，其脉洪大有力之极，又可渐变为细小无力，此乃由心脏亢进转变为心脏麻痹，证候至此，极为危险，急宜投以白虎加人参汤。两家之论，足以说明以脉象作为使用人参的标准是正确的。

6.《金匮要略·痉湿暍病》第26条：太阳中热者，暍是也，汗出恶寒，身热而渴，白虎加人参汤主之。

注：

李翰卿：恶寒，好像是兼有表证，其实这里的恶寒是暑伤元气，气虚之故。辨别要点为汗之有无，无汗恶寒方为表不解，且脉象亦必然虚弱。

按：暑脉多细濡，为虚弱之象。

案例

范中林医案

张某，女，24岁。四川郫县红光乡，农民。

病史：1960年10月某日于田间劳动后，自觉身热头痛，周身不适，入夜尤甚。次日，某医院按感冒论治，后改服中药，反复汗出，而热势不减。十余日后，忽感下肢痿弱无力，难以移步，遂来就诊。按阳明经证论治，一诊而痊愈。

诊治：蒸蒸发热已十余日。几天前，突然下肢痿软，步履维艰，甚至难以站立。自觉口干烦渴，身热汗多，不恶寒，反恶热。面赤，舌质鲜红少津，无苔，脉洪大。此系阳明高热不退，肺胃津气两伤，以致筋骨失养成痿。法宜泄热润燥，补气生津，以大剂白虎人参汤加味主之。

处方：知母60g，生石膏120g，生甘草15g，粳米30g，北沙参60g，竹茹30g，灯心草1g，为引。二剂。

连服两剂，一剂热势衰，二剂高热退，渐能独自行走。遂停药，嘱其注意调养，旬日痊愈。

辨证：患者来诊时，身大热、汗大出、大烦渴、脉洪大，所谓"四大"俱备。脉洪大为阳明内热炽盛，热邪扰于内则作烦，热盛耗津则口大渴。加以患者面赤、舌红、口燥，皆为病邪在里，阳明热盛之象。

或问：患者阳明证高热仅一二十日，何以突然致痿？因其阳旺邪盛，津液大伤，致使筋弛不收。同时，足阳明胃之津液亏耗，则脾不能为胃行其津液，而脾之大络于肺，自不足以濡润手太阴肺，正如《素问·痿论篇》所谓："肺热叶焦，发为痿躄。"

阳明经证热盛伤津，《伤寒论》提出以白虎加人参汤主之。本例重用石膏，清阳明独盛之热；佐知母之苦寒而凉润，既清炽盛之邪热，又复亏耗之真阴；用北沙参，取其养胃生津之功；加竹茹，增强除胃热止烦渴之效。再以灯芯草少许，引上部郁热下行。

白虎加桂枝汤

【方药】

知母六两，甘草（炙）二两，石膏一斤，粳米二合，桂枝（去皮）三两。

上剉，每五钱，水一盏半，煎至八分，去滓，温服，汗出愈。

白虎加桂枝汤为清热通络止痛之方。

【适应证】

黄煌：①发热、身无寒但热、口渴。②骨节烦疼、恶风、汗出不彻。③舌质暗红。

【条文】

《金匮要略·疟病》第4条：温疟者，其脉如平，身无寒但热，骨节疼烦，时呕，白虎加桂枝汤主之。

注：

胡希恕：身无寒但热，为热在里。骨节烦疼，时呕，为邪在表，本方两解表里故主之。

案例

胡希恕医案

吕某，女性，18岁。一日来发热、自汗盗汗，恶心或呕吐，头晕头痛，两膝关节痛，口干思饮，苔白腻，舌红，脉弦滑数。证属表虚里热，治以两解表里，予白虎加桂枝汤：生石膏60g，知母15g，炙甘草6g，生山药10g，桂枝10g。上药服三剂热退，恶心呕吐止，自汗盗汗减，他医用补中益气治疗，又大汗不止，而静脉补液。又改用上方原方治疗则诸症渐已。

竹叶石膏汤

【方药】

竹叶二把，石膏一斤，半夏（洗）半升，麦门冬（去心）一斤，人参二两，甘草（炙）二两，粳米半升。

上七味，以水一斗，煮取六升，去滓，内粳米，煮米熟汤成，去米，温服一升，日三服。

1. 竹叶

《神农本草经》：味苦、平。主治咳逆上气，溢筋急，恶疡，杀小虫。

2. 麦冬

《神农本草经》：味甘平，主治心腹结气，伤中伤饱，胃络脉绝，羸瘦短气。

《名医别录》：疗虚劳客热，口干燥渴，止呕吐，愈痿蹶，强阴，益精，消谷，调中，定肺气，安五脏，令人肥健，美颜色，有子。

竹叶石膏汤为病后热邪未尽，津液已伤，气逆欲吐，补虚降逆，清热生津之方。

【适应证】

黄煌：①形体羸瘦，气短音微，精神萎靡。②气逆欲吐，或干咳，或气喘，或干呕，或呃逆。③口渴、多汗或低热。④脉数弱，舌少苔。

【禁忌证】

李翰卿：凡没有身热，口渴，喜冷，脉虚，呕吐等任何一证者，均不可使用原方（应随证加减）。

【条文】

《伤寒论》第397条：**伤寒解后，虚羸少气，气逆欲吐，竹叶石膏汤主之。**

注：

李翰卿：热病后虚羸少气的证候，一般调理方法，多着重于饮食，并不主张服药，就是选用流质易消化而富有营养的食品，禁忌辛辣厚味和肉食等物，数量也不可过多。如胃中余热未尽，喜冷口渴，兼气逆欲吐证候者，则非服药不可，不然时日迁延，还会形成其他病变。

案例

胡希恕医案

吕某，女性，18岁，1965年6月17日因高热住院治疗，半月热仍不退，用激素治疗热退亦不明显。每天体温在38～39℃，症见身热、自汗、盗汗、恶心、食入即吐，舌苔白，脉细数。与竹叶石膏汤加味。处方：淡竹叶12g，生石膏（同煎）45g，半夏12g，党参10g，炙甘草6g，粳米15g，麦冬15g，生姜10g，酸枣仁15g。结果：服3剂，热退，呕吐止，自汗、盗汗亦止。

他医用补中益气汤欲补其虚，又致大汗不止乃至虚脱，无奈输液救急。再请胡老会诊，仍给原方6剂诸症渐已。

第三节　承气汤类

大黄甘草汤

【方药】

大黄四两，甘草一两。

上二味，以水三升，煮取一升，分温再服。

大黄甘草汤为通腑泄热，和胃止呕之方。

【适应证】

《圣济总录》："大黄甘草汤，治水黄状，面目俱青，狂言妄语，声不出者。"

《古今医鉴》："老军散（以大黄甘草汤为散），治发背痈疽，疔毒恶疮，一切无名肿毒，焮热初起，未溃者。"

【禁忌证】

脾胃虚寒，呕吐者禁用。

【条文】

《金匮要略·呕吐哕下利病》第17条：食已即吐者，大黄甘草汤主之。

《外台》方：又治吐水。

注：

《金匮要略研究》：本条似与"病人欲吐者，不可下之"之说相矛盾。《金匮要略析义》分析属实。此为一时之所致，并非渐渐而成之证。故以大黄甘草而折之，引其下行乃愈。与前条"欲吐者不可下之"非为同一之论。《外台秘要》尚有"又治吐水"记述。我未见到过这种病人，不明白该方的使用。感觉该证的呕吐是饮食摄入稳定之后又吐出，与五苓散证的蓄积之水"哇"地一下子吐出来的情况不同。

按：以大黄主治推理，此方症应胃肠有留饮宿食致腑气不通，胃气上逆而食已即吐，可伴腹部痞满、嗳气食臭，脉滑或实小。

调胃承气汤

【方药】

大黄（去皮，清酒洗）四两，甘草（炙）二两，芒硝半升。

上三味，切，以水三升，煮二物至一升，去滓，内芒硝，更上火微煮令沸，少少温服之。

芒硝

《神农本草经》：朴消。味苦，寒。主治百病，除寒热邪气，逐六府积聚，结固留癖。

《名医别录》：朴消。味辛，大寒，无毒。主治胃中食饮热结，破留血闭绝，停痰痞满，推陈致新，炼之白如银，能寒能热能滑能涩，能辛能苦能咸能酸。

调胃承气汤清热泻浊，为阳明腑实证之清剂。

【适应证】

尾台榕堂：痘疮，麻疹，痈疽，疔毒，内攻冲心，大热谵语，烦躁闷乱，舌上燥裂，不大便，或下利，或大便绿色者，宜此方。

按：调胃承气汤证相较于小承气汤证则燥热重而腑结轻。

【禁忌证】

李翰卿：①胃部喜按，或脉沉迟无力之大便不通者，忌之（此虚寒之证，不适于硝黄攻下）。②大便不通，兼腹胀满拒按者，不宜用（本方没有治疗胀满之药）。③大便不通，腹胀满拒按，兼舌苔黄黑干燥芒刺，谵语，神昏者，更不宜用（杯水车薪，不能胜任）。④兼有表寒证者，忌之（攻里之方，误用之易使外邪内陷）。

【条文】

1.《伤寒论》第29条：伤寒脉浮，自汗出，小便数，心烦，微恶寒，脚挛急，反与桂枝，欲攻其表，此误也。得之便厥，咽中干，烦躁吐逆者，作甘草干姜汤与之，以复其阳；若厥愈，足温者，更作芍药甘草汤与之，其脚即伸；若胃气不和，谵语者，少与调胃承气汤；若重发汗，复加烧针者，四逆汤主之。

按：误治后，服甘草干姜汤后，因体质不同，服药后反应各异，若阳回而阴津尚有不足者，可与芍药甘草汤；若胃阴不足而致胃热内扰者，可稍与调胃承气汤以除胃热、和胃气。

2.《伤寒论》第70条：发汗后，恶寒者，虚故也；不恶寒，但热者，实也，当和胃气，与调胃承气汤。

按：患者体质不同，发汗后有不同转归，如有的出现太阴虚寒，有的出现阳明实热，后者可与调胃承气汤。

3.《伤寒论》第94条：太阳病未解，脉阴阳俱停，必先振栗，汗出而解。但阳脉微者，先汗出而解；但阴脉微者，下之而解。若欲下之，宜调胃承气汤。

按：太阳病若未完全得解，但脉沉浮均相当（调和），可战汗而解；若脉浮缓弱，可汗出解（桂枝汤类）；若脉转沉小，见阳明里实，可用调胃承气汤。

4.《伤寒论》第105条：伤寒十三日，过经谵语者，以有热也，当以汤下之。若小便利者，大便当硬，而反下利，脉调和者，知医以丸药下之，非其治也。若自下利者，脉当微厥，今反和者，此为内实也，调胃承气汤主之。

按：本条当解为："伤寒十三日不解，过经谵语者，以有热也，当以汤下之，调胃承气汤主之。"后两句为丸药下利与太阴下利之鉴别。

5.《伤寒论》第123条：太阳病，过经十余日，心下温温欲吐，而胸中痛，大便反溏，腹微满，郁郁微烦，先此时自极吐下者，与调胃承气汤。若不尔者，不可与。但欲呕，胸中痛，微溏者，此非柴胡证，以呕故知极吐下也。

注：

冯世纶：温与愠古通用，温温即烦恼之意。太阳病十余日，病已去表内传。心下温温欲吐、郁郁微烦而胸中痛，颇似少阳柴胡证，但柴胡证当胸满大便不溏，今大便反溏而腹微满，知非柴胡证。若先此时服过极吐下药，因使胃不和者，可与调胃承气汤，若不尔者，则属里虚不可与之。但欲呕、胸中痛、大便微溏，而非柴胡证，因心下温温欲吐，为吐后胃不和的内烦证，故知非柴胡证，而由于极吐下也。

按：辨证当特别关注"郁郁微烦"。

6.《伤寒论》第207条：阳明病，不吐，不下，心烦者，可与调胃承气汤。

按：阳明病，胃不和可见谵语、心烦不寐等精神症状。

7.《伤寒论》第248条：太阳病三日，发汗不解，蒸蒸发热者，属胃也，调胃承气汤主之。

按：太阳病，发汗后，不恶寒，但发热、汗出，此为转属阳明。

8.《伤寒论》第249条：伤寒吐后，腹胀满者，与调胃承气汤。

按：除腹胀满之外，应伴有胃热内扰之象，如心烦、谵语等，可用调胃承气汤，若以腹胀满为主症，与小承气汤可能更妥。

胡希恕医案

刘某，女性，27 岁，病历号 161328，1965 年 6 月 4 日初诊。发热头痛一周，曾服中、西解表药，大汗出而身热头痛不解，头胀痛难忍，心烦欲吐，口干思冷饮，皮肤灼热而不恶寒，大便已三日未行，苔白厚，脉弦稍数。体温 38℃。证属里实热胃不和，治以清里和胃，与调胃承气汤：大黄 10g，炙甘草 6g，芒硝 12g（分冲）。结果：上药服一煎，大便通，头痛已，身热减，体温正常，继服余药而去芒硝，诸证基本消失。

大承气汤

【方药】

大黄（酒洗）四两，厚朴（炙，去皮）半斤，枳实（炙）五枚，芒硝三合。

上四味，以水一斗，先煮二物，取五升，去滓，内大黄，更煮取二升，去滓，内芒硝，更上微火一两沸。分温再服，得下，余勿服。

大承气汤为排除肠胃中燥热、燥屎、宿食之重下剂。

【适应证】

李翰卿：①阳明腑证，发热不恶寒或反恶热，谵语，日晡潮热，大便燥结，或热结旁流，舌苔干燥，或黄，或黑，或有芒刺。②阳极似阴之证，即少阴三急下证，如神昏不知人，身不热，脉沉微有力，但舌苔干燥有芒刺，或自利清水，色纯青之证。③宿食证，腹胀满疼痛，恶食，大便不利。④奇恒痢疾，即痢疾在上午四至六时前后，偶有神昏谵语，喉塞咽干等证。按：此证如不急治，下午三时后即会死亡。详见陈修园《医学实在易》。⑤额部汗出如蒸笼，神志恍惚。按：此系曹颖甫验案，详见《经方实验录》。⑥痉病，角弓反张，胸满口噤，手足抽搐，脚挛急，卧不着席，面赤身热，龀齿有声，腹部拒按，苔黄燥，脉弦劲而数。以上六种病证，使用本方一般来说都必须具有腹部胀痛拒按，脉沉而有力，体质较健，且兼有热证的表现。但在一、二、六证中，舌苔或黄或黑，干燥而有芒刺是比较肯定的；第三证，腹中胀痛拒按，大便不利最为突出，但舌苔不一定会有芒刺，因为此证热势不太重；第四、五证，腹部不一定完全胀满拒按，但脉象必沉而有力，大便不利，或有其他里热症状。

按：此段宜详读，确为内科杂病使用大承气汤之金玉良言。

【禁忌证】

李翰卿：①大便秘结，兼有恶寒无汗之表证者忌之（恐外邪内陷也）。

②大便秘结，不敢服食冷性饮食者忌之（此寒实证，宜温下也）。③大便燥结，因于年老、久病、产后、津液不足，或脉弱者，忌之（虚中夹实之证，宜补泻兼用）。④大便硬，小便少者，忌之（因阳明尚未全实，服之大便溏泻也）。

【条文】

1.《伤寒论》第209条：阳明病，潮热，大便微硬者，可与大承气汤；不硬者，不可与之。若不大便六七日，恐有燥屎，欲知之法，少与小承气汤。汤入腹中，转矢气者，此有燥屎也，乃可攻之；若不转矢气者，此但初头硬，后必溏，不可攻之，攻之必胀满不能食也。欲饮水者，与水则哕。其后发热者，必大便复硬而少也，以小承气汤和之。不转矢气者，慎不可攻也。

按：阳明病，胃家实也；潮热，申、酉、戌间（下午3时至晚9时）热来如潮，喻热势之凶。

2.《伤寒论》第212条：伤寒，若吐、若下后不解，不大便五六日，上至十余日，日晡所发潮热，不恶寒，独语如见鬼状；若剧者，发则不识人，循衣摸床，惕而不安，微喘直视。脉弦者生，涩者死。微者，但发热谵语者，大承气汤主之。

按：不大便五六日至十余日，有燥屎也，阳明腑热，上扰神明，重则神志模糊，伴手足无意识的躁动不安；轻则发热谵语，脉弦有力属实，皆可用大承气汤，脉涩乏力属虚，邪实正虚，则难治。

3.《伤寒论》第215条：阳明病，谵语、有潮热，反不能食者，胃中必有燥屎五六枚也；若能食者，但硬耳，宜大承气汤下之。

按：阳明腑实，潮热、谵语，可出现能食与不能食两种截然不同的反应，与腑实轻重有关，但皆可用大承气汤。

4.《伤寒论》第217条：汗出谵语者，以有燥屎在胃中，此为风也。须下者，过经乃可下之。下之若早，语言必乱，以表虚里实故也。下之愈，宜大承气汤。

按：本条文可理解为：汗出谵语者，以有燥屎在胃中，下之则愈，宜大承气汤；此为风也，须下者，过经乃可下之；下之若早，语言必乱，以表虚里实故也。

5.《伤寒论》第220条：二阳并病，太阳证罢，但发潮热、手足漐漐汗出、大便难而谵语者，下之则愈，宜大承气汤。

6.《伤寒论》第238条：阳明病，下之，心中懊憹而烦，胃中有燥屎者，可攻。腹微满，初头硬，后必溏，不可攻之。若有燥屎者，宜大承气汤。

按：心中懊憹而烦，若腹微满，初头硬后必溏，可与栀子豉汤，其腹亦较濡软，不拒按。

7.《伤寒论》第239条：病人不大便五六日，绕脐痛，烦躁，发作有时者，此有燥屎，故使不大便也。

按： 此证宜大承气汤。

8.《伤寒论》第240条：病人烦热，汗出则解，又如疟状，日晡所发热者，属阳明也。脉实者，宜下之；脉浮虚者，宜发汗。下之与大承气汤；发汗宜桂枝汤。

按： 第30条：太阳中风，脉浮紧，发热恶寒，身疼痛，不汗出而烦躁者，大青龙汤主之。服汤后，烦热随汗出而解，但又出现反复日晡所发热（应有多汗出），脉实，宜大承气汤；若脉浮虚，则以桂枝汤发汗散余邪和营卫。

9.《伤寒论》第241条：大下后，六七日不大便，烦不解，腹满痛者，此有燥屎也。所以然者，本有宿食故也，宜大承气汤。

按： 宿食燥屎三联征：不大便、烦（精神症状）、腹满痛。里实热外越（上扰）三联征：不大便、谵语、潮热。

10.《伤寒论》第242条：病人小便不利，大便乍难乍易，时有微热，喘冒不能卧者，有燥屎也，宜大承气汤。

按： 该条文主要临床表现是"喘冒不能卧"之急症，而引起喘冒不能卧的主要病因是"有燥屎"，何以知之，以病人"小便不利"（短赤），"大便乍难乍易"（时结时流），有"微热"（非潮热），开"通腑平喘"之先河。

11.《伤寒论》第251条：得病二三日，脉弱，无太阳、柴胡证，烦躁，心下硬；至四五日，虽能食，以小承气汤少少与微和之，令小安。至六日，与承气汤一升。若不大便六七日，小便少者，虽不受食，但初头硬，后必溏，未定成硬，攻之必溏。须小便利，屎定硬，乃可攻之，宜大承气汤。

按： 无太阳、少阳证，若有"烦躁、心下硬、能食"阳明里实表现，但"脉弱"，说明素体亏虚，用大承气汤须非常谨慎，可先以少量小承气汤探治，五天仍不大便，可增加小承气汤量至一杯，若再过六七天仍不大便，须小便利，方可用大承气汤。

12.《伤寒论》第252条：伤寒六七日，目中不了了，睛不和，无表里证，大便难，身微热者，此为实也。急下之，宜大承气汤。

按： 伤寒六七日，突发视物不清，双目昏暗无神，无畏风寒之表证，亦无腹满痛之里证，大便结不易解，身热但未至潮热，考虑里热上扰而肾精亏耗，脑髓瞳神有随时败坏之趋势。

13.《伤寒论》第253条：阳明病，发热汗多者，急下之，宜大承气汤。

14.《伤寒论》第254条：发汗不解，腹满痛者，急下之，宜大承气汤。

15.《伤寒论》第255条：腹满不减，减不足言，当下之，宜大承气汤。

16.《伤寒论》第256条：阳明少阳合病，必下利，其脉不负者，为顺也；负者，失也。互相克贼，名为负也。脉滑而数者，有宿食也，当下之，宜大承气汤。

17.《伤寒论》第320条：少阴病，得之二三日，口燥咽干者，急下之，宜大承气汤。

18.《伤寒论》第321条：少阴病，自利清水，色纯青，心下必痛，口干燥者，急下之，宜大承气汤。

19.《伤寒论》第322条：少阴病，六七日，腹胀不大便者，急下之，宜大承气汤。

按：少阴病"脉微细，但欲寐"之征，在此基础上，若出现热灼阴伤之"口燥咽干"或热结旁流，下利青水样污秽粪便，伴中上腹痛，口干燥或燥屎内结之"腹胀、不大便"，均为急下之险证。

20.《金匮要略·痉湿暍病》第13条：痉为病（一本痉字上有刚字），胸满口噤，卧不着席，脚挛急，必齘齿，可与大承气汤。

21.《金匮要略·腹满寒疝宿食病》第21条：问曰：人病有宿食，何以别之？师曰：寸口脉浮而大，按之反涩，尺中亦微而涩，故知有宿食，大承气汤主之。

22.《金匮要略·腹满寒疝宿食病》第22条：脉数而滑者，实也，此有宿食，下之愈，宜大承气汤。

23.《金匮要略·腹满寒疝宿食病》第23条：下利不欲食者，有宿食也，当下之，宜大承气汤。

按：应结合"宿食"相关脉象及腹中满硬之腹征，方可用下法。

24.《金匮要略·呕吐哕下利病》第37条：下利，三部脉皆平，按之心下坚者，急下之，宜大承气汤。

25.《金匮要略·呕吐哕下利病》第38条：下利，脉迟而滑者，实也，利未欲止，急下之，宜大承气汤。

26.《金匮要略·呕吐哕下利病》第39条：下利，脉反滑者，当有所去，下乃愈，宜大承气汤。

按：以上第37、38、39条实证下利之脉象，其腹征为心下（中上腹）满、硬、拒按。

27.《金匮要略·呕吐哕下利病》第40条：下利已差，至其年月日时复发者，以病不尽故也，当下之，宜大承气汤。

28.《金匮要略·妇人产后病》第1、2、3条：问曰：新产妇人有三病，一者病痉，二者病郁冒，三者大便难，何谓也？师曰：新产血虚，多汗出，喜中风，故令病痉；亡血复汗，寒多，故令郁冒；亡津液，胃燥，故令大便难。产妇郁冒，其脉微弱，呕不能食，大便反坚，但头汗出，所以然者，血虚而厥，厥而必冒。冒家欲解，必大汗出。以血虚下厥，孤阳上出，故头汗出。所以产妇喜汗出者，亡阴血虚，阳气独盛，故当汗出，阴阳乃复。大便坚，呕不能食，小柴胡汤主之。病解能食，七八日更发热者，此为胃实，大承气汤主之。

29.《金匮要略·妇人产后病》第7条：产后七八日，无太阳证，少腹坚痛，此恶露不尽。不大便，烦躁发热，切脉微实，再倍发热，日晡时烦躁者，不食，食则谵语，至夜即愈，宜大承气汤主之。热在里，结在膀胱也。

按：产后体虚，应慎用攻下，但若出现阳明腑实之大便里实，里热亢盛之发热，烦躁、谵语等精神症状，即可用大承气汤。

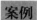

邱明山医案

笔者20年前在基层卫生院工作，曾治一60岁左右男性患者，腹满痛1周，不大便，低热，确诊"肠梗阻"准备行外科手术，其家属一再要求中药一试，予拟大承气汤原方灌肠，并针双侧"天枢、足三里、上巨虚"后出现腹中肠鸣、矢气，随即泻下腥臭黑便数块而腹满痛亦消除，于第二天安然出院。

小承气汤

【方药】

大黄（酒洗）四两，厚朴（炙，去皮）二两，枳实（大者，炙）三枚。

上三味，以水四升，煮取一升二合，去滓，分温二服。初服汤当更衣，不尔者，尽饮之。若更衣者，勿服之。

小承气汤为排除肠胃积滞较轻之剂（偏重在胀满方面）。

【适应证】

李翰卿：阳明病，胃肠积滞，拒按，大便不利，但没有舌苔芒刺等燥热较重之证。

【禁忌证】

李翰卿：①腹胀满，不敢服冷性饮食者忌之。此系寒证之胀满，不宜用大黄。②腹不胀满，但大便不利者，亦不宜用。此以通便为主，厚朴、枳实没有使用的必要。

【条文】

1.《伤寒论》第208条：阳明病，脉迟，虽汗出不恶寒者，其身必重，短气，腹满而喘，有潮热者，此外欲解，可攻里也。手足溅然汗出者，此大便已硬也，大承气汤主之；若汗多，微发热恶寒者，外未解也，其热不潮，未可与承气汤；若腹大满不通者，可与小承气汤，微和胃气，勿令大泄下。

按：潮热、手足汗出是大便已硬之确症。

2.《伤寒论》第209条：阳明病，潮热，大便微硬者，可与大承气汤；不硬者，不可与之。若不大便六七日，恐有燥屎，欲知之法，少与小承气汤，汤入腹中，转矢气者，此有燥屎也，乃可攻之；若不转矢气者，此但初头硬，后必溏，不可攻之，攻之必胀满不能食也。欲饮水者，与水则哕，其后发热者，必大便复硬而少也，以小承气汤和之。不转矢气者，慎不可攻也。

按：此为潮热不大便六七日之小承气汤探治法。

3.《伤寒论》第213条：阳明病，其人多汗，以津液外出，胃中燥，大便必硬，硬则谵语，小承气汤主之。若一服谵语止者，更莫复服。

《伤寒论》第214条：阳明病，谵语、发潮热、脉滑而疾者，小承气汤主之。因与承气汤一升，腹中转气者，更服一升；若不转气者，勿更与之。明日又不大便，脉反微涩者，里虚也，为难治，不可更与承气汤也。

按：参照《伤寒论》第215条、《金匮要略》第22条"脉数而滑者，实也，此有宿食，下之愈，宜大承气汤"，该方应为大承气汤。

4.《伤寒论》第250条：太阳病，若吐、若下、若发汗后，微烦、小便数、大便因硬者，与小承气汤和之愈。

按：或汗、或吐、或下后又小便数，津液亏损，胃内燥屎，大便硬结，胃热上扰，故"烦"，其程度与大承气之"烦"轻，此种胃实证可与小承气汤和之。

5.《金匮要略·呕吐哕下利病》第41条：下利谵语者，有燥屎也，小承气汤主之。

按："谵语"多实证，"下利"应为内有燥屎，热结旁流。

6.《金匮要略·呕吐哕下利病》附《千金翼》方：治大便不通，哕数谵语。

按：内有燥屎，大便不通，胃气上逆则"哕数"，内热上扰则"谵语"。

案例

曹颖甫医案

史左阙上痛，胃中气机不顺，前医投平胃散不应，当必有停滞之宿食，纳谷日减，殆以此也，拟小承气汤以和之。生川军三钱后入，川朴二钱，枳实四钱。服此应手。

麻子仁丸

【方药】

麻子仁二升，芍药半斤，枳实半斤，炙大黄（去皮）一斤，厚朴（炙，去皮）一尺，杏仁（去皮尖，熬，别作脂）一升。

上六味，蜜和丸，如梧桐子大，饮服十丸，日三服，渐加，以知为度。

麻子仁

《神农本草经》：味甘、平，主补中益气，久服肥健不老。

《名医别录》：无毒，主治中风汗出，逐水，利小便，破积血，复血脉，乳妇产后余疾，长发，可为沐药。久服神仙。

麻子仁丸为润燥、泄热、缓通大便之方。

【适应证】

李翰卿：大便燥结，小便频数，腹稍胀满，拒按，余热未尽。但没有谵语、神昏等热盛之表现。

【禁忌证】

李翰卿：大病后腹不拒按者，脉虚数者不可用。因此证宜滋阴润燥，枳、朴、大黄绝不可用。

【条文】

《伤寒论》第247条：**跌阳脉浮而涩，浮则胃气强，涩则小便数，浮涩相搏，大便则硬，其脾为约，麻子仁丸主之。**

按：此治虚人大便燥结，阴虚而燥热不甚，制小剂小承气汤合滋阴润燥缓急之品，且变汤为丸，达润肺肠、缓肝急、通燥结之功。

案例

胡希恕医案

李某，男性，59岁，1965年2月18日初诊。感冒2周经服药治愈，唯胸胁闷满，纳差，大便干燥、三四日一行，舌苔白，脉弦细。肝下缘肋下1cm轻微压痛。

脉弦细，舌苔白，纳差，大便干燥，津伤邪入里。胸胁闷满，里实热上壅。综合分析：此属津虚阳明内结，与麻子仁丸，早晚各1丸。结果：服1天大便即通，继服无所苦。

桃核承气汤

【方药】

桃仁（去皮尖）五十个，大黄四两，桂枝（去皮）二两，甘草（炙）二两，芒硝二两。

上五味，以水七升，煮取二升半，去滓，内芒硝，更上火微沸，下火，先食温服五合，日三服，当微利。

桃仁

《神农本草经》：味苦，平。主治瘀血，血闭，癥瘕，邪气，杀小虫。

《名医别录》：味甘，无毒。主咳逆上气，消心下坚，除卒暴击血，破癥瘕，通月水，止痛。

桃核承气汤为泄热，祛瘀，兼散表寒之方。

【适应证】

冯世纶：调胃承气汤证，见腹痛有定处、气上冲者。

黄煌：①少腹拘急疼痛，按之更甚。②出血紫黑，易凝固结块。③精神不安，如狂。④舌质暗红或紫，舌面干燥，唇暗红，面红。

【禁忌证】

李翰卿：本证兼有太阳恶寒无汗之表证者不可服。有口渴喜冷之内热证桂枝必不可用。

【条文】

《伤寒论》第106条：太阳病不解，热结膀胱，其人如狂，血自下，下者愈，其外不解者，尚未可攻，当先解其外。外解已，但少腹急结者，乃可攻之，宜桃核承气汤。

注：

陈逊斋：该条文应更正为"太阳病不解，热结膀胱，其人如狂，血宜下，宜桃核承气汤，下者愈。其外不解者，尚未可攻，当先解其外。外解已，但少腹急结者，乃可攻之"。因若血自下，下者愈，就没有用桃核承气汤的必要。

按：热结膀胱指热邪积聚于膀胱经不得发泄，热邪入里而成阳明腑实，邪热上扰则如狂，腹中血热郁结则少腹硬满坚结。

少腹急结之腹证：

汤本求真：仲景曰：热结膀胱，又称少腹急结。然由余多年之经验，此急结存于膀胱部位者较少，而常位于下行结肠部，即以此部分沿其横径，向腹底以指头擦过的强按压，而触之坚结物，病者诉急痛者，当以之为少腹有急结。此虽即为急结之正证，然不仅有大、小、广、狭、长、短之不同，且时上迫左季肋下及心下部，使上半身亦有病，又下降于左肠骨窝及膀胱部，不无使下半身病者，故诊时必须用意周到也。

 案例

胡希恕医案

段某，女性，14岁，病历号173651，1965年10月4日初诊。于1964年3月月经初潮，但后来未再来潮。今年4月23日发四肢抽搐、昏厥，近来发作频繁。每发作前厌食，右上腹痛、胸闷，当有气自腹向上冲时即发抽搐及昏厥，时伴呼吸急迫、大声喧喊，口苦便干，苔白腻，脉弦细。证属瘀血阻滞、郁久化热，治以祛瘀清热，与大柴胡汤合桃核承气汤：柴胡12g，白芍10g，枳实10g，生姜10g，大枣4枚，半夏12g，大黄6g，桃仁10g，桂枝10g，炙甘草6g，黄芩10g，芒硝10g（分冲）。结果：上药服3剂，右上腹痛、胸闷未作，抽搐也未发，据证改服小柴胡汤合当归芍药散加减，调理3月诸证已，月经来潮。

大黄牡丹汤

【方药】

大黄四两，牡丹皮一两，桃仁五十个，瓜子半升，芒硝三合。

上五味，以水六升，煮取一升，去滓，内芒硝，再煎沸。顿服之，有脓当下，如无脓，当下血。

1. 牡丹皮

《神农本草经》：味辛，寒。主治寒热，中风，瘰疬，痉，惊痫，邪气；除癥坚、瘀血留舍肠胃，安五藏；治痈疮。

《名医别录》：味苦，微寒，无毒。主除时气，头痛，客热，五劳，劳气，头腰痛，风噤，癫疾。

2. 瓜子

《名医别录》：主腹内结聚，破溃脓血，最为肠胃脾内壅要药。

大黄牡丹汤为泄热破结，散结消肿之方。

【适应证】

汤本求真：（大黄牡丹皮汤之腹证）仲景谓小腹肿痞。东洞翁以本方治脐下有结毒，按之则痛，及便脓血者为定义，脐下部有凝块，或有坚块，按之则疼痛者，即本方腹证也。然系故恩师和田先生之创见，故余从而实验之，如前说者，比较的稀有，而对于盲肠或阑尾部之左侧腹部各有一个凝块或坚块，按之则疼痛者，为反多，故合此二说，以为本方之腹证。苟见此腹证时，不问为阑尾炎或其他如何之病证，均当以本方治之。而大黄牡丹皮汤去芒硝加薏苡仁方之凝块或坚块之坚度，比较的稍弱，大黄牡丹皮汤去大黄芒硝加薏苡仁方，为尤弱也。

矢数道明：以实证之下腹急性化脓性炎症，如有肿胀、疼痛、发热、便秘倾向者；体力充沛者之下腹肿瘤或有硬块，主诉压痛、疼痛剧烈为目标。其脉紧而迟，腹略臌满鼓胀。

【禁忌证】

孕妇、老人慎用，化脓性阑尾炎慎用或不用。

【条文】

《金匮要略·疮痈肠痈浸淫病》第4条：**肠痈者，少腹肿痞，按之即痛如淋，小便自调，时时发热，自汗出，复恶寒，其脉迟紧者，脓未成，可下之，当有血；脉洪数者，脓已成，不可下也。大黄牡丹汤主之。**

注：

冯世纶：肠痈的患者，若小腹部有肿块，按之则感痛引尿道，如淋病的样子，但小便正常，而时时发热自汗出，其非淋病可知。以热实于里，故常发热自汗出。复恶寒者，即洒淅而恶寒，亦里有痈疮的特征。其脉迟紧者，为脓还未成，即可以本方下之，下后大便当有血。若脉洪数者，为脓已成，则不可以本方下之，言外当适证选用排脓的方药治之。

按：此为血热互结于少腹而成实痞。里热实，故腹痛拒按，发热，自汗出；恶寒多见于表证，但亦可见于痈疮等里热证（如现代医学的菌血症、脓毒血症）。

案例

大塚敬节医案3则

1.阵发性高热的肾结石患者。

大黄牡丹汤原来是用来治疗肠痈（阑尾炎）的，但现在适用于该方的阑尾炎减少了。在我初涉汉方医学领域的时候，可用该方泻下的实证阑尾炎还经常能遇见，但现在多见的是该方去大黄芒硝、肠痈汤、桂枝茯苓丸和桂枝加芍药汤等证。

下面记述的是应用大黄牡丹汤去大黄芒硝加薏苡仁10.0g治愈肾结石的验案。患者为二十岁的青年，诉从两年前开始，基本上每个月都会出现近40.0℃的高温，两三天后退热。对于发热原因进行过多方面的诊察，还是不明了。患者消瘦，血色不佳，并因为其父病死于肺结核，也曾怀疑其潜伏有结核病的可能性。腹诊：右下腹从回盲部至胁腹部区域有轻度压痛。该腹证是大黄牡丹汤的腹证。

但患者属虚证，每天有大便，不应再用大黄芒硝泻下。于是投予了大黄牡丹汤去大黄芒硝加薏苡仁10g。服药十余日后的一天，小便时有小砂粒尿出，发出啪啦啪啦声。患者拾了一些拿给我看，毫无疑问是肾脏的结石。从此之后，该患者没有再出现发热。二十年过去了，如今已成家立业，健康地工作着。

2. 因肛周炎而致尿闭的患者。

五十七岁男性，素来健康状况较差，极易疲劳，所以从年轻时就很少工作，但也没有病倒过，只是常犯痔疮而苦恼。这次患病是从数天前开始，肛门部位发生剧烈疼痛，甚至夜间无法入睡。四五天来无大便，从昨天早上起无小便。因此，腹胀欲裂样疼痛，痛苦得呻吟不断。诊察，脉沉迟有力，膀胱充盈，肛门连及周边臀部肿胀，稍加触摸即疼痛难忍。正是肛周炎症状。为了解除痛苦，先用导尿管导尿，然后予内服大黄牡丹汤。服药后，一天排稀便三四次，第三天从肛门内数次排出多量有臭气的脓，因而患者的痛苦减去大半，恢复了自行排尿。其后继服该方一月余，能够自己来诊了。但还没有完全治愈便停止服药了。此后一年中有一二次，感觉痔疮要犯时，便来取大黄牡丹汤。该患者平时眼睑周围发黑，让人觉得有瘀血的样子。

这个病例告诉我们，虽然尿闭多表现为肾气丸的适应证，但也有像这样须用大黄牡丹汤泻下之证。

3. 膝关节肿痛的患者。

体格健壮的六十五岁妇人，数年前曾患严重大肠炎，使用大柴胡汤治疗而愈。这次疾病是左右膝关节从数天前开始出现肿痛，耳朵干燥不润泽。脉沉而有力。腹部紧张有力，右下腹有抵抗，大便秘结，口渴。根据腹证和脉象，投予了大黄牡丹汤。服药五天后，膝关节肿胀消除，耳朵干巴巴的感觉也治愈了。

下瘀血汤

【方药】

大黄二两，桃仁二十枚，䗪虫（熬，去足）二十枚。

上三味，末之，炼蜜和为四丸，以酒一升，煎一丸，取八合。顿服之，新血下如豚肝。

按：注意煎煮法。

䗪虫

《神农本草经》：味咸，寒。主治心腹寒热洗洗，血积癥瘕。破坚，下血闭，生子大良。一名地鳖，生河东川泽。

《名医别录》：有毒。一名土鳖，生河东及沙中。人家墙壁下土中湿处。十月取暴干。（畏皂荚菖蒲。）

下瘀血汤为破血下瘀，泻下通经之方。

【适应证】

经血不利或产后腹痛伴腹硬满，大便干结者。

【禁忌证】

血虚者禁用。小便不利之下腹胀满者禁用。

【条文】

《金匮要略·妇人产后病》第6条：产后腹痛，法当以枳实芍药散，假令不愈者，此为腹中有干血着脐下，宜下瘀血汤主之。亦主经水不利。

注：

胡希恕：产后腹痛，多属于气血郁滞，一般与枳实芍药散即治，如果服后不愈者，此为干瘀血固着于脐下不去的关系，宜以下瘀血汤主之。亦主经血不利者，谓本方亦主经闭而腹痛者。

案例

胡希恕医案

杨某，女性，30岁。时在新中国成立前夕，因久病卧床不起，家中一贫如洗，邻人怜之，请义诊之。望其骨瘦如柴，面色灰黑，少腹硬满而痛，大便一周未行，舌紫暗，苔黄褐、脉沉弦，知其为干血停聚少腹，治当急下其瘀血，与下瘀血汤加味：

大黄15g，桃仁10g，䗪虫6g，麝香少许。结果：因其家境贫寒，麝香只找来一点，令其用纱布包裹，汤药煎成，把布包在汤中一蘸，仍留下次用。服一剂，大便泻下黑紫粪便及黑水一大盆，继服血府逐瘀汤加减、桂枝茯苓丸加减，一月后面色变白变胖，如换一人。

抵当汤

【方药】

水蛭（熬）三十个，虻虫（熬，去翅足）三十枚，桃仁（去皮尖）二十个，大黄（酒浸）三两。

上四味，为末，以水五升，煮取三升，去滓，温服一升。

按： 熬为烘、烤、焙的方法。

1. 水蛭

《神农本草经》：味咸，平。主逐恶血，瘀血，月闭，破血瘕，积聚，无子，利水道。

《名医别录》：味苦，微寒，有毒。主堕胎。

2. 虻虫

《神农本草经》：味苦，微寒。主逐瘀血，破下血积，坚痞，癥瘕，寒热，通利血脉及九窍。

《名医别录》：有毒。主女子月水不通，积聚，除贼血在胸腹五藏者，及喉痹结塞。生江夏，五月取，腹有血者良。

抵当汤为泄热逐瘀之峻方也。

【适应证】

李翰卿：蓄血证，或发狂，或如狂，或消谷善饥，或喜忘，或屎虽硬，大便反易，其色黑，或身黄。但必须具有少腹硬满，小便自利及内热等证。

辨证要点：狂躁不安或喜忘等精神异常，或妇人经水不利，须伴见少腹硬满、小便利。

【禁忌证】

李翰卿：少腹硬满，小便不利者不可服。因为此是水蓄而非血蓄。

【条文】

1.《伤寒论》第124条：太阳病，六七日，表证仍在，脉微而沉，反不结胸，其人发狂者，以热在下焦，少腹当硬满，小便自利者，下血乃愈。所以然者，以太阳随经，瘀热在里故也。抵当汤主之。

按：太阳表证虽然未解，但脉微而沉，且见"发狂""少腹硬满，小便自利"，说明表邪已内陷入里与血相合形成"瘀热在里"。《内经》："血并于下则乱而喜忘。"

2.《伤寒论》第125条：太阳病，身黄，脉沉结，少腹硬；小便不利者，为无血也；小便自利，其人如狂者，血证谛也，抵当汤主之。

按：若"小便不利者"为水热互结，宜茵陈五苓散。

3.《伤寒论》第237条：阳明证，其人喜忘者，必有蓄血，所以然者，本有久瘀血，故令喜忘。屎虽硬，大便反易，其色必黑者，宜抵当汤下之。

按：李可老先生认为，喜忘者，善忘，即狂乱之轻者，病症见于上，病根在于下，心主血，乃神明之府，脑又称元神之府，血瘀不行则脉不通，精气不能上达，故见喜忘，甚则狂不识人。外感内伤，其理皆同，不论何部血瘀，皆可见神志异常。

4.《伤寒论》第257条：病人无表里证，发热七八日，虽脉浮数者，可下之。假令已下，脉数不解，合热则消谷善饥，至六七日不大便者，有瘀血，宜抵当汤。

按：无表里证，即无畏寒、畏风之表，无腹满实之里。若见发热七八日，消谷善饥，不大便，脉数，可考虑调胃承气汤下之。若下之不解，则考虑"有瘀血"，宜抵当汤。

5.《金匮要略·妇人杂病》第14条：妇人经水不利下，抵当汤主之。

案例

曹颖甫医案

余尝诊一周姓少女，住小南门，年约十八九，经事三月未行，面色萎黄，少腹微胀，证似干血劳初起。因嘱其吞服大黄䗪虫丸，每服三钱，日三次，尽月可愈。自是之后，遂不复来，意其差矣。越三月，忽一中年妇人扶一女子来请医。顾视此女，面颊以下几瘦不成人，背驼腹胀，两手自按，呻吟不绝。余怪而问之，病已至此，何不早治？妇泣而告曰：此吾女也，三月之前，曾就诊于先生，先生令服丸药，今腹胀加，四肢日削，背骨突出，经仍不行，故再求诊！余闻而骇然，深悔前药之误。然病已奄奄，尤不能不一尽心力。第察其情状，皮骨仅存，少腹胀硬，重按痛益甚。此瘀积内结，不攻其瘀，病焉能除？又虑其元气已伤，恐不胜攻，思先补之。然补能恋邪，尤为不可。于是决以抵当汤予之。虻虫一钱，水蛭一钱，大黄五钱，桃仁五十粒。明日母女复偕来，知女下黑瘀甚多，胀减痛平。唯脉虚甚，不宜再下，乃以生地黄、黄芪、当归、潞党参、川芎、白芍、陈皮、茺蔚子活血行气，导其瘀积。一剂之后，遂不复来。后六年，值于途，已生子，年四五岁矣。

抵当丸

【方药】

水蛭（熬）二十个，**虻虫**（去翅足，熬）二十个，**桃仁**（去皮尖）二十五个，**大黄**三两。

上四味，捣分四丸，以水一升，煮一丸，取七合，服之。晬时当下血。若不下者更服。

抵当丸为泄热祛瘀较缓之方。

【适应证】

抵当汤证见少腹满而未觉硬满，小便利且未见"发狂"等精神、神经病变者。

112

【禁忌证】

李翰卿：少腹满，小便不利者为水蓄证，不可用之。

【条文】

《伤寒论》第126条：**伤寒有热，少腹满，应小便不利，今反利者，为有血也，当下之，不可余药，宜抵当丸。**

注：

冯世纶：伤寒有热，暗示伤寒发汗后而仍脉浮有热之意，今少腹满，可能里有蓄水的关系。蓄水者，应小便不利，而今反利，为有瘀血甚明，当下其血。不可余药者，谓不可用其他药，而宜抵当丸。

大陷胸汤

【方药】

大黄（去皮）六两，芒硝一升，甘遂一钱匕。

上三味，以水六升，先煮大黄取二升，去滓，内芒硝，煮一两沸，内甘遂末，温服一升。得快利，止后服。

大陷胸汤为治痰饮与邪热互结于胸膈部及腹部，系攻下之峻剂。

按： 注意此处甘遂用量及用法，甘遂一钱匕约药末1g冲服；而与大黄甘遂汤的甘遂是二两，与大黄、阿胶同煮分三次顿服。

【适应证】

李翰卿：大结胸病，胸膈部及胸膈下部硬满而痛，拒按，甚者从心下至少腹手不可近。但必须具有痰饮邪热互结的实证现象。如脉沉滑有力，咳吐痰涎，大便秘结等证。

按： 此证没有痰饮和胸膈满痛便是承气证；没有邪热便是寒实结胸证。

【禁忌证】

李翰卿：脉浮大者忌之，舌上白苔滑者也忌之；不兼痰饮证，或不兼热证，都不可用。

【条文】

1.《伤寒论》第134条：**太阳病，脉浮而动数，浮则为风，数则为热，动则为痛，数则为虚。头痛，发热，微盗汗出，而反恶寒者，表未解也。医反下之，动数变迟，膈内拒痛，胃中空虚，客气动膈，短气躁烦，心中懊恼，阳气内陷，心下因硬，则为结胸，大陷胸汤主之。若不结胸，但头汗出，余处无汗，剂颈而还，小便不利，身必发黄。**

按： 太阳表未解而妄用下法，内陷阳明可能出现三种情况：1. 短气躁烦，心中懊恼之栀子豉汤证。2. 心下硬满痛之大陷胸痛证。3. 头汗出，余处无汗，齐颈而还，小便不利之茵陈蒿汤证。

2.《伤寒论》第135条：**伤寒六七日，结胸热实，脉沉而紧，心下痛，按之石硬者，大陷胸汤主之。**

按：第135、136、137条应该互看，结胸一因热实，一因水结，典型表现：心下痛，按之石硬或从心下至少腹硬满而痛不可近，日晡所（午后）小有潮热，大便不通，舌上燥而渴。

3.《伤寒论》第136条：**伤寒十余日，热结在里，复往来寒热者，与大柴胡汤；但结胸，无大热者，此为水结在胸胁也，但头微汗出者，大陷胸汤主之。**

4.《伤寒论》第137条：**太阳病，重发汗而复下之，不大便五六日，舌上燥而渴，日晡所小有潮热，从心下至少腹硬满而痛，不可近者，大陷胸汤主之。**

5.《伤寒论》第149条：**伤寒五六日，呕而发热者，柴胡汤证具，而以他药下之，柴胡证仍在者，复与柴胡汤，此虽已下之，不为逆，必蒸蒸而振，却发热汗出而解；若心下满而硬痛者，此为结胸也，大陷胸汤主之；但满而不痛者，此为痞。柴胡不中与之，宜半夏泻心汤。**

按：柴胡汤证误下后，可能出现三种反应：①柴胡证仍在，可仍与柴胡汤，服药后可出现战汗而解。②心下满硬痛之大陷胸汤证。③满而不痛之心下痞，可与半夏泻心汤。

案例

《橘窗书影》：一男孩年十一，腹满而痛，呕吐甚，不能纳药。医作疝治，增剧。胸腹胀痛，烦躁不可忍。余作大陷胸汤，使淡煎冷饮。须臾，吐利如倾，腹痛烦躁顿减。后与建中汤，时时兼用大陷胸丸而平复。

大陷胸丸

【方药】

大黄半斤，葶苈子（熬）半升，芒硝半升，杏仁（去皮尖，熬黑）半升。

上四味，捣筛二味，内杏仁，芒硝，合研如脂，和散。取如弹丸一枚，别捣甘遂末一钱匕，白蜜二合，水二升，煮取一升，温顿服之，一宿乃下。如不下，更服，取下为效。禁如药法。

白蜜

《神农本草经》：味甘，平。主治心腹邪气，诸惊痫痉，安五藏，诸不足，益气，补中，止痛，解毒，除众病，和百药。

《名医别录》：微温，无毒。主养脾气，除心烦，食饮不下，止肠澼，肌中疼痛，口疮，明耳目。

大陷胸丸为治痰饮与邪热互结于胸膈上下，或连及胃肠，系攻下之缓剂。

【适应证】

冯世纶：心下结硬，疼痛较轻而项背强急者。

【禁忌证】

李翰卿：舌上白苔，或有表邪者不可服；无痰饮、燥热者也不可服。

【条文】

《伤寒论》第131条：病发于阳，而反下之，热入因作结胸；病发于阴，而反下之，因作痞也。所以成结胸者，以下之太早故也。结胸者，项亦强，如柔痉状，下之则和，宜大陷胸丸。

注：

左季云：大陷胸丸之缓攻与大陷胸汤之急攻辨：结胸从心上至少腹，硬满痛不可近，则其热甚于下者，治下宜急攻之，主以大陷胸汤。结胸从胸上硬满，项强如柔痉状，则其热甚于上者，治上宜缓攻之，主以大陷胸丸。直攻肺胃之邪，煮服倍蜜，峻治缓治，下而和之，以其病势缓急之形既殊，汤丸之制亦异也。故知此项强，乃结胸之项强，下之则和，非柔痉之项强也。

【附】结胸、藏结、痞相关条文，读者当细细揣摩。

128. 问曰：病有结胸，有脏结，其状何如？答曰：按之痛，寸脉浮，关脉沉，名曰结胸也。

129. 何谓脏结？答曰：如结胸状，饮食如故，时时下利，寸脉浮，关脉小细沉紧，名曰脏结，舌上白胎滑者，难治。

130. 脏结无阳证，不往来寒热，其人反静，舌上胎滑者，不可攻也。

141. 寒实结胸，无热证者，与三物小陷胸汤，白散亦可服。

131. 病发于阳，而反下之，热入因作结胸；病发于阴，而反下之，因作痞也。所以成结胸者，以下之太早故也。结胸者，项亦强，如柔痉状，下之则和，宜大陷胸丸。

140. 太阳病，下之，其脉促，不结胸者，此为欲解也。脉浮者，必结胸；脉紧者，必咽痛；脉弦者，必两胁拘急；脉细数者，头痛未止；脉沉紧者，必欲呕；脉沉滑者，协热利；脉浮滑者，必下血。

273. 太阴之为病，腹满而吐，食不下，自利益甚，时腹自痛。若下之，必胸下结硬。

167. 病胁下素有痞，连在脐旁，痛引少腹，入阴筋者，此名脏结，死。

151. 脉浮而紧，而复下之，紧反入里，则作痞；按之自濡，但气痞耳。

伤寒论类方辨析

总结：

成因：阳证，反下之　　　甚者为结胸，轻者为痞（非结实）。

阴证，反下之　　　　　脏结（痞块）。

病机：结胸　　　　　　水热互结／水寒互结，脏气不虚。

脏结　　　　　　　　水寒互结，脏气大虚。

痞证　　　　　　　　无形邪气阻塞心下。

症状体征：

1. 心下疼痛结实拒按：热：潮热，汗出，舌上燥而渴，脉沉而紧／寸脉浮关脉沉。——结胸热实——大陷胸汤、大陷胸丸。

寒：寒实无热，脉沉实，——寒实结胸——三物白散（桔梗、巴豆、贝母）；寒虚无热，下利，舌上白胎滑，寸脉浮，关脉小细沉紧，——脏结——难治，不可攻（未列方）。

2. 心下痞不痛按之濡：——痞证——三泻心汤。

十枣汤

【方药】

芫花（熬），**甘遂，大戟，大枣**（先煮）十枚。

上三味等分，各别捣为散，以水一升半。先煮大枣肥大者十枚，取八合，去滓，内药末。强人服一钱匕（1.5g），羸人服半钱。温服之，平旦服，若下少病不除者，明日更服，加半钱。得快下利后，糜粥自养。

按：胡希恕先生传一法：上药各9g，先以大枣500g煮烂，去内核，入三味再煎，从小量服起，以下为度。

1. 芫花

《神农本草经》：味辛，温。主治咳逆上气，喉鸣喘，咽肿，短气，蛊毒，鬼疟，疝瘕，痈肿，杀虫鱼。

《名医别录》：味苦，微温，有小毒。消胸中痰水，喜唾，水肿，五水在五脏皮肤，及腰痛，下寒毒肉毒，久服令人虚。

2. 大戟

《神农本草经》：味苦，寒。主治蛊毒，十二水，腹满急痛，积聚，中风，皮肤疼痛，吐逆。

《名医别录》：味甘，大寒，有小毒。主治颈腋痈肿，头痛，发汗，利大小肠。

十枣汤为寒性逐水饮之峻剂。

【适应证】

李翰卿：胸胁腹部积水停饮，其证心下痞硬满，呼吸咳唾引胁下痛，干呕短气。但必须体壮，脉实，没有寒证、表证现象者。

现代医学如胸腔积液、支气管炎、肋间神经炎、心脏病出现相关证候均可使用，但肝硬化腹水不宜，因三味药均有毒，且均为峻下药，肝病者多脾虚。

【禁忌证】

李翰卿：1.有恶寒无汗之表征者，忌之。2.身体衰弱者，忌之。3.饮食喜温恶冷者，忌之。

【条文】

1.《伤寒论》第152条：太阳中风，下利呕逆，表解者，乃可攻之。其人漐漐汗出，发作有时，头痛，心下痞硬满，引胁下痛，干呕短气，汗出不恶寒者，此表解里未和也，十枣汤主之。

按：《康治本·伤寒论》"太阳中风，下利、呕逆，发作有时，头痛、心下痞硬满、引胁下痛、干呕、短气、汗出不恶寒者，表解里未和也，十枣汤主之"，可能理解起来更顺畅些。外邪引动内饮，汗出表解后，饮停心下则心下痞硬满，饮流胃肠则下利，饮扰清窍则头痛。

2.《金匮要略·痰饮咳嗽病》第21、22条：脉沉而弦者，悬饮内痛。病悬饮者，十枣汤主之。

注：

段治钧："悬饮"，即水饮着于两胁部位。上条之"心下痞、硬满、引胁下痛"及"咳唾引痛"，均是悬饮的为证表现；"沉而弦"是悬饮之脉应，仲景脉学中，弦不但主半表半里之胁痛，而且主水主寒，沉主里，凡病悬饮者，十枣汤主之。肋间神经痛，甚至气管炎有悬饮证者，均有用此方的机会。

3.《金匮要略·痰饮咳嗽病》第32条：咳家其脉弦，为有水，十枣汤主之。

4.《金匮要略·痰饮咳嗽病》第33条：夫有支饮家，咳烦，胸中痛者，不卒死，至一百日，或一岁，宜十枣汤。

案例

胡希恕医案

胡某，男，84岁。1983年9月5日初诊。咳嗽、咯血二月，经X线拍胸片，断层确诊为左下肺癌。近一周来胸闷胁痛，呼吸困难，不能平卧，面目及双下肢重度浮肿。经X线胸片证实，左胸腔大量积液，右胸腔少量积液。于左胸腔抽出血性胸水500mL，症状不见缓解，小便少，大便干，苔白腻，脉弦滑。

证属痰饮停滞，与十枣汤：芫花、甘遂、大戟各 10g，大枣 500g。结果：先煮大枣，煮烂，去皮核，内芫花、甘遂、大戟，上火再煮二开，去滓，每服 1 小匙，每半小时服一次。服至 4 次时，大便连泻 10 余次，小便也连续不断，停止服药。第二天浮肿全消，能平卧入睡。四月后死于脑转移，胸水、浮肿却未见复发。

茵陈蒿汤

【方药】

茵陈蒿六两，**栀子**十四枚，**大黄**二两。

上三味，以水一斗，先煮茵陈，减六升，内二味，煮取三升，去滓。分温三服，小便当利，尿如皂角汁状，色正赤，一宿腹减，黄从小便去也。

茵陈蒿

《神农本草经》：味苦，平。主治风湿寒热邪气，热结黄疸。

《名医别录》：微寒，无毒。主治通身发黄，小便不利，除头热，去伏瘕。

茵陈蒿汤为清热利湿，去积，治阳黄之方。

【适应证】

以湿热瘀滞于里为主要病机，症见腹满、二便不利的各种疾病，如黄疸、肾病综合征、荨麻疹等。

【禁忌证】

李翰卿：无腹部拒按或大便不利者，不可用；有表证者，也不可用。

【条文】

1.《伤寒论》第 236 条：**阳明病，发热，汗出者，此为热越，不能发黄也；但头汗出、身无汗、剂颈而还，小便不利，渴引水浆者，此为瘀热在里，身必发黄，茵陈蒿汤主之。**

按： 阳明病，胃家实也，发热汗出则热随汗越于外，而不瘀滞于内，故不发黄疸。若只头汗出而身无汗，小便不利，且渴欲饮水者，则水入多出少，则必使热和湿瘀滞于里，故必发黄，宜以茵陈蒿汤主之。

2.《伤寒论》第 260 条：**伤寒七八日，身黄如橘子色，小便不利，腹微满者，茵陈蒿汤主之。**

按： 此为茵陈蒿汤之方证，身黄如橘子色为阳黄，小便不利为小便短赤，腹微满相较于大黄硝石汤之腹满而言。

3.《金匮要略·黄疸病》第 13 条：**谷疸之为病，寒热不食，食即头眩，心胸不安，久久发黄为谷疸，茵陈蒿汤主之。**

按： 谷疸初作，恶寒发热而不欲食，食则头眩（食增湿热），心胸不安，为栀子豉汤之心中懊忱，心烦，腹胀闷不舒者，日久则发展为谷疸。

案例

大塚敬节医案

十年间发作性出现的重度荨麻疹。三十一岁妇人，曾患急性肾炎，已痊愈。荨麻疹从十年前起，每隔二三个月便发作一次，呈周期性。发作时荨麻疹突然出现，伴有呕吐二三天，呕吐出胃液和胆汁，食欲全无，同时出现严重的荨麻疹，全身犹如肿了一般，再加上瘙痒，痛苦欲死。这时肝脏也肿大。这样的症状持续半个月左右，然后渐渐有了些食欲，当终于有了些精神的时候，下一次的发作又开始了。所以经常惕惕不安，总是担心荨麻疹的发作。我诊察患者时，是荨麻疹发作后一个多月的时候，但肝脏肿大，于季肋弓下二横指左右。尿胆原阳性，大便有时秘结。食物以蔬菜为主，喜食含水分多者。尿浓厚，量少。月经正常。对于这种病情，我投予了茵陈蒿汤，大黄一日量为0.5g。服该药后，变得每天有大便，尿量增加，尿胆原恢复正常。只是十个月后仍有肝脏肿大，季肋下可触及。但近一年左右时，荨麻疹一直未再发作，患者的心情得以舒缓。在外出旅行、身体疲惫和过食等情况下还出现轻微的发作，但发作后无任何伴随症状便过去了。又过了三个月，肝脏缩小了，一般状态恢复得良好，遂停止服药。

栀子大黄汤

【方药】

栀子十四枚，大黄一两，枳实五枚，豉一升。

上四味，以水六升，煮取二升，分温三服。

栀子大黄汤为清心除烦，泄热退黄之方。

【适应证】

冯世纶：栀子豉汤证又见腹胀满、大便难者。

【禁忌证】

脾胃虚寒者禁用。

【条文】

1.《金匮要略·黄疸病》第15条：酒黄疸，心中懊忱或热痛，栀子大黄汤主之。

2.《伤寒论》第393条：大病差后，劳复者，枳实栀子豉汤主之；若有宿食者，内大黄如博棋子大五六枚。

注：

汤本求真：前方证于栀子豉汤证外仅有胃部停滞膨满之自觉证，故加枳实于栀子豉汤以对应之。但本方证加不消化物停滞，以枳实独力不足以治之，故更加大黄以驱除之。于其腹证上，不止胃部有停滞膨满之自觉证，若按之，则有比较的紧满充实于腹内之感，且概伴便秘而觉有多少之抵抗。是以东洞翁以本方为治枳实栀子豉汤证之大便闭者为定义也。

瓜蒂散

【方药】

瓜蒂（熬黄）一分，赤小豆（香豉热汤合之）一分。

上二味，各别捣筛，为散已，合治之。取一钱匕，以香豉一合，用热汤七合，煮作稀糜，去滓，取汁和散，温顿服之。不吐者，少少加，得快吐乃止，诸亡血虚家，不可与瓜蒂散。

注：

李可老先生认为：一钱匕：1.5g，一合 5 ～ 6g，七合：140mL。服后不吐，可用鸡翎扫喉，或以指探吐。

1. 瓜蒂

《神农本草经》：味苦，寒，有毒。主治大水，身面四肢浮肿，下水，杀蛊毒，咳逆上气，食诸果不消，病在胸腹中。皆吐下之。

《名医别录》：有毒。去鼻中息肉。治黄疸。

2. 赤小豆

《神农本草经》：主下水。排痈肿脓血。

《名医别录》：味甘酸，平温，无毒。主治寒热热中消渴，止泄，利小便，吐逆，卒澼，下胀满。

瓜蒂散为涌吐痰涎、宿食之方。

【适应证】

邪在胸脘，症见胸脘痞满而烦，气上冲喉咽，欲吐而不能吐之上消化道、呼吸道及五官科各类疾病。

【禁忌证】

诸亡血虚家，体质虚弱者，尺脉绝者，不可与瓜蒂散。

【条文】

1.《伤寒论》第 166 条：病如桂枝证，头不痛，项不强，寸脉微浮，胸中痞硬，气上冲喉咽不得息者，此为胸有寒也，当吐之，宜瓜蒂散。

按：病如桂枝证，而无头痛，项强，脉亦以寸脉微浮为主，应指桂枝证之

"气上冲"表现，如"干呕，鼻鸣"，同时见胃脘、剑突下（上腹部）痞硬，气上冲喉咽（类反流性胃食管炎、咽炎）、呼吸不畅，邪在胃脘、食道，有上越之势，可因势利导，吐之驱邪外出。

2.《伤寒论》第355条：病人手足厥冷，脉乍紧者，邪结在胸中，心下满而烦，饥不能食者，病在胸中，当须吐之，宜瓜蒂散。

按："乍"，忽然，暂时，如"乍暖乍寒"。脉乍紧，指脉时紧时不紧，同时也预示着"心下满而烦，饥不能食"是阵发性发作或加重。此为邪结在胸中，气机不畅，气血运行受阻，同时致"手足厥冷"。

3.《金匮要略·腹满寒疝宿食病》第24条：宿食在上脘，当吐之，宜瓜蒂散。

注：

冯世纶：胃有上脘、中脘、下脘之分，中医谓心下部（即剑突下）为中脘，此以上为上脘，此以下为下脘。宿食当下之，但逆迫于上脘心下逆满，而有欲吐之情者，当吐之，宜瓜蒂散。

第三章 少阳病方

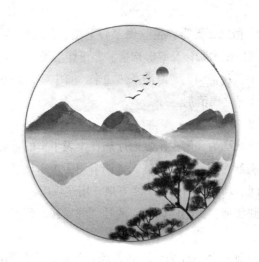

第一节　柴胡汤类

小柴胡汤

【方药】

柴胡半斤，黄芩三两，人参三两，甘草（炙）三两，生姜三两，大枣（擘）十二枚，半夏（洗）半升。

上七味，以水一斗二升，煮取六升，去滓，再煎取三升，温服一升，日三服。

柴胡

《神农本草经》：味苦，平。主治心腹，去肠胃中结气，饮食积聚，寒热邪气，推陈致新。

《名医别录》：微寒，无毒。主除伤寒心下烦热，诸痰热结实，胸中邪逆，五脏中游气，大肠停积水胀，及湿痹拘挛。亦可作浴汤。

《药征》：主治胸胁苦满也，兼治寒热往来，腹中痛，胁下痞硬。

本方为和解表里之温清剂。

【适应证】

段治钧：小柴胡汤为和解少阳，治疗热在半表半里的重要方剂，既是和解剂，又是健胃滋阴剂、调经剂、疏解剂，调节阴阳（寒热之间、上下之间、前后之间、气血之间、动静之间诸证）之方剂，用途较广。

左季云：两胁胀痛，头响两侧胀，两耳红肿痛甚，疟疾，吐酸不食，妇人热入血室，鼻渊。

李翰卿：关键证：寒热往来，胸胁苦满，头晕，头角部痛，口苦，呕吐，舌白，脉浮弦。副证：头汗出者，不大便，腹不拒按者，潮热，大便溏者，产后身热，这些副证必须在关键证的基础上才能使用。

【禁忌证】

李翰卿：属应吐、应下、应汗治疗者，不宜用本方；属实而兼寒证者，不宜用本方。不属于半表半里，脾虚失运，寒饮内停者禁用；虚寒性疾病禁用；夹阴伤寒，面赤发热，脉沉足冷，大便不实，脉息小弱或妇人新产发热者禁用；湿热暑温诸疟忌用。

【条文】

1.《伤寒论》第 37 条：太阳病，十日已去，脉浮细而嗜卧者，外已解也。设胸满胁痛者，与小柴胡汤，脉但浮者，与麻黄汤。

伤寒论类方辨析

按：太阳病十日后，脉由浮紧变浮细，病人倦怠乏力，喜卧，说明病情出现复化，如果又出现胸胁满痛，邪入少阳，可与小柴胡汤。

2.《伤寒论》第96条：**伤寒五六日中风，往来寒热，胸胁苦满，嘿嘿不欲饮食，心烦喜呕，或胸中烦而不呕，或渴，或腹中痛，或胁下痞硬，或心下悸，小便不利，或不渴，身有微热，或咳者，小柴胡汤主之。**

注：

李翰卿：本节的症状是小柴胡汤适应证中比较全面的一节，其中往来寒热，胸胁苦满，默默不欲饮食，心烦喜呕是其主要症状。

陈慎吾：少阳部位在胸胁，延及胸腹两腔，古称三焦占领，部位既大，所属脏器亦多，故本方所治病证极广，如脑病、五官病、咽喉病、呼吸器病、肋膜病、心脏病、肺结核、肝、胆、肾、生殖器等。又疟疾、疮痈、胃肠病之不属于阳明太阴者，一脏有至数脏，原发或续发，凡见本方主证而无阴证转归者，皆为本方主治也。

唐容川：五脏六腑皆有咳嗽，而无不聚于胃、关于肺，兹有一方，可以统治肺胃者，则莫如小柴胡。陈飞霞亦云：此方辛平升散，为咳门第一神方，举世少有知者。凡有咳嗽，无论内伤饮食，外感风寒，浸湿夹毒，不拘男妇老少，凡胸紧气急，咽痛口苦，痰不相应，即用本方升散之。若感冒重者服此，其咳愈甚，佳兆也，再服则渐次减轻。枯燥之人，数剂后略加沙参、玉竹、麦冬类，以滋其阴，无不应者。二氏之说，可谓经验之谈也。

按：少阳病，口苦，咽干，目眩是自觉症状，小柴胡汤四大主证，往来寒热，胸胁苦满，默默不欲饮食，心烦喜呕亦是自觉症状。在诸多或然证中，亦多是自觉症状，经患者口述或医生问诊方可得，说明该病与患者的精神状态密切相关。五官、胸腹部多种不适主诉有较多使用柴胡汤机会。

3.《伤寒论》第97条：**血弱气尽，腠理开，邪气因入，与正气相搏，结于胁下。正邪分争，往来寒热，休作有时，嘿嘿不欲饮食。脏腑相连，其痛必下，邪高痛下，故使呕也，小柴胡汤主之。服柴胡汤已，渴者，属阳明，以法治之。**

注：

陈逊斋："血弱气尽"应为"血弱气虚"之误，否则"气尽"则人死矣。

汤本求真：此条言明其病机。郑寿全曰：少阳、阳明之病机，分于呕渴之中。若渴则为转属阳明，呕则仍在少阳。如呕多则虽有阳明证，不可攻之，因病未离少阳也，服柴胡汤，则呕当止。若服柴胡汤已，加渴者，是为热入胃腑，耗津消水，此属阳明胃病矣。钱氏曰：但云以法治之，而不言其法者，盖法非定法也。假令无形之热邪在胃，烁其津液，则以白虎汤法解之；若津竭胃虚，则又以白虎加人参汤法救之；若为有形之实邪，则有小承气及调胃承气汤和胃之法；若大满实，而潮热谵语，大便硬者，则有大承气攻下之法；若胃既实，身热未除者，则有大柴胡汤两解之法等。若此一类，当随时应变，因证随宜耳。求真按：本条之意，上二说虽详，然以余之经验，遇此宜用小柴胡加石膏汤，或大柴胡加石膏汤者颇多。后世医派虽常用小柴胡汤与白虎汤合方之柴白汤，不如用小柴胡加石膏汤为简捷也。

4.《伤寒论》第98条：得病六七日，脉迟浮弱，恶风寒，手足温。医二三下之，不能食，而胁下满痛，面目及身黄，颈项强，小便难者，与柴胡汤，后必下重。本渴饮水而呕者，柴胡汤不中与也，食谷者哕。

注：

李翰卿：小柴胡汤虽见一二证便可使用，但必须认清本证之面目，不可把似是而非的类似证混淆一起。小柴胡汤主治的胸胁苦满，喜呕，不欲食等证，其满痛部位不在肝胆，而是在躯壳的胸胁部分；呕而不食，不是渴而饮水之呕与胃机能被屡下而伤之不食，而是病邪侵犯胃之呕吐不食。可见，任何一症状，都必须从各方面分析研究，不能粗枝大叶。

5.《伤寒论》第99条：伤寒四五日，身热恶风，颈项强，胁下满，手足温而渴者，小柴胡汤主之。

按：身热者，显发在表也。大抵"身"字以"表"言，如身黄、身疼、身凉之类可见。热之根源在于半表半里，或在于里，而现热于皮肤。邪热传里，未成实证，而表里俱热者，但较纯在里者为轻耳。他若称表热，称外热者，亦均系身热，总当以不可下为法。"恶风"为表未罢；"颈项强"者，两侧为颈，后面谓之项，可认为为太阳、少阳同病。《伤寒论正义》言颈项强，此证亦非表证。葛根汤条云项背强，此条云颈项强也。背属表，颈属里，以是可知葛根、柴胡之别矣。"胁下满"是胸胁苦满之略，与前颈项强上下相应者也。"手足温"，病者自觉手掌、足跖热也；"渴"为热耗津液；二症均提示邪传阳明。此为三阳合病，因少阳禁汗，禁下，故三阳合病，独取少阳，而与小柴胡汤主之。临床上不少颈椎病，症见颈项强，头晕，胸闷者，与小柴胡汤加葛根常可取得良效。

6.《伤寒论》第100条：伤寒，阳脉涩，阴脉弦，法当腹中急痛。先与小建中汤，不差者，小柴胡汤主之。

按："阳脉涩，阴脉弦"指脉浮取涩、沉取弦，涩主气血不足，沉主里，弦主寒，腹中急痛，腹部（脐上）拘急（痉挛性）疼痛，依治虚先治里原则，故先与小建中汤，不差者与小柴胡汤去黄芩加芍药汤，痉挛性疼痛是芍药之药证。

7.《伤寒论》第101条：伤寒中风，有柴胡证，但见一证便是，不必悉具。凡柴胡汤病证而下之，若柴胡证不罢者，复与柴胡汤，必蒸蒸而振，却复发热汗出而解。

注：

李翰卿：这是决定柴胡证的标准，而不是使用柴胡汤的标准，临证必须适当加减治。

陈慎吾：往来寒热，胸胁苦满，默默不欲饮食，心烦喜呕，四者为本方之主证，或见证为本方之兼证，但见主证一二即可，兼证不拘有无。

8.《伤寒论》第103条：太阳病，过经十余日，反二三下之，后四五日，柴胡证仍在者，先与小柴胡汤。呕不止，心下急，郁郁微烦者，为未解也，与大柴胡汤，下之则愈。

按："心下急"，上腹部满微痛，"微烦"与调胃承气汤"心烦"相较。

9.《伤寒论》第104条：伤寒，十三日不解，胸胁满而呕，日晡所发潮热，已而微利。此本柴胡证，下之以不得利，今反利者，知医以丸药下之，此非其治也。潮热者，实也，先宜服小柴胡汤以解外，后以柴胡加芒硝汤主之。

按："胸胁满而呕"属少阳，"日晡所发潮热"属阳明，"已而"即不久的意思，"微利"是他医误用丸药导致，非疾病本身的反映，本条为"少阳阳明合病"，治从少阳先宜小柴胡汤，后再治阳明，加芒硝以泄阳明实热。

10.《伤寒论》第144条：妇人中风七八日，续得寒热，发作有时，经水适断者，此为热入血室。其血必结，故使如疟状，发作有时，小柴胡汤主之。

注：

汤本求真：治热入血室，宜用本方，虽如仲景此论，然《瘟疫论》于此证云：经水适断，血室空虚，其邪乘虚传入，邪胜正亏，经气不振，不能鼓散其邪为难治，且血结而不泄，邪气何由即解乎？与适来者，有血虚、血实之分。由是观之，热入血室有血虚（贫血）、血实（多血）之别。若本方不与治贫血的驱瘀血药，或治多血的驱瘀血剂合用，则难达完全所期之目的。以余之经验，前者宜本方加地黄，或本方与当归芍药散合用，或与当归芍药散加地黄合用；后者宜本方加石膏与桂枝茯苓丸合用，或桂枝茯苓丸加大黄合用。

11.《伤寒论》第148条：伤寒五六日，头汗出，微恶寒，手足冷，心下满，口不欲食，大便硬，脉细者，此为阳微结，必有表，复有里也。脉沉，亦在里也。汗出，为阳微。假令纯阴结，不得复有外证，悉入在里，此为半在里半在外也。脉虽沉紧，不得为少阴病，所以然者，阴不得有汗，今头汗出，故知非少阴也，可与小柴胡汤。设不了了者，得屎而解。

按："头汗出，微恶寒"为太阳表证，"心下满，口不欲食，大便硬"为阳明里结，"脉细，手足冷"为津液内竭，津虚血少，不能畅达四肢所致。若从"微恶寒，手足冷，脉细"者，似少阴病，但少阴病无"头汗出"，故可鉴别。该证为表里同病。若先发汗，则津液已竭，汗出乏源，且可致里结更甚；若先用下法，则表邪未解可乘虚入里致变证蜂起，故汗下均非，只可与小柴胡汤和解表里，通津液则"上焦得通，津液得下，胃气因和，身濈然汗出而解"。若表解而里未和，可酌情与承气汤（小承气汤、调胃承气汤）泻阳明里结而解。

12.《伤寒论》第229条：阳明病，发潮热，大便溏，小便自可，胸胁满不去者，与小柴胡汤。（康平本作"柴胡汤主之"）

按：此为少阳阳明合病，"发潮热，大便溏"，说明阳明里热但未成实，"胸胁满不去"则为少阳证未罢，依先表后里原则，故与小柴胡汤。若伴口舌干燥可加石膏，若腹痛可加白芍，若里急后重可加大黄。胡希恕曾由本条"大便溏"和第230条"不大便而呕"，认为其有用于急慢性胃肠炎、小儿消化不良或痢疾的机会。

13.《伤寒论》第230条：阳明病，胁下硬满，不大便而呕，舌上白胎者，可与小柴胡汤。上焦得通，津液得下，胃气因和，身濈然汗出而解。

14.《伤寒论》第231条：阳明中风，脉弦浮大，而短气，腹都满，胁下及心痛，久按之气不通，鼻干，不得汗，嗜卧，一身及目悉黄，小便难，有潮热，时时哕，耳前后肿。刺之小差，外不解。病过十日，脉续浮者，与小柴胡汤。

按：阳明中风，阳邪为患，脉弦浮大，少阳太阳阳明合病；短气，内有水饮，腹部（大）满，有潮热为阳明；胁下及心痛，嗜卧（身倦默默），时时哕（呃逆、干呕），耳前后肿为少阳；鼻干，不得汗，表未解也，一身及目悉黄，小便难，为内有水湿之确症。经针刺后病情有所改善，但表仍未解。三阳合病，治取少阳，故与小柴胡汤（加茵陈）。

15.《伤寒论》第266条：本太阳病不解，转入少阳者，胁下硬满，干呕不能食，往来寒热。尚未吐下，脉沉紧者，与小柴胡汤。

按："胁下硬满，干呕不能食"较"喜呕，不欲饮食"重，此为少阳欲转阳明，但仍"往来寒热"，热未实也，故仍与小柴胡汤。

16.《伤寒论》第379条：呕而发热者，小柴胡汤主之。

按：呕吐而同时发热者，可用小柴胡汤，但李翰卿以为应兼舌苔白、口苦等证；若舌苔黄燥，恐有阳明燥热；若口不苦，恐兼太阴虚寒，应全面考虑。同时说明不兼恶风寒之发热，多属阳明，但也有用小柴胡汤的时候。

17.《伤寒论》第394条：伤寒差以后，更发热，小柴胡汤主之。脉浮者，以汗解之；脉沉实（一作紧）者，以下解之。

按： 伤寒差以后，更发热，多为劳复，多用小柴胡汤，应同时伴见口苦、胁满等证；若发热，见脉浮，恶风寒者，为重感风寒，应发汗解表；若脉沉实，心下满，属阳明里实证，应与调胃承气汤下之。

18.《金匮要略·黄疸病》第21条：诸黄，腹痛而呕者，宜柴胡汤。

按： 各种黄疸，腹痛而呕者，宜小柴胡汤（可加芍药、茵陈）。

19.《金匮要略·妇人产后病》第2条：产妇郁冒，其脉微弱，呕不能食，大便反坚，但头汗出。所以然者，血虚而厥，厥而必冒，冒家欲解，必大汗出。以血虚下厥，孤阳上出，故头汗出。所以产妇喜汗出者，亡阴血虚，阳气独盛，故当汗出，阴阳乃复。大便坚，呕不能食，小柴胡汤主之。

按： 此条文可看为"产妇郁冒，其脉微弱，呕不能食，大便坚，但头汗出，小柴胡汤主之"，"郁冒"指昏蒙不省。

20.《金匮要略·妇人产后方》附《千金》方：治妇人在草蓐，自发露得风。四肢苦烦热，头痛者，与小柴胡汤。头不痛但烦者，此汤主之。

按： "草蓐"即产褥。妇人新产，因身露而受风寒，四肢烦热，头痛可与小柴胡汤；头不痛但四肢烦热，与三物黄芩汤。

案例

范中林医案

杨某，男，54岁。成都市居民。1960年10月来诊。近两年来，每日早餐后发热，体温38℃左右，汗出较多，持续约两小时，热退汗止，即觉畏寒。每日如此。头晕眩，口苦咽干，胸胁满，心中烦躁。舌质红，苔白微黄腻，脉弦数。经某医院检查，发热原因不明，治疗未见好转。此为少阳证发热，法宜和解少阳，以小柴胡汤加减主之。处方：柴胡24g，黄芩10g，法半夏15g，沙参15g，甘草10g，知母15g，石膏30g，茯苓12g，牡蛎24g，陈皮9g。上方服一剂，热退，诸证悉减。嘱其停药，调养数日而愈。其后，患者与范老常来往，知其病未复发。

柴胡加芒硝汤

【方药】

柴胡二两十六铢，黄芩一两，人参一两，甘草（炙）一两，生姜一两，半夏（洗）二十铢，本云五枚，大枣（擘）四枚，芒硝二两。

上八味，以水四升，煮取二升，去滓，内芒硝，更煮微沸。分温再服，不解更作。

【适应证】

用于小柴胡汤证伴午后高热，大便不通，而未至坚实急迫情况。

【禁忌证】

壅滞甚者；脾胃虚寒及孕妇忌服。

【条文】

《伤寒论》第104条：**伤寒，十三日不解，胸胁满而呕，日晡所发潮热，已而微利。此本柴胡证，下之以不得利，今反利者，知医以丸药下之，此非其治也。潮热者，实也。先宜服小柴胡汤以解外，后以柴胡加芒硝汤主之。**

按：本条出现在太阳病篇中，此为伤寒多日未解，由表入里，少阳阳明合病，至半表半里，而又系于里。"胸胁满而呕"，为邪入少阳；"日晡所发潮热"，指热势汹涌，日晡所剧，是阳明病特有热象。然因误治，误服热性丸药，而下利，此为医源性症状，非病情本来面目，因"潮热"故知阳明里实证。故在小柴胡汤的基础上加用芒硝，通其大便，解其潮热。本方用量为小柴胡汤的三分之一，小柴胡汤为一剂日三服。本方应在二服小柴胡汤，少阳表解后用小柴胡汤加芒硝，去阳明里实，再一服。

柴胡桂枝汤

【方药】

桂枝（去皮）、芍药、黄芩、人参、生姜各一两半，柴胡四两，甘草（炙）一两，半夏（洗）二合半，大枣（擘）六枚。

上九味，以水七升，煮取三升，去滓，温服一升。

【适应证】

外感风寒，发热自汗，微恶寒，或寒热往来，或腹痛，食欲不振，鼻鸣干呕，头痛项强，胸胁痛满，关节酸痛，脉弦或浮大。舌质暗红或暗淡、苔薄白或薄黄腻。

【条文】

1.《伤寒论》第146条：**伤寒六七日，发热，微恶寒，支节烦疼，微呕，心下支结，外证未去者，柴胡桂枝汤主之。**

注：

李翰卿：本方是治太阳少阳合病之方。条文中发热、微恶寒、肢节烦痛即桂枝证，微呕、心下支结为柴胡证。心下支结，是心下满、心下痞硬之类似症状。支结、痞证、结胸怎样识别？山田氏云："凡心下之病，其硬满而痛不可近者，此为结胸；其硬满而不痛，按之则痛，不欲按之者，此为小结胸；其硬满而不痛，按之则痛，虽痛，其人却欲得按者，此为痞；其硬满甚微，按之不痛者，此为支结。支结乃烦闷之意耳。"陆渊雷云："大小结胸俱挟水饮，痞硬支结则无饮，纵有之亦不为患也。"观二氏之说，可得其概矣。

按："支"指枝本字，手持竹枝的样子，引申为分支；"心下支结"：心下两侧郁结不畅。

2.《金匮要略·腹满寒疝宿食病》附《外台秘要》方：治心腹卒中痛者。

按：心下急，腹部突然疼痛，可与柴胡桂枝汤，应同时伴有气上冲，呕逆等柴胡桂枝汤证。

案例

范中林医案

江某，男，39岁。四川省某局工作人员。患者素有腰酸痛史。因天气变化，常轻度发病。1974年4月，自觉头昏，腰酸痛，发热恶寒。某日，当用凉水浣洗时，转身接水，突觉腰部剧烈疼痛，僵直不能转动。几人抬上车，送至某医院外科检查，诊断疑似：腰椎错位；风湿。经服药、按摩，电针，理疗二十余日，未见显效。遂来求诊，几人挽扶前来就诊，腰部凉而痛甚，难以转侧，全身酸痛，头目晕眩，口干，不欲饮食，间歇发作低热，微恶寒。舌质偏淡，苔白腻，根部微黄，脉弦微浮。此原为风寒湿邪，郁久不解，积聚于腰部。后太阳之邪未罢，复传少阳，致两经同病。法宜祛寒除湿，和解少阳。本柴胡桂枝汤与肾着汤方意用之。处方：柴胡10g，桂枝10g，泡参10g，法半夏15g，白芍12g，大枣15g，甘草6g，白术15g，干姜1片，茯苓15g。二剂服药半小时，自觉全身开始轻松。连进两剂后，腰部能自由转动。再服四剂，腰痛遂止。自1979年7月7日获愈以来，至今未再复发。

柴胡桂枝干姜汤

【方药】

柴胡半斤，**桂枝**（去皮）三两，**干姜**二两，**栝楼根**四两，**黄芩**三两，**牡蛎**（熬）二两，**甘草**（炙）二两。

上七味，以水一斗二升，煮取六升，去滓，再煎取三升，温服一升，日三服。初服微烦，复服汗出便愈。

【适应证】

适用于寒热、虚实、燥湿相互交错混杂的状态，以胸胁支满，头项强痛，上气心烦，胸腹悸动为主，兼见往来寒热，头汗，口渴，小便不利，痰咳，手足及腰脚不温，食欲不振，舌苔白厚或干腻，舌质偏紫。

【条文】

1.《伤寒论》第 147 条：**伤寒五六日，已发汗而复下之，胸胁满微结，小便不利，渴而不呕，但头汗出，往来寒热，心烦者，此为未解也。柴胡桂枝干姜汤主之。**

注：

中田敬吾：柴胡桂枝干姜汤适用于疲劳性的精神症状，女性多见，如有客人或外出时，精神饱满，热情接待，但过后即感疲劳、情绪低落，此为柴胡体质。过度的精神紧张、饮食不调，加之连续的体力劳动，过多出汗刺激而形成。

通过用手按压胸骨，患者常有极为敏感的触痛，来识别柴胡桂枝干姜汤方法的使用，但须排除其他疾病，如白血病等。该方历代均被认为是治疗少阳兼水饮的方剂，从"少阳病兼水饮内结的证治"立论，水饮内停，气不化津，则见口渴。

胡希恕：据我的经验，有本方证者，肩背胸胁多胀痛，大便多干燥。

按：此方适用于半表半里偏虚寒证，但大便干结者；若大便稀溏，则不适合用栝楼根。

2.《金匮要略·疟病》附《外台秘要》方：**治疟寒多，微有热，或但寒不热。服一剂如神。**

案例

1. 胡希恕医案

李某，女，32 岁。初诊日期 1967 年 12 月 10 日：发热、面部、背部起红斑一年余。不明原因发热、皮肤起红斑，到协和及北医检查，确诊为系统性红斑狼疮，曾用激素治疗未见明显疗效，经人介绍找胡老诊治。现症：不规则发热，面部、背部皮肤斑块或连成片状红肿，表皮有皮屑脱落甚似牛皮癣，常有颈、项、背、腰疼痛，时咽干心烦，头易汗出，舌苔薄白，脉弦细数。证属厥阴太阴合病，上热下寒，血虚水盛，治以清上温下，养血利水，与柴胡桂枝干姜汤合当归芍药散加石膏：柴胡五钱，黄芩三钱，天花粉四钱，生牡蛎五钱，生龙骨五钱，桂枝三钱，干姜二钱，白芍三钱，当归三钱，川芎三钱，苍术三钱，茯苓三钱，泽泻五钱，炙甘草二钱，生石膏一两半。结果：上药服六剂自感有效，乃连服 30 剂后始来复诊。届时面部、背部红斑基本消失，查血象恢复正常，体温之低热不规则热已消失，颈项背腰已不感疼痛。到北大复查时，医生大为惊奇，对其治疗十分满意，并谆谆嘱其总结其病历，并嘱其不须吃药。但停药约半月，面部又出现红斑，其他症状不明显，又求胡老诊治，胡老仍与上方去生石膏治之。

2. 邱明山医案

患者，女，26岁，2019年2月20日就诊。患者反复腰背部疼痛2年余，再发伴左髋疼痛3个月，活动后可缓解，经外院针灸、理疗等治疗无明显好转。查红细胞沉降率、C-反应蛋白等炎性指标提示升高，骶髂关节MRI提示右侧骶髂、左髋关节骨髓水肿，考虑为强直性脊柱炎。因患者有生育需求，拒绝西药治疗。诊时见下腰背痛伴僵硬，活动后可减轻，左侧髋关节酸痛，伴胸、腹部轻微胀闷不适，大便每日1次，质稀软、黏滞，排出不畅，小便如常。舌晦红、苔薄白，脉沉细。腹肌柔软，少腹压痛。平素月经周期规律，量少，色暗红，伴行经时小腹刺痛。查体：脊柱生理曲度正常，全脊柱无侧弯畸形，脊旁肌肉无压痛，枕墙距3cm，胸廓活动度4cm，弯腰指地距10cm，双侧直腿抬高试验（－），右侧"4"字试验（＋），左侧"4"字试验（－），左侧髋关节外展外旋内旋及外收外旋时疼痛，无明显活动受限，右侧髋关节查体未见异常体征。辨证：肝经虚寒并痰瘀痹阻。治宜温肝经、健脾肾、祛寒湿、化痰活血。方拟柴胡桂枝干姜汤合桂枝茯苓丸化裁，处方如下：北柴胡12g，黄芩10g，党参10g，炮姜10g，牡蛎20g（先煎），狗脊30g，桂枝12g，茯苓20g，桃仁10g，赤芍15g，牡丹皮6g，炙甘草5g，怀牛膝15g，酒大黄3g，姜黄10g，木瓜30g。7剂，每日1剂，水煎内服。患者服药后腰背部及髋关节疼痛减轻，随后以此方为基础加减治疗，病情稳定。

柴胡加龙骨牡蛎汤

【方药】

柴胡四两，**龙骨、黄芩、生姜、铅丹、人参、桂枝**（去皮）、**茯苓**各一两半，**半夏**（洗）二合半，**大黄**二两，**牡蛎**（熬）一两半，**大枣**（擘）六枚。

上十二味，以水八升，煮取四升，内大黄，切如棋子，更煮一两沸，去滓。温服一升。

（李可老中医厘定剂量：柴胡60g，生姜22.5g，茯苓22.5g，黄丹（绢包）22.5g，黄芩22.5g，牡蛎22.5g，桂枝22.5g，半夏26g，大枣6枚，大黄（后下煎两沸）30g，炙甘草23g）

铅丹

《神农本草经》：味辛，微寒。主吐逆胃反，惊痫癫疾，除热下气。

《名医别录》：止小便利，除毒热脐挛，金疮溢血。

【适应证】

适用于有柴胡证伴精神、神经症状，尤其是脐腹动悸、易惊、谵语者。以中老年为多，体格中等或偏瘦，营养状况中等。面色黄或白，抑郁神情，表情淡漠，疲倦貌。主诉以自觉症状为多，但体检无明显器质性改变。大多伴有睡眠障碍，多噩梦，易惊，不安感，食欲不振，意欲低下、乏力、畏冷，大便或便秘或腹泻，或有关节疼痛。脉多弦，胸胁苦满，两胁下按之有抵抗感。

【禁忌证】

李翰卿：单纯精神失常，或脉不虚，或大小便通利者。

【条文】

《伤寒论》第107条：**伤寒八九日，下之，胸满烦惊，小便不利，谵语，一身尽重，不可转侧者，柴胡加龙骨牡蛎汤主之。**

按：此为三阳合病夹水饮，胸满烦惊为少阳气机不利；烦热郁胆，谵语为阳明里热内结；一身尽重，不可转侧者，太阳外证未解；小便不利为内有水气，故以柴胡加龙骨牡蛎汤和解少阳，解外通里，化痰镇惊。

本方证与桂枝加龙骨牡蛎汤证的鉴别点在于：舌苔有厚薄的不同。桂枝加龙骨牡蛎汤证舌苔薄白而润泽，而本方证舌苔黄腻、甚或干焦，且多腹满、便秘；精神症状有轻重的不同，桂枝加龙骨牡蛎汤的精神症状仅为不眠多梦，而本方有更严重的精神症状，如癫狂等；体质有"柴胡体质"与"桂枝体质"的不同。柴胡加龙骨牡蛎汤本方证原为太阳病表证误治之"坏病"而设，其所主之证乃误下伤正，邪气乘虚内陷而变证百出，故本方证症状众多，但以精神神经系统症状多见。陈亦人说："从条文等临床症状来看，确实是邪弥三焦，周身均病，但病机关键是少阳枢机不利，尤其是烦惊与胆热密切相关。"

案例

范中林医案

吴某，女，43岁。四川省郫县团结乡小学，教员。长期失眠多梦，易动怒，多气郁，偶有神志恍惚之象。于某医院曾诊断为"神经官能症"。1974年9月因工作与同事争吵，一怒之下，突然昏倒。苏醒后，神志不清，语言错乱，亲疏不分，见人詈骂不休。急来求诊，按少阳证癫狂论治，两诊而愈。刚进诊室，就将医生和病人大骂一通，语无伦次，胸满、阵阵呃气，眼神微呆滞，面赤，唇红，便秘，脉弦数，舌质红，苔微黄而腻。此为少阳证癫狂，法宜和解泄热，重镇安神，以柴胡加龙骨牡蛎汤加减主之处方：柴胡12g，龙骨60g（先煎），黄芩12g，党参12g，桂枝6g，茯苓12g，法半夏12g，生大黄10g（后下），牡蛎60g（先煎），大枣15g，磁石60g（先煎）。服两剂，夜可安睡，神志渐清，呃逆亦止。守原法加减续服。处方：柴胡10g，龙骨30g（先煎），黄芩10g，党参10g，茯苓12g，法半夏12g，牡蛎30g（先煎），赭石30g（先煎），钩藤 12g，枯花 12g，甘草 3g。上方服三剂，病愈。1979 年 7 月 24 日追访：从病愈以来，再未复发。

四逆散

【方药】

甘草（炙），枳实（破，水渍、炙干），芍药，柴胡。

上四味，各十分，捣筛，白饮和服方寸匕，日三服。咳者，加五味子、干姜各五分，并主下利；悸者，加桂枝五分；小便不利者，加茯苓五分；腹中痛者，加附子一枚，炮令坼；泄利下重者，先以水五升，煮薤白三升，去滓，以散三方寸匕，内汤中，煮取一升半，分温再服。

【适应证】

柴胡证或对疼痛敏感、经常手冷、易紧张、肌肉易痉挛的柴胡体质；胸胁苦满、疼痛，腹痛腹胀，以心下、胁下、胸中，成强硬状态，及腹部挛急急迫之状为主；脉弦，舌质坚老而暗，或舌有紫点。

【条文】

《伤寒论》第318条：少阴病，四逆，其人或咳，或悸，或小便不利，或腹中痛，或泄利下重者，四逆散主之。

按："四逆"指四肢不温，较"厥"轻，从药物组成看，芍药甘草汤、枳实芍药汤均可治疗腹痛，故该方应以腹中痛合柴胡证为主症。对于"小便不利"，胡希恕老先生常用本方加茯苓 30g，桔梗 10g 治疗泌尿系疾患。

案例

范中林医案

王某，女，67 岁。山东省荣成市居民。患者十多年来，经常小便频急，重则淋漓涩痛，点滴不尽。曾多次验小便均未见正常。先后服大量抗生素和利尿药，并以补肾气、除湿热等法论治，病情时好时坏。近来病情加重，转来求诊。近一月来，约隔半小时解小便一次，量极少，一昼夜排尿总量仅 300 多毫升，色黄如浓茶。小便灼热，欲解不尽；四肢不温，少腹胀满疼痛，日夜不宁。舌质淡红稍暗，苔白滑。此为邪入少阴，阳郁不伸，水气不化。法宜宣通气机，化阴通腑。以四逆散加味主之。处方：柴胡 10g，白芍 10g，枳实 10g，甘草 3g，桔梗 15g，茯苓 20g。四剂。服后小便通利，病遂获愈。随访：其女告知，病愈后，已回山东原籍。最近来信，病未复发。

大柴胡汤

【方药】

柴胡半斤，黄芩三两，芍药三两，半夏（洗）半升，生姜五两，枳实（炙）四枚，大枣（擘）十二枚，大黄二两。

上七味，以水一斗二升，煮取六升，去滓再煎，温服一升，日三服。一方加大黄二两，若不加，恐不为大柴胡汤。

（李可老中医厘定剂量：柴胡125g，黄芩45g，半夏62g，芍药45g，枳实56g，生姜75g）

【适应证】

少阳阳明合病。多见于身胖，壮实者，脸色发青、发灰，没有光泽，面垢，往来寒热，胸胁苦满，呕不止，郁郁微烦，心下痞硬，或心下急痛；呕不止，或呕吐而下利，或便秘，或腹胀、嗳气；或发热汗出不解，或黄疸，或头痛；烦躁，口里有异味、汗多；大便不解或夹热下利，舌苔黄，脉弦数有力。

常用于治疗多种急腹症及一些其他消化道病变，如急性胆囊炎、胆石症、急性胰腺炎、溃疡病穿孔、急性阑尾炎或慢性阑尾炎急性发作等。

【禁忌证】

李翰卿：单纯少阳半表半里，不兼阳明实证者，不可服；单纯阳明实证，不兼半表半里者，不可服；舌苔黄燥，或舌质红赤者，不可服。

【条文】

1.《伤寒论》第103条：太阳病，过经十余日，反二三下之，后四五日，柴胡证仍在者，先与小柴胡汤。呕不止，心下急，郁郁微烦者，为未解也，与大柴胡汤，下之则愈。

按：此条文指太阳病内陷。"心下"是大柴胡汤证的主治部位，心下急，指剑突下三角部位拘紧感或窒闷感，有不宽快的痞塞感。"心下痞硬"指按压见腹肌紧张。医生在按压上腹部以及右肋下时，常常有比较明显的抵抗感和压痛。胆胰疾病多见此腹证。严重者，可见腹痛拒按等。

2.《伤寒论》第136条：伤寒十余日，热结在里，复往来寒热者，与大柴胡汤；但结胸，无大热者，此为水结在胸胁也。但头微汗出者，大陷胸汤主之。

按：大柴胡汤证和大陷胸汤证区别，前者为往来寒热，心下痞硬，后者热势不显（无大热），心下及少腹硬满，痛不可迎。而头汗出，热结证均可引起，为两者共有之症状。

3.《伤寒论》第165条：伤寒发热，汗出不解，心中痞硬，呕吐而下利者，

大柴胡汤主之。

按：此"下利"为热利，多有里急后重，多伴口苦。

4.《金匮要略·腹满寒疝宿食病》第12条：按之心下满痛者，此为实也，当下之，宜大柴胡汤。

1. 胡希恕医案

康某，男，36岁，中学教师。三年前因食辣椒而引发哮喘，始终未离西药治疗，迄今未愈，冬夏无休，每次发作，常因偶尔咳嗽或喷嚏引发。自觉消化欠佳，大便干燥即为将发之预兆。发作时喘满胸闷，倚息不得卧。现症见：喘闷，胸腹胀满，昼轻夜重，晚上哮喘发作，倚息不得卧，大汗淋漓，口干，便秘，心中悸烦，眠差易醒，舌苔薄白，脉沉缓。近哮喘发作，倚息不得卧，大汗淋漓，伴心悸、眠差，舌苔薄白，病不在表，不是寒虚，而是热实。胸闷腹满，少阳病。口干便秘，阳明病。脉沉缓，昼轻夜重，瘀血证。综合分析：证属少阳阳明合病，兼挟瘀血，为大柴胡合桂枝茯苓丸加生石膏汤方证。处方：柴胡12g，黄芩10g，生姜10g，半夏12g，枳实10g，炙甘草6g，白芍10g，大枣4枚，大黄6g，桂枝10g，桃仁10g，茯苓10g，牡丹皮10g，生石膏（同煎）45g。上药服2剂，诸症减轻。3剂后大便通畅，哮喘未作，停用氨茶碱。但因仍有口干，原方再服3剂遂愈。后告知：2年来曾数次感冒咳嗽，但未发哮喘。

2. 大塚敬节医案

患者为58岁肥胖的妇人，数年前曾进行鼻息肉的手术治疗，术后出现化脓性鼻窦炎，约从一年前开始，自觉头沉重、鼻塞，并常出现口渴、便秘等症状。脉沉而有力，腹诊触得右侧季肋下胸胁苦满明显。血压为160/92mmHg。投予大柴胡汤（大黄0.7g）加川芎2.0g治疗。服药后，每日大便通畅，第三天鼻涕似流水样流出量多，头部一下子变得轻松，鼻塞亦减轻。两周后来诊时，胸胁苦满基本消失，血压为143/90mmHg。又治疗两周后复诊时，血压变为146/86mmHg，鼻部症状消失，以前的病痛似乎已经忘记了。

大塚敬节经验：从1943年到1947年间，在东京适宜使用大柴胡汤的实证非常少。这期间处于动荡时期，食粮不足是很大的原因。但是最近必须使用大柴胡汤的病人大量的增加了。心窝部的堵塞样感觉称为心下急，就像过度地向小袋子里填塞东西一样的感觉。用手按压该部位时，患者会诉呼吸困难、疼痛不适。这也是大柴胡汤证患者常见状，但最重要的腹证还是胸胁满。胸胁苦满是指从胸至胁部塞满了东西一样难受的感觉，用他觉的方法触诊时，可使患者伸直脚仰卧，医生用右手拇指按压季肋下检查，或者将食指、中指和无名指三指并齐，探巡似地按压季肋下，如果于该部位有抵抗、重胀感或压痛，即是胸胁苦满，显著胸胁苦满时，季肋可显膨隆，只是望诊便可知其存在。肝脏，胆囊和脾脏等肿大时，可表现出胸胁苦满，但是即使与这些内脏肿大无关，胸胁苦满也存在。胸胁苦满的实质是什么？这样的变化是以怎么样的机转而发生的呢？虽然这一点尚未明了，但是它是汉方医学腹证最重要的内容，是使用柴胡剂重要的指征。使用大柴胡汤最重要的指征是"胸胁苦满"和"便秘"，而在胃癌、肝癌、腹膜炎、原发性门脉高压症等患者季肋下也可以有抵抗和压痛，但由于这类疾病的患者身体非常衰弱，如果脉象无力，处在虚证的状态，则不可使用大柴胡汤。大柴胡汤的使用范围很广，在胆囊炎、胆石症、肝炎、高血压、哮喘、荨麻疹、湿疹、化脓性鼻窦炎、圆形斑秃症、习惯性便秘、胃炎、脑出血、肥胖症等，用该方的机会很多。婴幼儿的大柴胡汤证较少。大柴胡汤中的大黄含量宜加减使用，有人宜每日 0.5g 左右，有人每天使用量必须在 5～8g。也还有宜去掉大黄而使用的时候。

按： 我们曾以胡老病例中方药治疗青年系统性红斑狼疮、狼疮性肾病、慢性肾衰（CKD4 期）合并重症肺炎，咳喘不得平卧伴全身重度水肿取得较好疗效。

第二节　黄芩汤类

黄芩汤

【方药】

黄芩三两，芍药二两，甘草（炙）二两，大枣（擘）十二枚。

上四味，以水一斗，煮取三升，去滓，温服一升，日再夜一服。

【适应证】

太阳与少阳合病，身热，腹痛，心下痞，下利为主，伴出血、口苦、喜冷、关节肌肉痛、烦热、能食、腹皮热、脉数等症。用于急性肠炎、痢疾、菌痢、妇女出血性疾病等。

【条文】

1.《伤寒论》第 172 条：太阳与少阳合病，自下利者，与黄芩汤；若呕者，黄芩加半夏生姜汤主之。

注：

成无己：太阳阳明合病，自下利为在表，当与葛根汤发汗；阳明少阳合病，自下利为在里，可与承气汤下之；此太阳少阳合病，自下利为在半表半里，非汗下所宜，故与黄芩汤以和解半表半里之邪。呕者，胃气逆也，故加半夏生姜以散逆气。

柯韵伯：两阳合病，阳盛阴虚，阳气下陷入阴中，故自下利。太阳与阳明合病，是初入阳明之里，与葛根汤辛发散，以从阳也，又下者之法：太阳与少阳合病，是邪已入少阳之里，与黄芩汤酸苦涌泄，以为阴也，又通因通用之法。

按：利为"痢"，应有里急后重，口苦表现；汪昂称之为万世治痢之主方。

2.《伤寒论》第333条：**伤寒脉迟六七日，而反与黄芩汤彻其热。脉迟为寒，今与黄芩汤复除其热，腹中应冷，当不能食，今反能食，此名除中。必死。**

按：指出黄芩汤的使用禁忌，从"脉迟"服汤后腹中冷者，故脾胃虚寒禁用。

案例

黄煌医案

患者，女，45岁。2017年5月23日因"崩漏1年余"就诊。末次月经2017年4月16日，至今漏下1月余，量多，需用尿不湿。行走心慌气短。现大便时干时稀，肛门口发痒有灼热感，口干。荨麻疹，乳腺纤维瘤手术史。生育1子，流产1次。脐温37.7℃。其人体瘦面黄，贫血貌，两颧有色斑。舌淡，脉滑。2017年1月13日妇科彩超示子宫肌瘤多发，最大约52mm×34mm。西医诊断：功能失调性子宫出血；中医诊断：崩漏，湿热内蕴。治以清热止血，和中理虚。处方：黄芩15g，白芍15g，炙甘草10g，红枣30g。7剂，每日1剂，以水700mL煮取300mL，分两次温服，早晚各1次。

二诊（2017年5月29日）：诉药后肛门热感减轻，现咽痛，肚脐潮湿，脐温36.8℃，晨起舌尖痛，平素受凉易腹泻，手部发湿疹，心慌心悸，舌淡，脉细数。原方15剂，煎服法同上。

三诊（2017年6月3日）：因患者治病心切，药虽未服尽，妇科彩超结果出来后即来复诊，现月经尚未至，脐温37.1℃。2017年6月1日妇科彩超示肌瘤最大约46mm×33mm。原方20剂，改为5/2服法（吃5天停2天）。

四诊（2017年6月26日）：诉2017年6月23日月经来潮，量大，色鲜红，少许小血块，舌淡，脉细数。原方7剂，5/2服法。

五诊（2017年7月3日）：诉上月月经8天净，肛周毛囊炎发，腰酸背痛，少许白带，纳可，大便不成形，舌淡红苔薄腻，脉数，脐温36.6℃。原方15

剂，隔日服。

六诊（2017年7月25日）：诉肛门口毛囊炎已除，肚脐潮湿，白带增多，小便较急，脐温37.2℃，舌红，边有涎沫，脉数，左下腹轻压痛。原方25剂，隔日服。

2017年9月26日回访：黄芩汤间断服用中。服药后，月经基本按期来潮，约7天净，经量减少，肛周毛囊炎未发。

黄芩汤加半夏生姜汤

【方药】

黄芩三两，芍药二两，甘草（炙）二两，大枣（擘）十二枚，半夏（洗）半升，生姜一两半，一方三两。

上六味，以水一斗，煮取三升，去滓，温服一升，日再夜一服。

【适应证】

黄芩汤证兼见恶心呕吐。用于热性下利，急慢性胃肠病，赤痢初起，可加大黄。

【条文】

1.《伤寒论》第172条：太阳与少阳合病，自下利者，与黄芩汤；若呕者，黄芩加半夏生姜汤主之。

注：

《金匮要略浅注》：干呕而下利浊黏者，是肠中热也，可知呕为热逆之呕，利为挟热之利。

2.《金匮要略·呕吐哕下利病》第11条：干呕而利者，黄芩加半夏生姜汤主之。

案例

胡希恕医案

刘某，女，50岁，1965年9月12日初诊。

因吃不洁葡萄后，患急性胃肠炎，出现身热恶寒，腹泻稀水便，温温欲吐，服葛根加半夏汤后，热退而吐利不止，舌苔白厚，脉弦细数。恶寒，身热，表未全解。脉弦细，温温欲吐，少阳病。舌苔白厚，吐利不止，阳明里湿热。综合分析：证属三阳合病，为黄芩加半夏生姜汤方证：黄芩10g，炙甘草6g，白芍10g，大枣4枚，半夏12g，生姜10g。结果：上药服1剂，体温恢复正常，腹泻止，胃稍和，仍不思饮食。服2剂，身微汗出，食饮如常，仍感乏力，继善后调理。

第三节　芍药甘草汤类

芍药甘草汤

【方药】

芍药四两，甘草（炙）四两。

上二味，以水三升，煮取一升五合，去滓，分温再服。

【适应证】

武简侯：腹部拘挛急迫，及一般筋肉组织紧缩作痛为主。用于足腓肠肌挛痛，痢疾，腹痛，消渴及一切挛痛诸证。

李翰卿：阴虚血虚，腿脚挛急，兼咽干烦躁。必须具有阴虚内热现象，如脉数无力，喜冷等。

【禁忌证】

李翰卿：挛急兼四肢厥冷，喜热怕冷，脉沉迟者。

【条文】

1.《伤寒论》第29条：**伤寒脉浮，自汗出，小便数，心烦。微恶寒，脚挛急，反与桂枝欲攻其表，此误也。得之便厥，咽中干，烦躁，吐逆者，作甘草干姜汤与之，以复其阳；若厥愈足温者，更作芍药甘草汤与之，其脚即伸；若胃气不和，谵语者，少与调胃承气汤；若重发汗，复加烧针者，四逆汤主之。**

按： 本方又名去杖汤、戊己汤。用于治疗膝骨关节炎和劳损性肌肉酸痛效显。若疼痛剧或素有寒者可加附子，素有便溏者加干姜。

2.《伤寒论》第30条：**问曰：证象阳旦，按法治之而增剧，厥逆，咽中干，两胫拘急而谵语。师曰：言夜半手足当温，两脚当伸。后如师言。何以知此？答曰：寸口脉浮而大，浮为风，大为虚，风则生微热，虚则两胫挛，病形象桂枝，因加附子参其间，增桂令汗出，附子温经，亡阳故也。厥逆咽中干，烦躁，阳明内结，谵语烦乱，更饮甘草干姜汤。夜半阳气还，两足当热，胫尚微拘急，重与芍药甘草汤，尔乃胫伸。以承气汤微溏，则止其谵语，故知病可愈。**

案例

1. 刘渡舟医案

李某，男，25岁。右腿鼠蹊部一肿物，形如鸡卵，表面不红，用针管抽不出内容物。右腿拘紧，伸而不能直，强伸则剧烈疼痛，足跟不能着地，每到夜晚，小腿经常抽筋，痛苦不堪。脉弦细而数，舌红而少苔。脉证合参，可知本证属阴血不濡，筋脉失养所致。为疏：白芍24g，炙甘草12g，3剂。仅服1剂，筋不抽痛，夜得安睡。再进2剂，足跟即能着地。又服1剂，而诸症皆除。

按语：肿物缘于筋聚，筋聚因于挛急，挛急本于血虚也。及察舌脉，则肝血不足之象昭然若揭。用芍药甘草汤以酸甘化阴，柔肝缓急，正切病本，故原方未动，只四投即愈。

2. 邱明山医案

高某，女，66岁。就诊日期2019年5月31日。原有直立性低血压，骨质疏松症，腰椎间盘突出症。近日出现左下肢放射性疼痛，运动后明显，不可久坐久站，纳尚可，大便稀溏，3次/日，小便调，无口干口苦。舌质淡稍胖，脉沉弦。予以芍药甘草汤合理中汤加减，具体处方如下：炒白芍10g，炙甘草10g，干姜10g，党参10g，附子20g，炮姜15g，生白术20g，川牛膝10g，天麻10g，生牡蛎20g，桂枝15g，茯苓20g。

1周后复诊：患者诉左下肢疼痛减，大便已调。

芍药甘草附子汤

【方药】

芍药、甘草（炙）各三两，附子（炮，去皮，破八片）一枚。

上三味，以水五升，煮取一升五合，去滓，分温三服。

【适应证】

腹痛，骨痛，恶寒，挛急为主，兼见脉沉迟，肢冷。可用于坐骨神经痛、腰椎间盘突出、关节疼痛等。

【禁忌证】

李翰卿：有喜冷性饮食之热证。

【条文】

《伤寒论》第68条：发汗，病不解，反恶寒者，虚故也，芍药甘草附子汤主之。

注：

成无己：芍药之酸，收敛津液而益荣；附子之辛温，固阳气而补卫；甘草之甘，调和辛酸而安正气。

柯韵伯：发汗后反恶寒，里虚也。表虽不解，急当救里，若反与桂枝攻表，此误也。故于桂枝汤去桂、姜、枣，加附子以温经散寒，助芍药、甘草以和中耳。脚挛急与芍药甘草汤，本治阴虚，此阴阳俱虚，故加附子，皆仲景治里不治表之义。

邱明山医案

　　林某，女，53 岁。就诊日期 2019 年 2 月 27 日。腰椎间盘突出症。患者为苦力劳动者，每日进行负重劳作，近日出现腰痛，伴双下肢放射性疼痛，上下楼梯不可，疼痛难忍，天气变冷时明显，夜尿频，大便尚可。舌质淡暗，苔薄白，脉弦细。观其脉象，审其症状，予以芍药甘草附子汤治之，具体处方如下：生白芍 15g，赤芍 15g，炙甘草 10g，附子 15g，黄芩 10g，怀牛膝 20g，川牛膝 15g，茯苓 20g，泽泻 15g，莪术 10g，豨莶草 15g，夏天无粉 2g（冲服），炮姜 5g。患者不能按时复诊，自行续上方连续服用 2 周后复诊，诉腰痛已减八分。

第四章　太阴病方

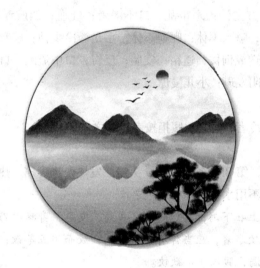

第一节　理中汤类

理中丸（人参汤）

【方药】

人参、白术、炙甘草、干姜各三两。

上四味，捣筛，蜜和为丸，如鸡子黄许大，以沸汤数合，和一丸，研碎，温服之。日三四服，夜二服。腹中未热，益至三四丸，然不及汤。汤法：以四味依两数切，用水八升，煮取三升，去滓，温服一升，日三服。

本方温中祛寒，补气健脾。

【适应证】

左季云：本方主治：寒霍乱、口不渴者；吐血；四肢浮肿；心下嘈杂吐水；咳嗽吐清水；唾水不休；呃逆不休；手足微冷少神；虚寒脏躁；久病大便难；久患腹泻，遂成佝偻；遗精；安胎；反胃；口中流涎；口渴；上热下寒之喉痹大泻证；伏阴发斑；小儿慢惊。

【禁忌证】

李翰卿：喜冷者，忌之；腹拒按者，忌之。

【条文】

1.《伤寒论》第386条：霍乱，头痛，发热，身疼痛，热多欲饮水者，五苓散主之。寒多不用水者，理中丸主之。

按： 霍乱指上吐下泻，霍然而乱。头痛，发热，身疼痛乃是太阳表证，热多者口渴，渴欲饮水者，应当伴有小便不利，故而用五苓散；而寒多者乃是内有寒饮，故口不渴，腹泻而不欲饮。

2.《伤寒论》第396条：大病瘥后，喜唾，久不了了者，胸上有寒，当以丸药温之，宜理中丸。

注：

李翰卿："胸上有寒"，胸字应是胃误。这种胃寒，当是患病期间服凉药过多，所以久久不能痊愈，出现虚而兼寒的现象。这种现象必须有确实的脉证作为依据，绝不能遇到喜唾，便认为是胃上有寒。

3.《金匮要略·胸痹心痛短气病》第5条：胸痹，心中痞气，气结在胸，胸满，胁下逆抢心，枳实薤白桂枝汤主之；人参汤亦主之。

按： 胸痹痰饮滞结于胸，属实，故以枳实薤白桂枝汤，而寒饮上冲亦可出现胸痹，属虚，多伴喜唾，脉沉细，而以理中汤。

案例

陈宝田医案

范某，女，21岁。1978年11月24日初诊。患过敏性结肠炎半年。反复腹痛腹泻，每腹痛则欲泻，泻则痛减，腹胀满，怕冷，腹部一遇凉或食生冷则泄泻，伴有纳少腹胀、胸胁苦满。检查：舌质淡，边缘有瘀斑，舌苔白薄，脉弦缓。此脾胃虚寒，兼肝木乘脾之候；投理中汤合痛泻要方：党参10g，干姜10g，甘草10g，白术10g，苍术10g，附子10g，陈皮10g，防风15g，白芍12g，柴胡10g。水煎服。复诊：服上方3剂后，腹痛腹泻明显减轻，进食后欲泻的程度亦显著好转，因此进食量倍增。又连服7剂后，诸症消失，追踪2年多未复发。

桂枝人参汤

【方药】

桂枝四两，甘草（炙）四两，白术、人参、干姜各三两。

上五味，以水九升，先煮四味，取五升，内桂，更煮取三升，去滓，温服一升，日再，夜一服。

此温补肠胃兼散表寒，乃表里虚寒正治之方。

【适应证】

李翰卿：太阳病，误下后，胃脘痞满，下利，兼有身热恶寒之表证。但必须具有脉沉迟而虚和不喜冷性饮食等现象（因单纯下利，不能肯定为虚寒）。

【禁忌证】

李翰卿：有口苦，喜冷等热证者，忌之。

【注意事项】

1.应用本方时，当注意方中剂量的比例，尤其是桂枝、甘草用量。桂枝于方中有表证则解肌散邪，若无表证则尽走里以温中散寒通阳，切不可固执桂枝于方中但解表证，当从具体应用中去揣度桂枝效用，只有这样，方可对桂枝人参汤治疗脾胃虚寒证以阳虚为主者有正确的认识，方可有效地运用桂枝人参汤。

2.煎煮药物时，当后下桂枝，后下者，取其解表散邪，若治单一里证者，则不需后下；诸药同煎煮者，取其温中散寒补阳也。

【条文】

《伤寒论》第163条：**太阳病，外证未除，而数下之，遂协热而利，利下不止，心下痞硬，表里不解者，桂枝人参汤主之。**

按：太阳病表证未解，而数下之，下之早且多也；致里虚，表热乘虚而入，故"遂协热而利"；心下痞硬，里虚痞也，腹胀满而不拒按，其脉细。

胡希恕医案

姜某，女，31岁，1963年4月9日初诊。两年来常发腹痛、腹泻，昨晚受凉后，又出现腹痛、腹胀，大便溏泄3次，并感身疼恶寒，口中和不思饮，舌苔薄白，脉沉细。舌苔薄白，恶寒，身疼，太阳表证。脉沉细，腹泻，腹痛、口中和，不思饮，太阴病。综合分析：此为太阳太阴合病，属桂枝人参汤方证。处方：桂枝10g，党参10g，干姜6g，炙甘草6g，苍术12g。结果：服1剂，身疼痛减，服3剂，身疼痛已，腹泻已，仍纳差。与茯苓饮消息之。

甘草干姜汤

【方药】

甘草（炙）四两，干姜二两。

上二味，以水三升，煮取一升五合，去滓，分温再服。

本方辛甘合用，以奏温中益气之功。

【适应证】

治肺痿，吐涎沫而不咳者。

杨士瀛：男女诸虚出血，胃寒不能引气归原，无以收约其血。

【禁忌证】

李翰卿：没有咽干烦躁之阴虚热证的厥冷证，不可使用（力小不能胜任也）。

【条文】

《伤寒论》第29条：伤寒脉浮，自汗出，小便数，心烦，微恶寒，脚挛急，反与桂枝，欲攻其表，此误也，得之便厥。咽中干，烦躁吐逆者，作甘草干姜汤与之，以复其阳。

注：

许宏：脉浮，自汗出，恶寒者，为中风。今此又兼小便数者，心烦脚挛急，为阴阳之气虚，不可发汗。反与桂枝汤误汗之，得之便厥，咽中干，烦躁上逆也，此乃不可汗而误攻其表，营卫之气虚伤所致也。故与甘草为君，干姜为臣，二者之辛甘，合之以复阳气也。

胡希恕医案

宗某，男性，35岁，1968年3月24日初诊。头晕，呕逆，吐涎沫1个月余，伴嗳气，右偏头痛。口干不思饮，大便溏，舌苔白滑，脉沉弦细，右寸浮。头晕，呕逆，吐涎沫，伴嗳气，右偏头痛，寒饮上犯。脉沉弦细，舌苔白滑，口干不思饮，大便溏，里虚寒。综合分析：证为太阴里虚寒，饮邪上犯，为甘草干姜加陈皮半夏汤方证。处方：炙甘草 18g，干姜 10g，陈皮 30g，半夏 15g。结果：上药服 3 剂，诸症均已。

甘草干姜茯苓白术汤

【方药】

甘草、白术各二两，干姜、茯苓各四两。

上四味，以水五升，煮取三升，分温三服，腰中即温。

本方可温脾胜湿。

【适应证】

1.主肾着。寒湿下侵，身重，腰以下冷重而痛，饮食如故，口不渴，小便自利。

2.胞痹，小便不利，鼻出清涕者。

3.呕吐腹泻，妊娠下肢浮肿。

4.老年人小便失禁，男女遗尿，妇女年久腰冷带下等。

以上各病证属脾阳不足而有寒湿，舌淡苔白，脉沉迟或沉缓者。

【条文】

《金匮要略·五脏风寒积聚病》第 16 条：肾着之病，其人身体重，腰中冷，如坐水中，形如水状，反不渴，小便自利，饮食如故，病属下焦，身劳汗出，衣里冷湿，久久得之，腰以下冷痛，腹重如带五千钱，甘草干姜茯苓白术汤主之。

按： 小便自利：小便频数或小便不禁，因寒湿居下焦，故以腰中冷、腰以下冷痛、腹重为主，病不在中、上焦，故口不渴，饮食如故。

案例

冯世纶医案

少女尿床案：宋某，女，13 岁，2000 年 11 月 4 日诊。尿床已达 5 年，曾用六味丸、肾气丸、缩泉丸无效，又用针灸及西药均无效。现症见：夜尿频繁，一般 5～6 次，且多数情况下不知道，大脑对此好像无反应，根本不受控制。口干不欲饮，饮水后小便频数，质清，大便偏干，3～4 日一行，腰部发凉，饮食正常，舌质淡红，苔薄白，脉沉细无力。辨六经属太阴病证，辨证为肾着汤方证。茯苓 15g，干姜 15g，苍术 15g，炙甘草 6g。7 剂，水煎服，日 1 剂。

二诊：服上方后，症大减，夜尿1～2次，腰部凉感较前减轻，大便仍干。上方加生白术15g，继服7剂，夜尿1～2次，已不尿床，腰部变温，大便调。嘱再进原方巩固治疗，随访至今，痊愈。

苓甘五味姜辛汤

【方药】

茯苓四两，甘草、干姜、细辛各三两，五味子半升。

上五味，以水八升，煮取三升，去滓，温服半升，日三服。

本方即苓桂味甘汤去桂加干姜、细辛而成，具温肺化饮之功。

【适应证】

治咳逆。寒饮内停，咳嗽痰稀，喜唾，胸满喘逆，舌苔白滑，脉沉迟。

【条文】

《金匮要略·痰饮咳嗽病》第35、36、37条："咳逆倚息不得卧，小青龙汤主之。青龙汤下已，多唾口燥，寸脉沉，尺脉微，手足厥逆，气从小腹上冲胸咽，手足痹，其面翕热如醉状，因复下流阴股，小便难，时复冒者，与茯苓桂枝五味甘草汤治其气冲。冲气即低，而反更咳，胸满者，用桂苓五味甘草汤去桂，加干姜、细辛，以治其咳满。"

按： 咳逆倚息不得卧为外寒里饮所致，服小青龙汤后多唾、口燥乃外寒解之征兆，但见寸脉沉，里饮仍在；尺脉微，血虚也。手足痹而面翕热为其外症，饮邪上冲可见手足厥逆，气从小腹上冲胸咽，时冒，小便难等症状。服苓桂味甘汤后冲气得降而以咳嗽，胸满为主要矛盾，故可去桂枝，加干姜、细辛以加强温化痰饮。医谚：要想痰饮退，必用姜、辛、味。

 案例

黄煌医案

王某，男，70岁。于2005年9月24日就诊于国医堂门诊部。有慢性支气管炎病史十余年。其人体质充实，脸色缺乏光泽。半月前因胸闷气喘而到当地医院检查后诊断为：慢性支气管炎急性发作，右肺不张，胸部CT怀疑右肺癌，且右肩胛骨转移可能性大。住院治疗症状稍控制后便由于经济原因而自动出院。现仍有咳嗽，要求中药调理。其人痰多质清，下午至深夜胸闷气喘，对油烟味敏感。易汗，大便易不成形，舌暗淡，苔白腻。黄师处方：茯苓12g，桂枝6g，肉桂6g（后下），细辛6g，干姜6g，五味子6g，生甘草3g。15剂。于2005年10月8日复诊时见其脸色转暖，略有光泽。病人谓此药价格便宜，酸甜可口，且药后痰量减少，夜间胸闷气喘缓解，大便成形。原方细辛、五味子各加到 8g 续服。

苓甘五味姜辛夏汤
（桂苓五味甘草去桂加干姜细辛半夏汤）

【方药】

茯苓四两，甘草、细辛、干姜各二两，五味子、半夏各半斤。

上六味，以水八升，煮取三升，去滓，温服半升，日三服。

此方为苓甘五味姜辛汤加下气逐饮降逆的半夏，以温肺散寒，涤痰化饮，治苓甘五味姜辛汤饮多呕逆之证。

【条文】

《金匮要略·痰饮咳嗽病》第 38 条：咳满即止，而更复渴，冲气复发者，以细辛、干姜为热药也。服之当遂渴，而渴反止者，为支饮也。支饮者，法当冒，冒者必呕，呕者复内半夏，以去其水。

按：冒，头晕也；内，纳也。此句承上句痰饮咳满服苓甘五味姜辛汤后咳满解而出现口渴，因为细辛、干姜为温热药，口渴为正常服药后反应。本应渴而不渴，是内有宿饮上迫而致，当伴有头晕、呕吐，加半夏以降逆、涤饮、止呕，不再用桂枝降冲气者，以无其证也。

案例

吉益南涯医案

一男子郁郁不乐，咳嗽短气，动摇则胸悸甚，上气微呕，不欲饮食，小便不利，盗汗出，时时抢于心下，或胸中痛，与苓甘五味姜辛夏汤加人参。服药后，诸证渐退，逾月痊愈。

苓甘五味姜辛半夏杏仁汤

【方药】

茯苓四两，甘草三两，五味子半升，干姜三两，细辛三两，半夏半升，杏仁（去皮尖）半升。

上七味，以水一斗，煮取三升，去滓。温服半升，日三服。

【方解】

此方即苓甘五味姜辛汤加逐水气的杏仁，治苓甘五味姜辛汤而饮溢四肢形肿者。

【条文】

《金匮要略·痰饮咳嗽病》第 39 条：水去呕止，其人形肿者，加杏仁主之。其证应内麻黄，以其人遂痹，故不内之。若逆而内之者，必厥。所以然者，以其人血虚，麻黄发其阳故也。

按：饮溢四肢，本应加麻黄发汗利水涤痰，但因为病人肢体麻痹，考虑血虚肢体失养，若用麻黄，必劫阴血而致昏厥，故虚人溢饮形肿，可用较温和的杏仁肃肺降气，利水消肿。

苓甘五味姜辛夏仁大黄汤

【方药】

茯苓四两，甘草三两，五味子半升，干姜三两，细辛三两，半夏半升，杏仁半升，大黄三两。

上八味，以水一斗，煮取三升，去滓，温服半升，日三服。

此方即苓甘五味姜辛夏杏汤再加大黄，以治苓甘五味姜辛夏杏汤证伴里实。

【条文】

《金匮要略·痰饮咳嗽病》第40条：若面热如醉，此为胃热上冲熏其面，加大黄以利之。

按：面热如醉：颜面潮红如醉酒状，此饮滞胃肠或夹宿食，或郁而化热，上冲其面，故加大黄祛实清热。

案例

浅田宗伯医案

一妇人年五十余，曾患下血过多，以后面色青惨，唇色淡白，四肢浮肿，胸中动悸，短气，不能步行，时复下血。余与六君子汤加香附、厚朴、木香，兼用铁砂丸，下血止，水气亦减，然血泽不能复常。秋冬之交，咳嗽胸满颇甚，遍身浮肿，倚息不得卧，一医以为水肿，与利水剂，无效。余诊曰：恐有支饮，先制其饮，则咳嗽浮肿自当随愈。因与苓甘姜味辛夏仁黄汤加葶苈子，服二三日，咳嗽胸满减，浮肿忽消散，余以此法复愈水肿数人，故记之以示后学。

第二节　四逆汤类

四逆汤

【方药】

甘草（炙）二两，干姜一两半，附子（生用，去皮，破八片）一枚。

上三味，以水三升，煮取一升二合，去滓，分温再服。强人可大附子一枚，干姜三两。

四逆汤扶阳救逆之主方。

【方解】

左季云：甘草味甘平。《内经》曰：寒淫于内，治以甘热，却阴扶阳，必以甘为主。是以甘草为君。干姜味辛热。《内经》曰：寒淫所胜，平以辛热。逐寒正气，必先辛热，是以干姜为臣。附子味辛大热。《内经》曰：辛以润之，开发腠理，致津液通气也，暖肌温经必凭大热。是以附子为使。简言之，附子补火回阳，干姜温中散寒，炙草缓三焦之急，皆用之以扶阳也。

郑钦安：四逆汤一方，乃回阳之主方也，世多畏惧，由其不知仲景立方之意也。夫此方既列于寒入少阴，病见爪甲青黑，腹痛下利，大汗淋漓，身重畏寒，脉微欲绝，四肢逆冷之候，全是一团阴气为病，此际若不以四逆回阳，一线之阳光即有欲绝之势，仲景于此专主回阳以祛阴，是的确不易之法。细思此方，既能回阳，则凡世之一切阳虚阴盛为病者，皆可服也，何必定要见以上病形而始放胆用之，未免不知几也。夫知几者，一见是阳虚症而即以此方，在分量上轻重斟酌，预为防之，方不致酿成纯阴无阳之候也。酿成纯阴无阳之候，吾恐立方之意固善，而追之不及，反为庸庸者所怪也。怪者何？怪医生之误用姜、附，而不知用姜附之不早也。

仲景虽未一一指陈，凡属阳虚之人，亦当以此法投之，未为不可。其所奇者，姜、附、草三味即能起死回生，实有令人难尽信者。余亦始怪之，而终信之。信者何？信仲景之用姜附而有深义也。故古人云：热不过附子。可知附子是一团烈火也。凡人一身全赖一团真火，真火欲绝，故病见纯阴，仲景深通造化之微，知附子之力能补先天欲绝之火种，用之以为君。又虑群阴阻塞不能直入根蒂，故佐以干姜之辛温而散，以为前驱，荡尽阴邪，迎阳归舍，火种复兴，而性命立复，故曰回阳。阳气即回，若无土覆之，光焰易熄，虽生不永，故继以甘草之甘，以缓其正气。缓者，即伏之之意也。真火伏藏，命根永固，又得重生也，此方胡可忽视哉。迩来世风日下，医者不求至理，病家专重人参。医生入门，一见此等纯阴无阳之候，开口以人参回阳，病家却亦深信。全不思仲景为立法之祖，即能回阳，何为不重用之。既不用之，可知非回阳之品也。察人参性甘微寒，主补五脏，五脏为阴，是补阴之品，非回阳之品也，明甚。千古混淆，实为可慨。

【适应证】

左季云：脉微弱、沉伏、细软，或脉突然浮大而中空软无力，畏寒、四肢厥冷、腹泻完谷不化；脑冷；气喘痰鸣；耳肿皮色如常；唇焦舌黑，不渴少神；喉痛，畏寒脚冷；喉痛身大热、面赤、目瞑、舌冷；吐血困倦；齿缝出血；朝食暮吐，完谷不化；足心热，不渴尿多；面赤发热，汗出抽掣；大便下血，气短少神；头摇，面白，少神；背冷，目瞑；舌肿硬而青；唇肿而赤，不渴；鼻涕如注，面白少神；尿多；周身发起包块，皮色如常；周身忽现红片如云，不热不渴；发热谵语，无神不渴；两目赤雾缕缕，微胀不痛；阴霍乱。

【禁忌证】

李翰卿：①外感风寒开始，手足厥冷者，不可用（阳气被外邪所郁，不得外达，脉象必见浮紧）。②麻疹初起，手足厥冷者，不可用（阳气内郁，尚未达外，必有发热、咳嗽、喷嚏等证）。③热性病，神识昏迷之手足厥逆，舌苔干燥，身冷脉微者，更不可用（此阳极似阴、真热假寒之证）。

【条文】

1.《伤寒论》第 29 条：**伤寒，脉浮，自汗出，小便数，心烦，微恶寒，脚挛急，反与桂枝汤以攻其表，此误也。得之便厥，咽中干，烦躁吐逆者，作甘草干姜汤与之，以复其阳。若厥愈，足温者，更作芍药甘草汤与之，其脚即伸。若胃气不和，谵语者，少与调胃承气汤。若重发汗，复加烧针者，四逆汤主之。**

2.《伤寒论》第 91 条：**伤寒，医下之，续得下利清谷不止，身疼痛者，急当救里。后身疼痛，清便自调者，急当救表。救里，宜四逆汤；救表，宜桂枝汤。**

注：

段治钧：表里并病，里虚寒者，必先救里，否则胃气败则死；里实热者，宜先解表。此为定法。

3.《伤寒论》第 92 条：**病发热头痛，脉反沉，若不差，身体疼痛，当救其里，宜四逆汤。**

注：

胡希恕：脉沉为虚寒在里之应。里气沉衰，则表气不畅，故少阴病始得之，反发热脉沉者，亦宜配伍附子、细辛等温性亢奋药的发表剂，振其里而和其外，乃得汗解。假令不发热而脉沉，虽始得之，亦宜急温之，即使是麻黄附子细辛汤亦不可用。今所谓若不差，明明指服过麻黄附子细辛汤而病未愈，不过发热、头痛的表证已解，只是脉仍沉又身体疼痛也，但此身疼乃是由于里之虚寒，血气外郁所致，已无关于表证，故谓当救其里，宜本方。

4.《伤寒论》第 225 条：**脉浮而迟，表热里寒，下利清谷者，四逆汤主之。**

注：

胡希恕：脉浮应表热，脉迟应里寒，以脉来说，为表热里寒。今里寒以致下清谷、法当救里，虽有表热，亦先宜四逆汤主之。

段治钧："脉浮而迟"者，为里寒之应；浮脉一般主表，但表有热脉必浮而数，今脉浮而迟，可见此处的浮脉不是主表而是主虚，这是阴寒盛于里而阳虚浮于外的脉应。其证"下利清谷"者，"下利"指一般的腹泻，下利清谷即泻下清水样粪便，并伴未消化的食物残渣，说明消化功能沉衰到了完谷不化的程度，此为里虚寒的明证。这样的脉证，论中概括病机为"表热里寒"，亦有其深意，此"表热"仅就"脉浮"而言，做一个形象的对应，并不表示有热证；另外，太阳病传里若转属为太阴病，太阳证未罢时，脉浮以应表热，待转属太阴而至下利清谷，表证已罢，主要矛盾转至里虚且寒，脉必沉迟也，经文言简意赅，非自相矛盾。再者也指示了一个重要的治则，当病传至里虚寒以致下利清谷时，虽有表热亦应舍表救里，以防救治不及之变。

5.《伤寒论》第277条：**自利不渴者，属太阴，以其脏有寒故也。当温之，宜服四逆辈。**

按：太阴脾脏虚寒，下利清水，而口不渴，里有水湿也，宜以四逆汤类温阳化湿则利自止。

6.《伤寒论》第323条：**少阴病，脉沉者，急温之，宜四逆汤。**
注：
胡希恕：脉沉为里有虚寒，少阴病见此脉者，急宜四逆汤以温其里，缓则吐利厥逆等险恶证候作矣。

段治钧：《伤寒论》第301条"少阴病始得之，反发热脉沉者，麻黄附子细辛汤主之"，解外亦兼温中；今无热而脉沉，则宜四逆急温其里。

7.《伤寒论》第324条：**少阴病，饮食入口则吐；心中温温欲吐，复不能吐。始得之，手足寒、脉弦迟者，此胸中实，不可下也，当吐之。若膈上有寒饮，干呕者，不可吐也，当温之，宜四逆汤。**

注：

段治钧：本条以"手足寒、脉弦迟"立论，但得此脉证者有寒热、虚实的不同病情，治法迥异：前半段"心中温温欲吐，复不能吐"者，是胸中实的瓜蒂散证，而手足寒、脉弦迟，乃病实于胸，气机受阻的缘故，手足寒只是少阴病的外观而已，这种情况当用吐法而不可用下法。若确有少阴病的为证，则手足寒、脉弦迟、干呕者，为虚寒在里，气逆停饮动于膈上，这是少阴转属太阴的并病；里有停饮而非实结，所以此时当温之不可用吐法，宜与四逆汤治之。

8.《伤寒论》第353条：**大汗出，热不去，内拘急，四肢疼，又下利厥逆而恶寒者，四逆汤主之。**

胡希恕：大汗出，精气亡于外；热不去，邪反留于内。此为精怯邪留也。腹内拘急者，津虚并亦有寒。四肢疼痛者，外邪亦兼血郁。中气沉衰因又下利。阳去入阴，故厥逆而恶寒。此宜四逆汤主之。

段治钧：大汗出后而热不去，又恶寒、四肢疼，为太阳病的桂枝汤证。此精亡于外而邪反留于内，精怯而邪胜也，当责于胃之虚。大汗出伤津耗液，津虚而生寒，故腹内拘急；进而又有下利、厥逆，此里虚寒甚也，是病转属太阴，病转属太阴，肢疼不单纯是表未解，亦因虚寒血郁不畅也；恶寒亦非单纯表不解，里阴证具也。此为病由阳入阴，太阳与太阴的并病，急当舍表救里，故以四逆汤主之。若有脉微欲绝者，更应以通脉四逆汤主之也。

本条证治要点是大汗出而又下利，津液虚脱且邪留于内，造成病由阳入阴，以致发热、下利、厥逆并作的重证。此时保存津液是第一要务，但救津保液只能用温中振兴之法，妄投滋阴之品必致误命；即便是人参也不可用，因为人参甘苦微寒，虽然也有亢奋代谢功能，但只适于虚证而不适于虚寒，于此乃不对证；对于这种欲虚脱的阴虚寒证，非用干姜、附子不可。胡老指出若片面地把本条的汗出、发热、恶寒、四肢疼，误为桂枝汤证，再与发汗，则祸不旋踵矣。

9.《伤寒论》第354条：大汗、若大下利，而厥冷者，四逆汤主之。

注：

胡希恕：大汗则亡津液于外，大下利则亡津液于内，体液大量亡失，气血不充于四末故厥，四逆汤主之。此是中虚而致的汗下欲脱之证。

10.《伤寒论》第372条：下利腹胀满，身体疼痛者，先温其里，乃攻其表；温里宜四逆汤，攻表宜桂枝汤。

11.《伤寒论》第377条：呕而脉弱，小便复利，身有微热、见厥者，难治。四逆汤主之。

注：

段治钧：本条所述，乍看似无关生死大证，其关键只在"身有微热，见厥"的六字上面，虚寒在里的阴证，以致厥，反有微热见于外，多属残阳欲息的凶候。以是可见，呕而脉弱、小便复利，非一般痰饮水气为患，大有上越下泄的虚脱形势，此时唯有以本方温中救里的一策，振奋起一分胃气，便有一分生机，否此别无良法。

热实在里的阳证多假寒而真热，其治较易；虚寒在里的阴证多为真寒而假热，或虚热之阳怫郁于外，或残阳欲脱，故难治；临床上若证见一派阴寒，而外有微热者，则不是好现象。所谓难治，一是非一般止呕方所能治，二是需振胃复阳，较之为难也。既谓难治，又以四逆汤主之，可见唯温中救里一策也。

12.《伤寒论》第388条：**吐利汗出，发热恶寒，四肢拘急，手足厥冷者，四逆汤主之。**

注：

胡希恕：既吐且利而又汗出，津液亡失至速，组织枯燥，故四肢拘急。虚极转阴，故手足厥冷。虽发热恶寒，亦宜舍表而救里。四逆汤主之。

13.《伤寒论》第389条：**既吐且利，小便复利而大汗出，下利清谷，内寒外热，脉微欲绝者，四逆汤主之。**

注：

胡希恕：既吐且利，小便复利，又大汗出，则津液亡失于上下内外；胃气极度沉衰，故下利清谷；津虚血少，故脉微欲绝。谓为内寒外热，暗示亦有上条发热恶寒证在，宜四逆汤主之。

12、13两条均述霍乱津液虚脱的阴寒重证，乘其生机未至断灭，急以本方温中逐寒，胃气一振，则谷气布，津血复，还可救使生。

案例

胡希恕医案

孙某，男性，38岁，1964年4月6日初诊。1961年患无黄疸型肝炎，以后肝功能正常，但长期四肢冰冷，时有腹胀，右胁及胃脘痛。先找西医治疗无效，后求中医多方治疗，效也不明显，审其方药多为疏肝理气之类。近症：腹胀，饭后明显，时胃脘及胁痛，四肢逆冷，晚上常用热水袋暖脚，但半夜常因冷而醒。检查：肝大一指，质中硬，轻微压痛，心下有振水声。舌质淡，舌苔白，脉沉细。胃脘及胁痛，四肢逆冷，晚上常用热水袋暖脚，但半夜常因冷而醒，里虚寒甚。脉沉细，舌淡苔白，心下有振水声，里家饮停。综合分析：此属里虚寒甚，为四逆汤方证。处方：炙甘草10g，干姜8g，制附片15g。结果：上药服3剂，四肢冷大减，已不用热水袋暖脚，仍腹胀。上方加枳壳、陈皮、党参随症加减，服3个月腹胀消。

四逆加人参汤

【方药】

炙甘草二两，干姜一两半，附子（生用，去皮，破八片）一枚，人参一两。

上四味，以水三升，煮取一升二合，去滓，分温再服。

此回阳固脱、生津益血补气之方。

【适应证】

李翰卿：霍乱吐利，或利已止，而恶寒、脉微、手足厥逆之证未罢，或吐利未止而身体素若，或吐利时间较长、次数较多者。只要恶寒、脉微、肢厥、不喜冷性饮食等虚而兼寒之证俱见，便可使用本方。

【禁忌证】

李翰卿：单纯阳虚、气虚者，均不宜服。

【条文】

《伤寒论》第385条：恶寒，脉微，而复利。利止，亡血也，四逆加人参汤主之。

注：

李翰卿：此证在危险阶段，人参必须量大才能济事，最少不能少于五钱，服时应随煎随服，以病情完全恢复为止。绝不可稍事迟延，以免误事。

"利止"，是肠胃中没有可泻之物，而不是病情好转。"亡血"是指没有奉心化血的材料，而不是有失血现象。

徐大椿：（利）虽止而恶寒脉微未罢，则知其非阳回利止，乃津液内竭而利止也，故曰亡血。又当加人参以生津益血。

案例

李可医案

60岁垂死老妇，患者四肢冰冷，测不到血压，摸不到脉搏，仅心口微温，呼吸、心跳未停，遂破格重用制附子150g，于四逆加人参汤中，武火急煎，随煎随喂，1小时后终于起死回生。

茯苓四逆汤

【方药】

茯苓四两，人参一两，干姜一两半，甘草（炙）二两，附子（生用，去皮，破八片）一枚。

上五味，以水五升，煮取三升，去滓，温服七合，日二服。

此为回阳、补气、利水，治烦躁之方。

【适应证】

尾台榕堂：治四逆加人参汤证，而心下悸，小便不利，身瞤动，烦躁者；

霍乱重证吐泻后，厥冷筋惕，烦躁，不热不渴，心下痞硬，小便不利，脉微细者，可用此方，服后小便利者得救；治诸久病精气衰惫，干呕不食，腹痛溏泄而恶寒，面部四肢微肿者，产后失于调摄者多有此证；治慢惊风，搐搦上窜，下利不止，烦躁怵惕，小便不利，脉微数者。

【禁忌证】

李翰卿：凡未经汗下，及喜冷性饮食、小便通利之烦躁证，绝不可服。

【条文】

《伤寒论》第69条：发汗，若下之，病仍不解，烦躁者，茯苓四逆汤主之。

注：

李翰卿：此证应与真武汤证互相体会，因真武汤证在临床上需要加人参的地方相当多，只有通过体会，才能把这些关键搞清楚。

周连山：本方温肾燥湿，补虚回阳，只要证见四肢厥冷，脉沉微欲绝，或浮弦，面青黑无华，舌白多津即可用之。

案例

胡希恕医案

赵某，男性，45岁，1966年3月18日初诊。于1963年发现十二指肠球部溃疡。现症见：时胃脘痛，泛酸，腹胀，欲呕，吐涎沫，心烦，口中和不思饮，小便少，时心悸，舌苔白根腻，脉沉细弦。综合分析：证为胃气虚极，中寒停饮，为茯苓四逆汤方证。处方：茯苓12g，党参10g，制附片（先煎）10g，干姜6g，炙甘草6g。结果：上药服1剂，胃脘痛减，3剂后诸症明显减轻，随证调理月余，自感无所苦。

通脉四逆汤

【方药】

甘草（炙）二两，干姜三两，附子（生用，去皮，破八片）大者一枚。

上三味，以水三升，煮取一升二合，去滓，分温再服。

注：

李翰卿：利止脉不出者，加人参三至五钱。加入葱白、人参，不但符合方意，而且比原方只加重干姜更有效。

【适应证】

李翰卿：少阴病，下利清谷，手足厥逆，或兼面赤（此阴盛于下，格阳于上），或兼身热，不恶寒（此阴盛于内，格阳于外）。但必须具有脉微欲绝、舌润无苔，不喜冷性饮食，或索冷水而不欲咽等表现。

【禁忌证】

李翰卿：无外热现象者。

【条文】

1.《伤寒论》第317条：**少阴病，下利清谷，里寒外热，手足厥逆，脉微欲绝，身反不恶寒，其人面赤色，或腹痛，或干呕，或咽痛，或利止，脉不出者，通脉四逆汤主之。**

注：

胡希恕：少阴与太阴并病，下利清谷、手足厥逆，证属里寒身反不恶寒，面色赤，证属外热，脉微欲绝为极虚欲脱之证，故知里寒为真寒，外热为虚热，即无根之火，虚浮上泛。其后或然证为客证，不问有无，均以通脉四逆汤主之。

李翰卿：此下利清谷，和身热并见是阴盛格阳之证，绝不是先温里后解表之证。必须辨清，因此证较四逆汤证更为严重也。

2.《伤寒论》第370条：**下利清谷，里寒外热，汗出而厥者，通脉四逆汤主之。**

注：

李翰卿：本节之证，比四逆汤证更险，因汗出一证，是真阳欲脱之征兆，稍缓或用药稍差，即不可挽救，并不是一在少阴一在厥阴的关系。

 案例

赵守真医案

王某，伤于风寒，发热怕冷，身疼汗出，服表散药未愈。转增腹痛泄泻，舌白润，口不渴，小便清利，一变而为太阳、太阴并病。用时方平胃散加防风、桂枝，不唯前症未减，反增心下支结，胸胁满痛，口苦烦渴，再变而为太少二阳及太阴诸病矣。窃思证兼表里，《伤寒论》中之柴胡桂姜汤，病情颇为切合。不料患者又以病变时延，易医而欲速效。医不详察证情，认为表实里热而叠以汗下攻之，遂致漏汗洞泻，息短偃卧，势甚危殆。又复邀诊，脉微欲绝，四肢厥逆，汗泻未已，不时转侧手扰，此属阴阳垂绝之象，亟宜通脉四逆汤挽将绝之阳，配童便敛将尽之阴，以策万全。处方：附子30g，干姜45g，炙甘草15g。浓煎，冲童便少许。频频灌下，自晨迄暮，尽2大剂，泻汗递减。当子夜阳回之时，汗泻全止，身忽发热，是阴复阳回之兆。按脉浮缓无力，阴阳将和，邪气外透。乃煎桂枝汤加人参续进，益气解肌，2剂热退人安，后以补脾胃和气血调理月余复元。

通脉四逆加猪胆汁汤

【方药】

甘草（炙）二两，干姜三两（强人可四两），**猪胆汁半合，附子**（生用，去皮，破八片）大者一枚。

上四味，以水三升，煮取一升二合，去滓，内猪胆汁，分温再服。

猪胆

《名医别录》："疗伤寒热渴。"

《本草纲目》："通小便，敷恶疮，杀疳，治目赤、目翳，明目，清心脏，凉肝脾。"

【适应证】

尾台榕堂：霍乱吐泻太甚后，脱汗如珠，气息微微，厥冷转筋，干呕不止，烦愦燥扰，脉微欲绝者，死生系于一线，若非此方，则不能挽回。服后脱汗烦躁具止，小便利者为佳兆。若无猪胆，则以熊胆代之。

李翰卿：此方又通脉四逆汤加猪胆汁而成，乃是阴阳两虚、寒热并用之方，治通脉四逆汤证兼烦躁，或有格拒不受之象者。

【禁忌证】

李翰卿：单纯亡阳，手足厥逆，脉微欲绝者，不可加猪胆汁。

【条文】

《伤寒论》第 390 条：**吐已下断，汗出而厥，四肢拘急不解，脉微欲绝者，通脉四逆加猪胆汁汤主之。**

注：

李翰卿：本节有两个问题必须明确：①吐已下断，是否胃肠机能已复？如何认识？②为什么要加猪胆汁？答曰：肠胃机能恢复者，必然是脉象缓和，绝没有脉微欲绝的现象。加猪胆汁有两种说法：凡阳虚阴盛之人，服热性药往往格拒不受，故加此药以反佐之，这是热因寒用之法也；还有人认为本节脉微欲绝，四肢拘急等证，一方面是阳欲亡，一方面是阴已亏，所以用通脉四逆汤以回阳，加猪胆汁以益阴。这两种说法，我认为前者比较正确，后者阳亡而津不继之阴阳两虚证，阳回则津自可复，如阴阳并虚，加入人参或更佐以熟地，便可胜任，何必用苦寒之猪胆汁呢？况猪胆汁还有通便之作用，对吐泻已断之肠胃机能渐绝者，是不相宜的。

此证兼有烦躁现象者，用本方很有效，但时间上往往缓不济急。无猪胆，可以羊胆代之。根据前方之意，本方也该加入人参。

《伤寒论译释》：本证面色赤，属虚阳浮越之证，应与阳明病面合赤色属于实热者相鉴别：虚阳浮越的面色赤必红而娇嫩，游移不定，必伴有其他寒证；阳明病的面合赤色是面部通赤，色深红，必还有其他热证。本证身热反恶寒，也非阳明身热。恶热之比：阳明身热为里热熏蒸，按之灼手；本证身热为阳浮于外，病人虽觉热，而热必不甚，并且久按则反不热。其他如实热证有口舌干燥，大渴引饮；假热证口和舌润，虽渴亦不能多饮，或喜热饮，都可作诊断之参考。

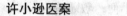

许小逊医案

周某，年届弱冠，大吐大泻之后，汗出如珠，厥冷转筋，干呕频频。面色如土，肌肉消削，眼眶凹陷，气息奄奄。脉象将绝，此败象毕露。处方：炮附子30g，干姜150g，炙甘草18g。一边煎药，一边灌猪胆汁，幸胆汁纳入不久，干呕渐止，药水频投，徐徐入胃矣。是晚再诊：手足略温，汗止，惟险证尚在。处方：炮附子60g，川干姜45g，炙甘草18g，高丽参9g。急煎继续投药。翌日：其家人来说："昨晚服药后呻吟辗转，渴饮，请先生为之清热。"观其意嫌昨日姜附太多也。吾见病人虽有烦躁，但能诉出所苦，神志渐佳，诊其脉亦渐显露，凡此皆阳气复振机转，其人口渴，心烦不耐，腓肌硬痛等证出现，原系大吐大泻之后，阴液耗伤过甚，无以濡养脏腑肌肉所致。阴病见阳证者生，且云今早有小便一次，俱佳兆也。照上方加茯苓15g，并以好酒用力擦其硬痛处。两剂烦躁去，诸证悉减，再两剂，神清气爽，能起床矣！后用健脾胃，阴阳两补诸法，佐以食物调养数日复原。

干姜附子汤

【方药】

干姜一两，**附子**（生用，去皮，切八片）一枚。

上二味，以水三升，煮取一升，去滓，顿服。

此温中、回阳、祛寒之方。

【适应证】

李翰卿：阳虚烦躁，昼日发作，不得卧，夜间安静。但必须是经过汗下，具有手足厥逆、脉沉而微、不喜冷性饮食、身无大热等证，且不兼有口苦、喜冷之热证，小便不利、苔白而滑之水证，恶风寒之表证，及年老体衰之虚证。

【禁忌证】

李翰卿：①一切热证者，忌之。②兼表证者，勿用。

【条文】

《伤寒论》第61条：下之后，复发汗，昼日烦躁不得眠，夜而安静，不呕，不渴，无表证，脉沉微，身无大热者，干姜附子汤主之。

注：

汤本求真：昼日烦躁不得卧，夜而安静者，非瘀血所致也；陈慎吾云：昼烦夜静，多属阳虚，夜烦昼静，多属阴虚。虽不尽然，亦可作一诊断参考。

曹颖甫：此与热入血室，适得其反。热入血室则昼日明了，夜则谵语，此则昼日烦躁，夜而安静。阳实者，泻其热，阳虚者，温其寒。

李翰卿："昼日烦躁不得眠，夜而安静。"根据病因及证候，知为真寒假热证。山田氏云：烦躁属阳证，而今无少阳主证之呕，阳明主证之渴，太阳主证之热，其脉沉微，其非阳证之烦躁明矣。此条烦躁需与茯苓四逆汤、吴茱萸汤亡阳虚寒之烦躁；大青龙汤后汗多亡阳，恶风烦躁；栀豉汤之虚烦鉴别清楚，不可混误。

案例

许叔微医案

一妇人，得伤寒数日，咽干，烦渴，脉弦细。医者汗之，其始衄血，继而脐中出血，医者惊骇而遁。予曰：少阴强汗之所致也。盖少阴不当发汗，仲景云："少阴强发汗，必动其血，未知从何道而出，或从口鼻，或从耳目，是为下厥上竭，此为难治。"仲景云无治法，无药方，予投以姜附汤数服，血止。后得微汗愈。

白通汤

【方药】

附子（生用，去皮，切八片）一枚，干姜一两，葱白四茎。

上三味，以水三升，煮取一升，去滓，分温再服。

此方温中回阳、散寒止利，兼治头痛。

葱白

《神农本草经》：味辛、温，可作汤。主伤寒、寒热，出汗，中风，面目肿。

《名医别录》：平，治伤寒，骨肉痛，喉痹不通，安胎，归目，除肝邪气，安中，利五脏，益目精，杀百药毒。

注意：表虚多汗者忌服。

【适应证】

李翰卿：少阴病，下利厥逆，脉微头痛。但必须是寒邪直中之急性证，具有不喜冷性饮食及舌苔白滑之证。

【禁忌证】

李翰卿：没有头痛者，不可用葱白；慢性下利较重者，也不用，因葱白性散，防止虚脱也。

【条文】

《伤寒论》第314条：少阴病，下利，白通汤主之。

注：

李翰卿：根据药品作用，我认为本证除阳虚里寒之外，必然有阳气被寒邪郁闭的现象。否则，四逆汤、理中汤都是最有效的方剂，似乎没有更用白通汤的必要。此需与临床先温里、后解表之法相互体会。

冠以"少阴病"，即有头疼、身痛、鼻塞流涕等表证，其人虚乏无力、脉细，但还未至脉微的程度；"下利"者，是水毒不得走表而走里以下之，但也未虚寒至下利清谷的程度，这是本条的着眼点。可用本方汗之以解下利，可是这必须与表里合病急当救里的为证相区别，两者证都虚寒，但有程度上的不同。

案例

俞长荣医案

雷某，男，二十岁，未婚。素常清早入河中捕鱼。一次，偶感风寒，有轻微不适，自认为年壮体健不以为意，仍旧涉水捕鱼。回家时便发寒战，四肢逆冷，腹痛自利，口干舌燥。先请某医治疗。某医认为阴寒证，但又考虑口干舌燥，未敢断定，建议请我会诊。患者恶寒倦卧，但欲寐，偶醒即呼口燥，索饮热茶，脉沉微，尺部更弱。我说：此少阴阴盛阳越证，急须人参四逆加葱白救治。

少阴证为何不用四逆汤而用人参四逆加葱白，其关键正是由于口干舌燥。因本证是阴寒内盛，津液大亏（因自利），孤阳无依而上越，所以口虽燥而喜热饮。故用干姜、附子、炙甘草扶阳温中散寒，加人参救津液，并须借葱白之辛烈直通阳气。遂处：炮附子12g，干姜9g，炙甘草6g，横纹潞30g，葱白3茎。水煎分两次服。服完，利止，手足转温，诸症均愈。

白通加猪胆汁汤

【方药】

附子（生用，去皮，切八片）一枚，干姜一两，葱白四茎，人尿五合，猪胆汁一合。

上五味，以水三升，煮取一升，去滓，内胆汁、人尿，和令相得，分温再服。

此方乃白通汤加猪胆汁、人尿而成，以人尿、猪胆汁引阳入阴，使热药不被寒邪所格，以利于回阳救逆。

人尿

《名医别录》："疗寒热，头疼，温气。"

《新修本草》："主卒血攻心，被打内有瘀血，煎服之，一服一升。又主症积腹满，诸药不差者服之皆下血片肉块。亦主久嗽上气失声。"

段治钧：人尿，咸寒，降火，除热，血分药；功能解热除烦、亢奋补虚、消瘀止血；主劳伤咯血、吐衄血、突然失血、产后血瘀血晕，可令人肌肤面容红润，精力充沛。人尿可能有点激素，能起一些亢奋作用。一般用十岁以下无病童子所尿，掐头去尾取中段使用，搁置时间稍长则便浊或有沉淀臊气味出。有亲患血崩之疾，每发则血大下、面无血色如白纸，每饮童子尿则下血减而面色转润，再请医治之，否则晕厥立至。因此知药效有验。

【条文】

《伤寒论》第 315 条：少阴病，下利，脉微者，与白通汤。利不止，厥逆无脉，干呕烦者，白通加猪胆汁汤主之。

注：

张锡纯：人尿与猪胆汁之性皆凉，加于热药之中以为引导，则寒凉凝聚之处自无格拒，此从治之法也。其脉暴出者，提纲中以为不治，以其将脱之脉象已现也。而愚临证数十年，于屡次实验中，得一救脱之圣药，其功效远过于参芪，而自古至今未有发明。其善治脱者，其药非他，即山萸肉一味大剂煎服。无论上脱、下脱、阴脱、阳脱，奄奄一息，危在目前者，急用生净萸肉三两，急火煎浓汁一大碗，连连温饮之，其脱即止，脱回之后，再用萸肉二两，生淮山药一两，真野台参五钱煎汤一大碗，复徐徐温饮之，暴脱之证约皆可救愈。想此节所谓脉暴出者用之亦可愈也。

李翰卿：据我的经验，白通汤证多在急性时期，若时间稍久，很少适用，因为葱白毕竟有散性，对单纯的阳虚证，应防其虚脱。

通脉四逆汤和白通加猪胆汁汤都使用葱白，一个是阴盛于内，格阳于外；一个是阴盛于下，格阳于上，皆着重在格拒方面，所以聊借葱白以通阳，否则不甚相宜。脉暴出的现象最宜留意，因为经验少的人，往往误认为真正好转，致成笑柄。

胡希恕：少阴病下利，虽宜白通汤主之，但少阴病脉微者，不可发汗。仅下利而脉数，故不可与白通汤，若误与之，不但利不止，且会致厥逆无脉、干呕而烦的虚脱恶变，此时应以通脉四逆加猪胆汁汤主之。服药后若脉暴出者，乃烛欲熄焰反高之凶兆，故主死；若脉微续而出者，为生气的渐复，故主生。

案例

张聿青医案

治一人。灼热旬余，咽痛如裂，舌红起刺，且卷，口干不思汤饮，汗虽畅，表热犹壮。脉沉细，两尺空豁，烦躁面赤，肢冷囊缩，显然少阴证据，误服阳经凉药，苟读《伤寒论》何至背谬若此？危险已极，计唯背城借一。但病之来源名目，虽经一诊道破，尚虑鞭长莫及耳。勉拟仲景白通汤加猪胆汁一法，以冀挽回为幸耳。处方：淡附片6g，细辛1g，怀牛膝3g，葱白3g，上肉桂1.5g，左牡蛎、猪胆汁1个（冲入微温服）。

第三节　附子汤类

附子汤

【方药】

附子（炮，去皮，破八片）二枚，**茯苓**三两，**人参**二两，**白术**四两，**芍药**三两。

上五味，以水八升，煮取三升，去滓，温服一升，一日三次。

此补阳益气、健脾利湿、养阴之方也。

【适应证】

李翰卿：少阴病，身体骨节疼痛，手足厥冷，背恶寒，脉沉而微细。但必须具有口不干、不苦、不渴及小便不利等症状（口干、口苦、口渴系里热证，不可用附子；小便若利，则无湿邪，不可用茯苓，白术）。本方和真武汤，只差一味药，真武汤偏重祛水，故重用生姜散之，本方偏重补虚，故用人参补之。其使用标准需从症状上具体分析，悟到同中之异、异中之同，方可融会贯通。我在使用上一般掌握两点，凡脉虚者，以附子汤治之；小便不利者，则用真武汤以治。

【禁忌证】

李翰卿：口苦、口渴、口干、喜冷，脉浮者，均忌之。

【条文】

1.《伤寒论》第 304 条：少阴病，得之一二日，口中和，其背恶寒者，当灸之，附子汤主之。

注：

左季云：背恶寒，是寒邪聚于一处，故用灸法。口中和，兼咽舌言和者，指不干燥而言。五脏之俞，皆系于背，背俞阳虚，阴寒得以乘之，见于二三日，其平素虚寒可知。

灸法：考仲景此条，不言当灸何穴？想系灸膈俞、膈关、关元穴。按膈俞系背俞第二行穴，膈关第三行穴。《图经》云：膈、关二穴，在第七椎下旁相去各三寸陷中，正坐取之，足太阳气脉所聚。专治背恶寒，脊强俯仰难，可灸五壮，盖少阴中寒，必由太阳而入，故宜灸其穴。关元穴在腹部中行脐下三寸，足三阴任脉之会，可灸百壮。所谓灸膈关者，是温其表以散外邪。灸关元者，是温其里以助元气也。

2.《伤寒论》第 305 条：少阴病，身体痛，手足寒，骨节痛，脉沉者，附子汤主之。

注：

李翰卿：李攒文云，此方扶正达邪，为寒湿、风湿身痛之仙方也。此身体痛，和麻黄汤证大体相同，无论肿痛，重痛，或刀割、锥刺都一样。所不同者，只是有热无热，脉浮脉沉而已，这是阳气不达肌表之故。使用时应考虑以下几个问题：①平素是否偏于阳虚。②病后是否屡经汗下，或服寒凉过多。③脉象沉而无力。④是否大便溏，或小便少。⑤是否属于麻黄细辛附子汤证，或麻黄附子甘草汤证。⑥是否为先温里后解表的四逆汤、桂枝汤证。

李映淮：身体痛，手足寒，骨节痛三证，需根据脉的浮、沉辨清太阳和少阴，才能立出正确治法。因为这三证是太阳、少阴共有之证，一旦差误，会变证迭起的。

胡希恕：手足寒而脉沉，阴寒在里甚明，则身体骨节疼痛，当是湿痹而非风邪，故以附子汤主之。由本条所论证治，则寒湿痹痛而脉沉者，多有用本方的机会，须注意。依据经验，下肢拘急痛、屈伸不利而脉沉者，更有良效，拘急甚者可增加芍药、附子用量。

3.《金匮要略·妇人妊娠病》第 3 条：妇人怀娠六七月，脉弦发热，其胎愈胀，腹痛恶寒者，少腹如扇，所以然者，子脏开故也，当以附子汤温其脏。

4.《千金方》：本方加桂心甘草，治湿缓风，身体疼痛，如欲折，肉如锥刺刀割。

真武汤

【方药】

茯苓三两，芍药三两，生姜三两（切），白术二两，附子（炮，去皮，破八片）一枚。

上五味，以水八升，煮取三升，去滓，温服七合，日三服。若咳者，加五味子半升，细辛一两，干姜一两；若小便利者，去茯苓；若下利者，去芍药，加干姜二两；若呕者，去附子加生姜，足前为半斤。

注：

成无己：本方证治要点：小便不利，心下悸。方中茯苓味甘平，白术味甘温，脾恶湿，腹有水气，则脾不治，脾欲缓，急食甘以缓之，渗水缓脾，必以甘为主，故以茯苓为君，白术为臣。芍药味酸微寒，生姜味辛温。《内经》曰：湿淫所胜，佐以酸辛。除湿正气，是用芍药、生姜，酸辛以佐也。附子味辛热，《内经》曰：寒淫所胜，平以辛热。温经散湿，是以附子为使也。

【适应证】

左季云：本方可治：1.青盲；2.耳聋目盲；3.临风流泪；4.喉证；5.遗精；6.阴肿；7.目中云障；8.齿痛；9.失眠；10.盗汗；11.癃闭；12.遗溺；13.流注。

李翰卿：少阴病，阳虚水邪不化，或气喘不得卧，或咳嗽，或头眩，或肿满下利，以及热性病服清凉药后其病不解，或神昏谵妄，或斑点隐隐等证。但必须具有小便不利，或小便不多，或腹中有水声，不喜冷性饮食，脉沉而微。

【禁忌证】

李翰卿：凡喜冷，口渴舌燥，及无水气证者，均忌之。

【条文】

1.《伤寒论》第82条：太阳病，发汗，汗出不解，其人仍发热，心下悸，头眩，身瞤动，振振欲擗地者，真武汤主之。

注：

成无己：筋惕肉瞤，由发汗多亡阳，阳虚可见矣。《内经》曰，阳气者，精则养神，柔则养筋，发汗过多，津液枯少，阳气大虚，筋肉失养，故惕然而跳，瞤然而动，治宜温经养营者以此。

里虚为悸，上虚为眩，经虚为身瞤振振摇，与真武汤主温经复阳。

2.《伤寒论》第316条：少阴病，二三日不已，至四五日，腹痛，小便不利，四肢沉重疼痛，自下利者，此为有水气，其人或咳，或小便不利，或下利，或呕者，真武汤主之。

注：

左季云：少阴病二三日，则邪气犹浅，至四五日邪气已深。肾主水，肾病不能制水，水饮停为水气。腹痛者，寒湿内甚也。四肢沉重疼痛者，寒湿外甚也。小便不利，自下利者，湿胜而水谷不别也。《内经》曰：湿胜则濡泄，与真武益阳气散寒湿。

案例

赵守真医案

申瑞林久病之后，体气已虚，不慎风寒，又染外感，只宜培补剂中佐少许表药，殊不能视同日常表证治之。前医竟用麻黄汤发汗，因之大汗不止，头晕目眩，筋惕肉瞤，振振欲仆地，小便难，肢微拘急，呈状甚危。余见其人神志尚清明，脉现细微，汗淋漓未休，此由峻发之后，卫气不固，津液大伤，肾气亏竭而小便难，血不营筋而肢拘急，阳虚则水气泛逆，冲激于上，故振振而眩仆，是纯一阳虚之真武汤证，为水逆之重者。若不如是辨认，泛用漏汗之桂枝附子汤，虽能回阳而不镇水；如用苓桂术甘汤，虽能镇水而不回阳，皆属本证前阶段轻者浅者言之，至阳虚水逆之本证，则以真武汤为适合，且应大剂量以进：附子五钱白术白芍各四钱茯苓八钱生姜五钱，并用五倍子研末醋拌成饼敷贴脐孔，布条捆扎，又用温粉扑身。连进二剂，汗渐止，再三剂，不特汗全收，即眩晕拘急尿难诸候，亦均消失。后用归芍六君子汤加补骨脂、巴戟、干姜调理培补。

大黄附子汤

【方药】

大黄三两，**附子（炮）**三枚，**细辛**二两。

上三味，以水五升，煮取二升，分温三服。若强人煮二升半，分温三服。服后如人行四五里，进一服。

此方具有温阳散寒，通便止痛的作用。

【适应证】

阳虚寒结，腹痛便秘，胁下偏痛，发热，手足厥冷，舌苔白腻，脉紧弦。

【禁忌证】

1. 脾虚便溏脉细小者，慎用。

2. 口干、口苦，脉浮大，属阳热证者。

【条文】

《金匮要略·腹满寒疝宿食病》第15条：**胁下偏痛，发热，其脉紧弦，此寒也，以温药下之，宜大黄附子汤。**

按：脉紧、弦，均属寒实，胁下偏痛，指偏侧胁下痛。胡希恕：本方不仅能治胁下偏痛，无论身体哪一部分，只偏痛在一侧，大多属于久寒结聚证，用之多效。受此理论启发，我们对于不对称性关节肿痛，以此方加减多取得较好疗效。

案例

赵守真医案

钟大满，腹痛有年，理中四逆辈皆已服之，间或可止。但痛发不常，或一月数发，或两月一发，每痛多为饮食寒冷之所诱致。自常以胡椒末用姜汤冲服，痛得暂解。一日，彼晤余戚家，谈其痛疾之异，乞为诊之。脉沉而弦紧，舌白润无苔，按其腹有微痛，痛时牵及腰胁。大便间日一次，少而不畅，小便如常。吾曰："君病属阴寒积聚，非温不能已其寒，非下不能荡其积，是宜温下并行，而前服理中辈无功者，仅祛寒而不逐积耳。依吾法两剂可愈。"彼曰："吾固知先生善治异疾。倘得愈，感且不忘。"即书予大黄附子汤：大黄四钱，乌附三钱，细辛钱半。并曰："此为金匮成方，屡用有效，不可为外言所惑也。"后半年相晤，据云：果二剂而瘥。噫！经方之可贵如是。

薏苡附子败酱散

【方药】

薏苡仁十分，**附子**二分，**败酱草**五分。

上药三味，杵为粗末，取方寸匕，以水二升，煎减半，顿服。

本方为阴症之排脓消肿剂。以祛瘀排脓的败酱草与薏苡仁用以治痈脓，而佐以附子则治痈脓而陷于阴虚证者。

败酱草

《神农本草经》：味苦平，主暴热，火疮，赤气，疥瘙，疽，痔，马鞍热气。一名鹿肠，生江夏川谷。

《名医别录》：味咸，微寒，无毒。主除痈肿，浮肿，结热，风痹不足，产后腹痛。一名鹿肠，名马草，一名泽败。生江夏，八月采根，暴干。

【适应证】

段治钧：本方活用于湿性皮肤病，如生癞、顽癣（湿疹）、流黄水、硬皮病。

尾台榕堂：此方与大黄牡丹皮汤同为治疗肠痈之方，有轻重深浅之分。彼云小腹肿痞，痛如淋；此云腹皮急，按之濡，如肿状。彼云时时发热，自汗出，复恶寒；此云身无热。彼云脉迟紧；此但云数。可见证又轻重，而毒所结亦有浅深也。肠痈可针者，当认肌层甲错处入针。若犹豫旷日，则腐溃蔓延，脓自脐孔出，荏苒而不愈，或致不起也。审断脓之深浅，其浅者，速入针为要。"肠内"二字，宜活看。

【条文】

《金匮要略·疮痈肠痈浸淫病》第3条：肠痈之为病，其身甲错，腹皮急，按之濡，如肿状，腹无积聚，身无热，脉数，此为腹内有痈脓，薏苡附子败酱散主之。

按：身甲错，指皮肤为鳞甲而不光滑，或肤屑多附着如鱼鳞，为瘀血之象；腹皮急，按之濡，如肿状，腹无积聚，指本证之腹征。轻按有拘挛、紧张感，但略用力则虚软无力，重按亦无肿块结节的迹象；身无热，非热证，脉数为虚非热。

附子粳米汤

【方药】

附子（炮）一枚，半夏半升，甘草一两，大枣十枚，粳米半升。

上五味，以水八升，煮米熟汤成，去滓。温服一升，三日服。

此方为治寒饮在里，呕逆腹痛的治剂，方中附子温中祛寒，半夏降逆逐饮，粳米、甘草、大枣安中止痛。

【适应证】

主腹中寒气，雷鸣切痛，胸胁逆满呕吐。消化系疾病辨证属于虚寒型者有应用机会。

【条文】

《金匮要略·腹满寒疝宿食病》第10条：腹中寒气，雷鸣切痛，胸胁逆满，呕吐，附子粳米汤主之。

注：

胡希恕：本方治腹痛呕吐，虽似大建中汤证，但大建中汤证痛在上腹，上及心胸，而本方证痛在下腹，而上不及心胸。若上下腹痛剧，而及于心胸者，宜二方合用有奇效。

案例

赵守真医案

彭君德初夜半来谓："家母晚餐后腹内痛，呕吐不止。煎服姜艾汤，呕痛未少减，且加剧焉，请处方治。"吾思年老腹痛而呕，多属虚寒所致，处以砂半理中汤。黎明彭君仓卒入，谓服药后腹痛呕吐如故，四肢且厥，势甚危迫，恳速往。同去其家，见伊母呻吟床第，辗转不宁，呕吐时作，痰涎遍地，唇白面惨，四肢微厥，神疲懒言，舌质白胖，按脉沉而紧。伊谓："腹中雷鸣剧痛，胸膈逆满，呕吐不止尿清长。"凭证而论，则为腹中寒气奔迫，上攻胸胁，胃中停水，逆而作呕，阴盛阳衰之候。《金匮》叙列证治更切："腹中寒气，雷鸣切痛，胸胁逆满，呕吐，附子粳米汤主之。"尤在泾对此亦有精辟之论述："下焦浊阴之气，不特肆于阴部，而且逆于阳位，中虚而堤防撤矣。故以附子补阳驱阴，半夏降逆止呕，而尤赖粳米、甘、枣，培令土厚而使敛阴气也。"其阐明病理，译释方药，更令人有明确之认识。彭母之病恰切附子粳米汤，可以无疑矣！但尚恐该汤力过薄弱，再加干姜，茯苓之温中利水以宏其用。服两贴痛呕均减，再二贴痊愈。改给姜附六君子汤温补脾胃，调养十余日，即速复如初。

黄土汤

【方药】

甘草、干地黄、白术、附子（炮）、阿胶、黄芩各三两，灶中黄土半斤。

上七味，以水八升，煮取三升，分温二服。

1. 灶心黄土

《名医别录》：主妇人崩中，吐血，止咳逆，止血，消痈肿毒气。

2. 阿胶

《神农本草经》：味甘，平。心腹内崩，劳极，洒洒如疟状，腰腹痛，四肢酸疼，女子下血安胎。久服轻身，益气。

《名医别录》：微温，无毒。主丈夫少腹痛，虚劳羸瘦，阴气不足，脚酸不能久立，养肝气，生东平郡。煮牛皮作之，出东阿。

黄煌：方中既用大量阿胶，则可推测当有便血或下利脓血等。《辅行诀脏腑用药法要》"小朱鸟汤"组成和本方一致，主治"天行热病，心气不足，内生烦热，坐卧不安，时时下利纯血如鸡鸭肝者"。可证明有出血症状。

阿胶主治血证。阿胶主治的出血，又以便血、子宫出血、尿血为主。其血色或淡红，或鲜红，但其质多淡多稀。便血或先便后血，或为血痢，多配黄芩、黄连，用量宜大；治子宫出血，多配当归、地黄；治尿血多配滑石、猪苓，用量不宜过大。如咳血、虚羸，多配人参、麦冬、甘草、地黄。总之，仲景使用阿胶，必见血证。临床上，患者有以出血为主诉者，也有不以出血为主诉者，可以询问其有无出血倾向，如女子月经过多者，碰撞后皮下极易出血者，小便化验有隐血，有鼻衄、咳血等。又其人多面色萎黄或苍白，皮肤枯焦，爪甲无血色是其客观指征。

注意：阴虚失血及热证呕吐反胃忌服。

黄土汤具温阳健脾，养血止血之功。

【适应证】

治脾虚阳衰，大便下血，及吐血、衄血、妇人血崩，血色黯淡，四肢不温，面色萎黄，舌淡苔白，脉沉细无力。

【禁忌证】

伴吐血，口苦、口臭、溲短赤等热证者禁服本方。

【条文】

《金匮要略·惊悸吐衄下血胸满瘀血病》第15、16条：下血，先便后血，此远血也，黄土汤主之。下血，先血后便，此近血也，赤小豆当归散主之。

注：

吴谦：先便后血，此远血也，谓血在胃也，即古之所谓结阴，今之所谓便血也。先血后便，此近血也，谓血在肠也，即古之所谓肠澼为痔下血，今之所谓藏毒、肠风下血也。一用黄土汤以治结阴之血，从温也；一用赤小豆当归散以治藏毒之血，从清也。

案例

胡希恕医案

王某，男，39岁，1968年6月12日初诊。患胃脘痛，大便下血已9年未愈，经各种检查诊断为"结肠炎出血"。近症：时有黑便，或黑紫血，常左腹痛即胃脘隐痛，晚上心烦口干思饮，但饮不多，纳尚可，然食不香，时有头晕，自感四肢发凉，苔白腻，脉沉细。证属饮久生热、伤络血溢，治以温化寒饮，养血止血，与黄土汤加减。处方：生地黄24g，党参10g，白芍10g，干姜6g，当归10g，川芎6g，艾叶10g，川附子6g，蜜甘草6g，伏龙肝60g（煎汤代水）。服9剂，腹痛胃脘痛已，便血渐止。

第四节　乌头汤类

大乌头煎

【方药】

乌头大者五枚（熬，去皮，不咬咀）。

上以水三升，煮取一升，去滓，内蜜二升，煎令水气尽，取二升，强人服七合，弱人服五合。不差，明日更服，不可一日再服。

乌头

《神农本草经》：味辛温。主中风，恶风洗洗，出汗，除寒湿痹，咳逆上气，破积聚，寒热。其汁煎之，名射罔，杀禽兽。一名奚毒，一名即子，一名乌喙。生山谷。

《名医别录》：味甘、大热，有毒。消膈上冷痰，食不下，心腹冷疾，脐间痛，肩胛痛不可俯仰，目中痛不可久视，又堕胎。

段治钧：乌头治同附子，而力更猛峻，合成蜜煎，缓中止痛，并兼解毒，此治寒疝腹痛剧甚之方也。此方服后，可能发生头晕、呕吐的瞑眩状况。所以方后所注煎煮法和服法非常重要，应注意：①不要把乌头打碎煎煮；②用蜜煎如法；③不可一日服两次；④服药后无感觉（"不知"）渐加服量；⑤一个乌头的重量大约在30g，虽云人者五枚，还是不宜过大为妥；⑥要事先告知病家以免慌张。据胡老经验本方用川乌煎服如法是没有问题的，服用三日，一日服量也最好分几次服，头眩即至量。治寒疝（"疝"字虽是病名，但亦可看作是痛剧之谓）腹痛剧、冷汗出、手足逆冷者甚验。

【适应证】

散寒止痛。治寒疝，绕脐腹痛，恶寒不欲食，发则冷汗出，手足厥冷，脉沉紧。

【条文】

《金匮要略·腹满寒疝宿食病》第17条：腹痛，脉弦而紧，弦则卫气不行，即恶寒，紧则不欲食，邪正相搏，即为寒疝。寒疝绕脐痛，若发则白汗出，手足厥冷，其脉沉弦者，大乌头煎主之。

案例

吉益东洞医案

京师，界街之商人井筒屋播磨家之仆，年70余，自壮年患疝瘕，十日、五日必一发。壬午秋大发，腰脚挛急，阴卵偏大，而欲入腹，绞痛不可忍，众医皆以为必死。先生诊之，作大乌头煎（每剂重24g），使饮之。斯须，瞑眩气绝，又顷之，心腹鸣动，吐水数升即复原，且后不再发。

乌头汤

【方药】

麻黄、芍药、黄芪、甘草（炙）各三两，川乌（㕮咀，以蜜二升，即出乌头）五枚。

上五味，㕮咀四味。以水三升，煮取一升，去滓，内蜜煎中，更煎之。服七合；不知，尽服之。

本方功能温经散寒，除湿宣痹。此方主以大乌头煎，合以散风发汗、逐湿、缓急之品。

【适应证】

吉益东洞：历节疼痛，不可屈伸者；脚肿疼痛者；腰以下肿而疼痛者；腹中绞痛拘挛，不得转侧，身重，手足厥冷，阴缩者；小腹挛急，阴囊偏大者；自汗，盗汗出，浮肿者。

【条文】

《金匮要略·中风历节病》第10条：病历节，不可屈伸，疼痛，乌头汤主之。

乌头桂枝汤

【方药】

乌头大者五枚（熬，去皮，不咀），桂枝三两（去皮），芍药三两，甘草二两（炙），生姜三两，大枣十二枚。

乌头以蜜二斤，煎减半，去滓，以桂枝汤五合解之，令得一升，后初服二合；不知，即服三合；又不知，复加至五合。其知者如醉状，得吐者为中病。

本方功能逐冷调营，此即大乌头煎与桂枝汤的合方，故治二方之合并证。

【适应证】

尾台榕堂：寒疝，绕脐痛，上连心胸，下控阴囊，苦楚不可忍，手足逆冷，汗如流者，非此方莫能救之。疝，水毒也。其发多由外感而来，或有兼瘀血而作者，或有挟蛔虫而动者，或有因宿食而发者，处治之际，宜甄别而下手之。

【条文】

《金匮要略·腹满寒疝宿食病》第19条：寒疝腹中痛，逆冷，手足不仁，若身疼痛，灸、刺、诸药不能治，乌头桂枝汤主之。

注：

段治钧："寒疝腹中痛，逆冷，手足不仁"为大乌头煎证；"身疼痛"指表证身疼痛，为桂枝汤证；内疝外邪身痛，故以两者合方治之。

案例

赵守真医案

袁素珠，青年农妇，体甚健，经期准，已育子女三四人矣。一日，少腹大痛，筋脉拘急而未稍安，虽按亦不住，服行经调气药不止，迁延十余日，病益增剧，迎余治之。其脉沉紧，头身痛，肢厥冷，时有汗出，舌润，口不渴，吐清水，不发热而恶寒，肢以下痛，痛剧则冷汗出，常觉有冷气从阴户冲出，痛处喜热敷。此由阴气积于内，寒气结搏而不散，脏腑虚弱，风冷邪气相击，则腹痛里急，而成纯阴无阳之寒疝。窃思该妇经期如常，不属于血凝气滞，亦非伤冷食积，从其脉紧肢厥而知为表里俱寒，而有类于《金匮》之寒疝。其谓："腹痛脉弦而紧，弦则卫气不行，即恶寒；紧则不欲食，邪正相搏，即为寒疝。"……本病症状虽与上引《金匮》原文略出入，而阴寒积痛则属一致。处以乌头桂枝汤：制乌头 12g，桂枝 18g，芍药 12g，甘草 6g，大枣 6 枚，生姜 3 片。水煎，兑蜜服。上药连进 2 帖，痛减厥回，汗止人安。换方当归四逆加吴茱萸生姜汤，以温通经络，清除余寒，病竟愈。

乌头赤石脂丸

【方药】

蜀椒一两，乌头（炮一分），附子（炮）半两，干姜一两，赤石脂一两。

上五味，研末，蜜为丸，如梧桐子大。先食服一丸，一日三次。不知，稍加服。

乌、附、干姜，温中起沉衰；蜀椒下气解郁；又恐辛温太过，因以赤石脂护心而敛其散。

【适应证】

心痛彻背，背痛彻心，寒凝心脉，手足不温。

【条文】

《金匮要略·胸痹心痛短气病》第 9 条：心痛彻背，背痛彻心，乌头赤石脂丸主之。

注：

胡希恕：心痛而达于背，背痛而达于心，此为阴寒邪甚，非瓜蒌薤白白酒汤辈所能治，宜以赤石脂丸主之。

第五节　建中汤类

小建中汤

【方药】

芍药六两，桂枝（去皮）三两，甘草二两，胶饴一升，大枣十二枚，生姜三两。

上六味，以水七升，煮取三升，去滓，内饴，更上微火消解。温服一升，日三服。呕家不可用建中汤，以甜故也。

【适应证】

1. 王肯堂：治痢不分赤白新久，但腹中大痛者，神效。其脉弦急，或涩浮大，按之空虚，或举按皆无力者是也。

2. 曹颖甫：腹痛喜按，痛时自觉有寒气上自胸中，下迫腹中，脉虚弦，其效如神。月事将行，必先腹痛，脉虚。此血亏也，宜当归建中汤。

3. 叶橘泉：急慢性疾患而发之腹痛，呈贫血虚寒型，按之则痛减，或手足冷，心下悸，腹痛，时喜屈卧，喜温、手扪，着寒则易痛，脉弱，遗精，体温不足，畏风，神经型衰弱体质者为本方之适应。

4. 李翰卿：治虚劳里急，腹中时痛，喜得温按，按之则痛减，舌淡苔白，或心中悸动，虚烦不宁，面色无华，或四肢酸疼，手足烦热，咽干口燥。

【禁忌证】

李翰卿：①呕家不可服（甘能动呕也）。②喜冷者，不可服（热证不宜用温药也）。③腹痛拒按者，不可服（实证不宜用补药也）。

【条文】

1.《伤寒论》第 100 条：**伤寒，阳脉涩，阴脉弦，法当腹中急痛，先与小建中汤。不差者，小柴胡汤主之。**

注：

胡希恕：浮取脉涩，谓为阳脉涩；沉取脉弦，谓为阴脉弦。涩主血少，弦主有寒，有寒则拘急而痛。今伤寒脉浮涩、沉弦，为血气虚于外、寒邪在里之应，当出现腹中急痛的症状。先与小建中汤治腹中急痛，兼以和外。服后不差者，以少阳病脉也弦，当已并于少阳，建中汤只治其半，故再予小柴胡汤即全治矣。

李翰卿：阳脉涩，指浮取涩，主气血不足；阴脉弦，指沉取弦，主痛，主肝不和。根据实践，这种腹痛为拘急而痛，多发于脐之上部，且没有拒按现象。在治疗上，前方以祛寒为主，寒去之后，痛仍不止者，除舒畅神经、温通血脉外，更无别法。所谓和肝者，正包括了以上两种作用，故用小柴胡汤（去黄芩加芍药）以治，这里柴胡不必多用。

二证之腹痛容易混淆，故要明确诊断，分别用之，非教人先用小建中而后用小柴胡也。

2.《伤寒论》第 102 条：**伤寒二三日，心中悸而烦者，小建中汤主之。**

注：

段治钧："伤寒二三日"，言起始为太阳伤寒，才二三日，表示患病不久，隐刻下仍有外邪未去的意思。

"心中悸而烦者"，"悸"为惊悸，心慌，心跳得厉害。心虚血少则有此代偿性的表现。表不解则"烦"，对烦证当辨虚实表里，例如本条之烦乃邪（热）郁在表之烦，柴胡汤证之烦乃邪入半表半里，其热波及心胸而烦等。且当注意烦与躁的区别，烦多为阳性证，而躁多为阴性证。

本条述证甚简，虽未言脉，但推之可知其为浮而缓弱之类。上条为太阳少阳并病，中气虚而不振，本条为中虚而邪在太阳，都有桂枝汤证的病机。桂枝汤健胃生津，小建中汤证因有里虚之候，故加饴糖以补益。建中生津化液，则血液得充。里虚若不扶里，外邪亦不得解。所以均需从加强胃气治之。

3.《金匮要略·血痹虚劳病》第13条：**虚劳里急，悸，衄，腹中痛，梦失精，四肢酸痛，手足烦热，咽干口燥，小建中汤主之。**

注：

段治钧：本条虚劳不足的表现可分为四组：悸、衄、梦失精；里急、腹中痛；四肢酸疼、手足烦热；咽干口燥。

悸、衄、梦失精，既是虚损不足的具体证候，也是其人虚损不足的原因。心（气）虚血少则悸；精血失收则上衄而下遗。有此证情者，其人瘦弱可知。里急、腹中痛，急，即拘急挛急，自觉内里不宽绰，按之腹筋不松软；里虚有寒，则腹中痛。四肢酸疼、手足烦热，两者均为表证。里有虚寒（中气不振），气血不充于外，故四肢酸疼；手足发热，因热而烦，乃虚热之候也。咽干口燥，并不是因为大热伤津，而是因为胃虚津液化生不足而津枯失润，需与石膏证之口舌干燥鉴别。

综上所述，此证当用甘温除热之剂，在建中的基础上生津液、养气血、润燥、祛热除烦而解。不管上下腹痛虚证用之如神，实者不可。

4.《金匮要略·黄疸病》第22条：**男子黄，小便自利，当与虚劳小建中汤。**

注：

李翰卿：本证之黄疸，非胆红素引起，乃脾气虚弱所致。陆氏谓营养不良，肌肤萎黄病。黄疸（阳黄）由湿热阻滞无从排泄引起，今小便自利，则湿热有出路不致成黄，如草木春夏呈绿，秋冬干黄一样。故用小建中汤建立中气，则其黄自退。以药测证，本证当有脉沉迟弱，自汗身冷，大便不实，喜静嗜卧等虚劳征象。

5.《金匮要略·妇人杂病》第18条：**妇人腹中痛，小建中汤主之。**

案例

1. 大塚敬节医案

患儿为一岁六个月的男孩，面色苍白，眉间能透过皮肤看到青色细血管，呈虚弱体质，其母亲说，患儿左侧腹股沟疝气，因年幼尚不能手术，待长大些后手术治疗，但还是想看看汉方医有没有办法。我投予小建中汤治疗，服用十天，肠未再脱出。为防再发，继续服药两个月。

治疗疝气时，不仅是小建中汤，宜用桂枝加芍药汤的场合也有，但对于乳幼儿，还是选用小建中汤的时候多。

2. 大塚敬节医话

小建中汤对于体质弱的人，特别是小儿多用。但平素体健之人，如果不断勉强劳作而疲惫之时，可以显现出小建中汤证。所以，并不能单以瘦削、面色不好等外观来确定小建中汤证。

在小建中汤证，有时可见到腹直肌像两条棒一样绷突于脐两侧。也可见到像大建中汤证，全腹部软弱无力，透过腹壁可观察到腹部的蠕动运动。

幼儿患感冒、麻疹、肺炎等疾病时，有时突然诉腹痛，治疗上是使用小建中汤好，还是小柴胡汤好，往往难以确定。这个时候首先用小建中汤为好。

结核性腹膜炎的轻症，如果没有腹水，多为小建中汤证。如果有便秘时，小建中汤可助通便。

虚弱儿童经常衄血者，可视为小建中汤证。曾用小建中汤止住紫癜病的衄血。

对于肢冷证出现尿频、尿量多、易疲劳等症状者，也宜选用。

小建中汤证和桂枝加龙骨牡蛎汤证有很相似之处，两者均可用于时时出现或遗精，或手足倦怠，或口干燥等场合。

黄芪建中汤

【方药】

黄芪一两半，芍药六两，桂枝（去皮）三两，甘草三两，胶饴一升，大枣十二枚，生姜二两。

上七味，以水七升，煮取三升，去滓，内饴，更上微火消解。温服一升，日三服。

【适应证】

治小建中汤证而虚劳较甚者。

【禁忌证】

李翰卿：①呕家不可服（甘能动呕也）。②喜冷者，不可服（热证不宜用温药也）。③腹痛拒按者，不可服（实证不宜用补药也）。

【条文】

《金匮要略·血痹虚劳病》第 14 条：虚劳里急，诸不足，黄芪建中汤主之。

案例

大塚敬节医案

患儿五岁，面色白，为松弛柔软型肥胖的男孩。无论夏天或冬天，经常感冒。一患感冒，马上就鼻流清涕，喉咙里有痰涎，频发咳嗽，难以好转，此时的体温多在 37.1～37.2℃之间。该患儿初诊是在 1939 年 8 月，当时的症状主要是频发的咳嗽，我诊断为里寒证，投予人参汤温其里寒。服药七天后，身体状态比以前好转，也有了食欲，鼻流清涕已止住，但咳嗽仍未完全消除。于是改投黄芪建中汤治疗，一次药服下，即未再出现咳嗽。此后身体有些强壮了，几乎没再患感冒。以后该患儿有感冒时就给予黄芪建中汤，服一次药即可止住咳嗽，所以家里就常备黄芪建中汤。后来渐渐身体恢复了健康，连黄芪建中汤也不用了。对于易患感冒的小儿，桂枝加黄芪汤也有良效。黄芪可以增强御邪功能，有强壮的效果。过去，我曾使用桂枝加黄芪汤和黄芪建中汤治愈中耳炎长时期流脓不止的病例。

当归建中汤

【方药】

当归四两，芍药六两，桂枝三两，甘草二两，大枣十二枚，生姜三两。

上六味，以水一斗，煮取三升，分为三服，一日令尽。若大虚，加饴糖六两（30g）作汤成，内之于火上暖，令饴糖消。若去血过多，崩伤内衄不止，加地黄六两，阿胶二两，合八味，汤成内阿胶。若无当归，以川芎代之。若无生姜，以干姜代之。

【适应证】

治小建中汤证而血虚、血瘀明显者。

案例

大塚敬节医案

有一个当归建中汤治疗大肠炎的案例，比较少见，特报告如下。患者为二十七岁妇人，有三个孩子。约在一年前患大肠炎，时好时坏。体温平时正常，偶尔可升至 38.0℃左右。大肠炎发作时，下腹部疼痛，里急后重，频繁地上厕所，每次只排出少量夹杂血液的黏液便，排便过程不痛快。近一年来，在家附近的医院看病服药，不见好转。腹诊，发现腹直肌拘挛，左侧髂骨窝处有条索状抵抗和压痛。当问及月经情况时，回答说已停经一年多，但几乎每个月一到相当于经期的时候，大肠炎就发作。我想，这不是一般的大肠炎，瘀血是其主要病因。对此投予了桂枝加芍药汤加当归的当归建中汤。于是，服药的第一个月，大肠炎未发作。从第两个月开始，月经开始恢复。直到现在，十几年来，该妇人一直处于健康状态。在我尚不懂汉方医学的时候，也遇到过类似的患者。那个患者曾对我说"您父亲说过，我的病是从血的通路上得的"。这是告诉了我先父的诊断，可惜那时我没怎么明白其中的意义。

大建中汤

【方药】

蜀椒（炒去汗）二合，干姜四两，人参二两，胶饴一升。

以水四升，煮取二升，去滓，内胶饴一升，微火煮取一升半，分温再服，如一炊顷，可饮粥二升，后更服，当一日食糜粥，温覆之。

注：

大塚敬节：注意服用法，汤成后加饴糖，分两次温服，30～60分钟后宜食稀粥200mL左右，再服所剩下药物，一日中温覆宜吃稀粥。

【适应证】

治腹痛剧烈之脾胃虚寒证。

【条文】

《金匮要略·腹满寒疝宿食病》第14条：心胸中大寒痛，呕不能饮食，腹中寒，上冲皮起，出见有头足，上下痛而不可触近，大建中汤主之。

按：心胸、腹部均受累，说明疼痛范围大且痛剧而不可触近，大塚敬节论该证腹征有二：一是全腹部软弱无力，能够看见肠的蠕动；另一个是腹部充实气体，看上去像是实证，但内里似有寒邪，使用该方温补可减病情，患者平时畏食寒凉、鲜果等品，寒冷气候易诱发。

案例

大塚敬节医话

我跟从汤本求真先生学习到的大建中汤腹证是腹部全无力气，看不见腹直肌，好像妇女在产后的腹部一样软弱无力，叩击之，则有时会出现缓慢的肠蠕动。

汤本先生非常喜欢用大建中汤，但是单用时少，多以小柴胡汤合当归芍药散合大建中汤的方式使用。

　　大建中汤有特异性腹证，诊断并不困难。但是肠管蠕动不安，从腹壁可以观察到肠管运动，这些证候并非大建中汤证所独有。小建中汤、人参汤、真武汤、旋覆花代赭石汤等证也可以见到这样的腹证。

　　另外，腹部嘭嘭而胀满，肠管蠕动运动并不分明时，也有宜于使用大建中汤者，不可不知。我自身曾患肾结石并苦于剧烈疝气疼痛，使用大建中汤排出如小豆大小的结石两颗而愈。那时腹部嘭嘭地紧张着，充满了气体，肠蠕动并不清楚，先服用大柴胡汤，出现剧烈腹痛，改服大建中汤时感觉大不一样。大建中汤中的蜀椒与肠的运动相关，当然并非仅仅是促进其运动，在有些场合却有使之镇静的作用，可以考虑有两种功效。另外，对于尿路结石症，即便不使用大建中汤，与当归芍药散加蜀椒，不仅能够止痛，结石也常可排出。

　　曾有一例女性患者，阑尾炎引起局限性腹膜炎，每天体温在38.0℃左右，腹部嘭嘭胀满，特别是回盲部肿起，腹痛不止，无大便，腹中应有气体积聚。该患者绝对拒绝看西医，无论如何要采取治疗措施，于是我给予大建中汤治疗，经一两日，腹痛迅速缓解，从肛门排出大量恶臭脓液，随后便痊愈了。这应该是一种自然排脓而痊愈的过程，三十年过去，该患者八十岁左右了，身体仍然健康。星野俊良先生也报道过大建中汤治疗道格拉斯窝脓肿，排出大量脓液后而愈的病案。

　　我经常使用大建中汤，曾有一个颇为奏效的验案，是以耳鸣为主诉，完全无腹痛的病例。患者为三十岁左右妇人，身体肥胖，但血色不佳，面色晦暗。主诉耳鸣，总是心情郁闷，什么事情也不想做，意欲淡漠，呈神经衰弱的状态。曾使用多种治疗未见好转，抱着试试看的态度来诊。脉象已经忘记，腹部膨满但软弱无力，非常凉，无腹痛。对于耳鸣使用大建中汤并无信心，看到吉益南涯弟子难波抱节在《类聚方集成》中，引用《伤寒绪论》所述指出，在耳闭耳聋看似小柴胡汤证者之中，实际有大建中汤证者存在。便投予大建中汤治疗，效果很好，出乎意料，不仅耳鸣治愈，患者也变得好像换了个大样，活泼明朗而有精力，恢复了健康。后来即使感冒也用大建中汤而治愈。

第六节　杂方类

泽泻汤

【方药】

泽泻五两，白术二两。

上二味，以水二升，煮取一升，分温再服。

泽泻、白术均为利尿药，而主胃停饮，泽泻尤长于治水毒的头眩冒。二物合用，故治胃有停饮、小便不利而头冒眩者。

【适应证】

治水停心下，清阳不升，浊阴上犯，头目昏眩。

【禁忌证】

畏寒、肢冷、脉细小者慎用。

【条文】

《金匮要略·痰饮咳嗽病》第25条：心下有支饮，其人苦冒眩，泽泻汤主之。

注：

段治钧：胃中的水饮冲逆上犯，也属于支饮，故曰"心下有支饮"。但这个支饮病的证候表现是"其人苦冒眩"。冒是头沉（头如戴物），眩是眩晕，即头晕目眩。因为冒眩得厉害，故患者以其为苦。根据证候表现，用木防己汤去水就不行，因为没有"其人喘满，心下痞坚"的适应证；必用适应"其人苦冒眩"的泽泻汤，方能有效，故曰"泽泻汤主之"。

本方证当有小便不利。临床若眩冒而有心悸、小便不利者，可用苓桂术甘汤加泽泻，即含本方。

案例

胡希恕医案

王某，女，18岁。头晕眩冒，神疲不振，伴见带下极多。舌体胖大，脉沉而弦。心下有支饮，阻遏阳气不升。处方：泽泻24g，白术10g。服三剂而安。

枳术汤

【方药】

枳实七枚，白术二两。

上二味，以水五升，煮取三升，分温三服。

枳实行气破结而消胀满，白术利尿逐饮，故治有水饮而心下坚满者。

【适应证】

治水饮内停，心下坚，大如盘，边如旋盘。

《医统》：枳术汤，治产后浮肿之属气者。

【条文】

《金匮要略·水气病》第32条：心下坚，大如盘，边如旋盘，水饮所作，枳术汤主之。

注：

胡希恕：本条所述证，颇似肝脾肿大连及心下者，但只用本方则不足以治此证，我常将本方合四逆散，再适证加祛瘀活血药，以治肝脾肿大有验。

案例

冯世纶医案

徐某，女，25岁，2007年1月4日初诊。左下腹包块8年余。患者诉8年前曾去广东打工，由于不习惯南方水土以及饮食，出现习惯性便秘，自服果导片（2片/天）以通便。服用100片，右下腹出现一个良性包块，大小约3.5cm×5.0cm，质软，按之可移动或缩小，但不久又出现。后患者调动工作，习惯性便秘好转，但左下腹包块仍旧存在。腹部B超及腹部立卧位X线片均未见异常，其余生化检查均正常，患者为求中医治疗，慕名请冯老诊治。

现症见：形体偏胖，精神可，左下腹可见一个3.5cm×5.0cm包块，质软，按之移动并呃逆，偶有牵拉感，余未见异常，食纳可，眠安，二便调，舌质淡，舌苔薄白腻，脉沉细。综合分析：辨证属太阴病兼有水饮，予枳术汤。处方：枳实10g，白术15g，苍术15g。5剂，水煎服。枳实行气、破结而消胀满；白术、苍术温中逐饮。结果：患者服用2剂后，自觉包块明显减小，包块牵拉感消失，又继服3剂，左下腹包块消失，随访至今未再复发。

第五章　少阴病方

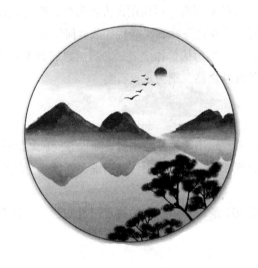

第一节　麻黄附子细辛汤类

麻黄附子细辛汤

【方药】

麻黄（去节）二两，细辛二两，附子（炮）一枚。

上三味，以水一斗。先煮麻黄，减二升，去上沫，内诸药。煮取三升，去滓。温服一升，日三服。

麻黄附子细辛汤为温阳解表之方。

【适应证】

大塚敬节：老年人感冒，有呈此证者。即使是年轻人，在感冒初期不拘于发热恶寒的存在，而脉象沉者，可使用该方。另外，喘息、百日咳等疾病也有宜用该方者。也可用于头部发冷、头痛犹如戴盖何物者。

左季云：脊椎上连巅顶偏偏作痛者，乃肩后寒邪直中肾经之故，投本汤其效为尚，若服填补督脉之品，则为水投石矣。

【禁忌证】

李翰卿：

1. 喜冷性饮食者，忌用（须注意阴虚、血虚兼受风寒之病）。

2. 体质有虚弱现象者，忌用（须注意阳虚、气虚兼受风寒之病）。

【条文】

《伤寒论》第301条：**少阴病，始得之，反发热，脉沉者，麻黄附子细辛汤主之。**

注：

段治钧：得少阴病不久，与麻黄附子甘草汤证"得之二三日"意相同，病还在表尚未传变。"反发热脉沉者"中间不当断句。"反"字贯彻发热、脉沉两者。少阴病本虚，以不发热为常，病在表者脉当见浮。发热、脉沉均不循常例，故曰"反"。脉反沉，当责之里有水饮。反发热的原因有二：一是邪在表，其人抗病能力尚可，故还能发热；二是因里有水饮，邪热不去。此亦同表阳证，邪在表而里有水饮者，单纯发汗不但表邪不去，且易激动里饮而生变证。小青龙汤之用，就在于治外邪的同时治其里饮，即其例也。不管表阳证还是表阴证，里有水饮者，必须解表、逐饮同时施治。若是表阳证，如先解表后逐饮，即使有变证，尚容时调整方剂；若是表阴证，解表逐饮分步治之则不可轻试也，必须同治。盖虚寒之人里有水饮，并于里则转太阴病之下利。

得少阴病的人本来就虚（津虚血少），即使用发汗药解表，也得减轻麻黄的用量以小发其汗，且必加亢奋药；若里有水饮，必加逐饮药以两解表里，本方附子、细辛正为此而设，故曰："麻黄附子细辛汤主之。"

案例

邱明山医案

某母，80岁，纵隔肿瘤3年，鼻塞咳嗽伴左肩臂痛5天，左肩臂剧痛1天。

初服"小柴胡颗粒、塞来昔布"，复予加针刺"手三针、外关、手三里"，均不应。入夜气温突降，左肩臂剧痛，左臂不敢稍动，呼号不已，大便偏结，舌暗晦苔薄，脉弦浮。

辨太阳、阳明、少阴合病，方予麻黄附子细辛合葛根汤加味：

麻黄8g，制附子15g（先煎），细辛5g，桂枝20g，葛根20g，白芍20g，酒大黄5g，炙甘草10g，大枣20g，元胡15g，徐长卿15g，全蝎3g，生姜3片。

服4帖后咳嗽基本缓解，肩痛明显好转。

麻黄附子甘草汤

【方药】

麻黄（去节）二两，**甘草**（炙）二两，**附子**（炮）一枚（李可老中医裁定量：麻黄30g，甘草30g，制附子30g）。

上三味，以水七升。先煮麻黄一两沸（炒煮）。去上沫，内诸药。煮取三升，去滓。温服一升，日三服。

该方可内散少阴之寒，外解太阳表邪，为表里双解之剂。

【适应证】

麻黄附子细辛汤证而体质虚弱者。

【禁忌证】

李翰卿：①喜冷性饮食者，不可服（须注意阴虚、血虚兼受寒邪之病）。②有显著虚弱症状者，不可服（须注意阳虚、气虚兼受寒邪之病）。

【条文】

《伤寒论》第302条：**少阴病，得之二三日，麻黄附子甘草汤微发汗。以二三日无（里）证，故微发汗也。**

注：

段治钧："少阴病"，即表阴证。《伤寒论》第281条曰："少阴之为病，脉微细，但欲寐也"，在此提纲脉证的前提下，或再有其他的表证在，则都属少阴。少阴病得之二三日，说明得病时间不长，在表的阴证尚未向里传变时，应抓紧时机以微汗法治之。少阴病津虚血少，即使发汗亦不可大发汗，同时应加亢奋药。麻黄附子甘草汤即治少阴病的基础方，这与太阳病发汗有麻黄甘草汤、桂枝甘草汤为基础方相类。《伤寒论》第20条曰："太阳病，发汗，遂漏不止，其人恶风。"以桂枝加附子汤治之，此其实也是少阴病，前后需互参自明。"以二三日无里证，故微发汗也"，是上句中麻黄附子甘草汤所以然的自注句。因为得病刚二三日，还没有向里传变的证候，病仍在表，故可用微发汗法解之；若病已传里，并发太阴病，则不可再用汗法，则急当救里矣，此为定法，需切记。

由此可知，少阴病脉微细当为浮而微细，因浮以应表也。阴性病一般不发热，只恶寒，但也有发微热的特例。体弱之人等患外感，易发作少阴病，宜注意。

麻黄附子细辛汤言"始得之"为急，此证言"得之二三日"为缓。

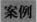 **案例**

范中林医案

李某，男，36岁，咽部有异物感，吞咽不利，并伴有项强、胸满、肩酸、背痛等症。某医院诊断为"慢性咽炎"，服用西药治疗，病势不减。后续服清咽利膈、泄热解毒中药约半年，咽喉疾患益重，并出现恶寒身痛，胸憋气短，胃腹胀痛，完谷不化等症，自疑"癌变"，思想包袱重。于1972年2月22日来榕求治。

初诊：咽痛，吞咽如有阻塞，胸满，纳呆，便溏，头痛，咳痰，四肢清冷。舌质偏淡，苔微黄滑，脉弱无力。此病乃过服凉药，以致阳气虚微，复因旅途劳累，受风寒侵袭。本少阴喉痹，今又兼太阳外邪。以麻黄附子甘草汤加细辛、生姜，扶阳解表，通达内外。

处方：麻黄10g，制附片60g（久煎），甘草20g，细辛3g，生姜30g。四剂。

二诊：头痛，胸满，咳痰俱减，余证无明显变化，原方再服四剂。

三诊：身疼减，饮食增，便溏止，咽痛痹阻稍有好转。因肾阳虚衰，阴气上腾，痰湿上干清道，日久凝聚较深，致喉痹难愈。以大剂四逆汤，壮阳驱阴，加上肉桂温营血，助气化，益火消阴，散寒止痛。

处方：制附片120g（久煎），干姜60g，炙甘草30g，上肉桂12g（冲服）。三剂。

咽痛痹阻之证基本消失，精神大振。

<h1 style="text-align:center">桂枝去芍药加麻黄附子细辛汤</h1>

【方药】

桂枝三两，生姜三两，甘草二两，大枣十二枚，麻黄、细辛各二两，附子（炮）一枚。

上七味，以水七升，煮麻黄，去上沫，纳诸药，煮取二升，分温三服，当汗出，如虫行皮中，即愈。

本方为温阳化饮之方。

【适应证】

阳虚寒饮内停之腹胀、腹痛及肢节疼痛等消化系、风湿性疾病。

【条文】

《金匮要略·水气病》第31条：气分，心下坚，大如盘，边如旋杯，水饮所作，桂枝去芍药加麻辛附子汤主之。

注：

段治钧：窥其为证，当以脉微而迟、手足逆冷、腹满胁鸣（水气相逐）、身冷骨痛等为主，乃内虚外寒的表阴证，以本方主之，当无不可。

案例

<h3 style="text-align:center">邱明山医案</h3>

林某，男，48岁，肠梗阻术后反复腹胀腹痛3月，进食则腹胀痛甚，时泛恶清水，畏凉食，口干不喜饮，疲倦乏力，大便日1～2次，小便如常。双手指偏凉，舌暗红苔白，脉细弦；消瘦外观，痛苦面容，腹肌软，按之绵软轻度抵抗感，无压痛。证系术后阳气亏损，脾运失司，水湿内停，水聚而成胀。治宜温阳散寒，宣化水湿，主以桂枝去芍药加麻辛附子汤：桂枝15g，麻黄6g，炙甘草6g，细辛5g，附子15g，大枣20g，生姜5片。连服7剂，药后腹胀痛明显缓解，进食亦不觉腹胀，疲乏感亦明显改善，大便日一次，较前通畅；减麻黄量加党参、干姜继予温阳化湿以善后。

<h1 style="text-align:center">第二节　桂枝加附子汤类</h1>

<h2 style="text-align:center">桂枝加附子汤</h2>

【方药】

桂枝（去皮）三两，芍药三两，甘草（炙）三两，生姜（切）三两，大枣

（擘）十二枚，附子（炮）一枚。

上六味，以水七升，煮取三升，去滓，温服一升。本云桂枝汤，今加附子。将息如前法。

本方为调和营卫、扶阳固表之方。

【适应证】

黄煌：本方是强壮回阳止痛剂。适用于桂枝汤证见汗出不止、皮肤湿冷、恶寒、身痛者。临床多用于虚人感冒或误用发汗剂之后的过汗虚脱、心动过缓、心肌炎、腰椎间盘突出、坐骨神经痛、女性绝经后的身痛多汗、肿瘤疼痛等。也可根据原文"发汗遂漏不止"，而用于过敏性鼻炎、支气管哮喘等病见分泌物清稀量多时。

【禁忌证】

李翰卿：不发热者，喜冷性饮食者（不可使用桂枝汤），脉搏不微，恶风寒不甚或不恶风寒者（不可使用附子），均忌之。

【条文】

《伤寒论》第20条：太阳病，发汗，遂漏不止，其人恶风，小便难，四肢微急，难以屈伸者，桂枝加附子汤主之。

按：素体阳虚之人，误汗之后，津脱而阳更虚，阳不化气，气化失司，出现恶风、大汗淋漓、小便难。四肢为诸阳之本，阳不养津，髓脉失养而致四肢痉挛，难以屈伸。

表阳证有桂枝汤证与麻黄汤证之别，表阴证有桂枝加附子汤证与麻黄附子甘草汤证之别。

案例

秦伯未医案

王某，男，40岁。感冒发热后，因多汗形寒不退前来诊。询知头不痛，不咳，四肢不酸楚，但觉疲软无力。向来大便不实，已有十余年。诊其脉沉细无力，舌苔薄白而滑。有人因自诉感冒，且有形寒现象，拟用参苏饮，我认为参苏饮乃治体虚而有外邪兼挟痰饮的方剂，今患者绝无外感症状，尤其是发热后多汗形寒，系属卫气虚弱，再予紫苏温散，势必汗更不止而恶寒加剧。改用桂枝加附子汤，因久泻中气不足，酌加黄芪，并以炮姜易生姜两剂见效。

桂枝去芍药加附子汤

【方药】

桂枝（去皮）三两，甘草（炙）二两，生姜（切）三两，大枣（擘）十二枚，附子（炮）一枚。

上五味，以水七升，煮取三升，去滓，温服一升。本云，桂枝汤今去芍药加附子。将息如前法。

桂枝去芍药加附子汤为温经复阳之方。

【适应证】

以阳气虚损，胸阳不振，而表邪未解为主要病机的各类病证。

【禁忌证】

李翰卿：①凡有口苦、喜冷、喜饮等热证者，忌之。②脉不微，恶寒不甚者，亦须慎用。

【条文】

《伤寒论》第22条：若微寒者，桂枝去芍药加附子汤主之。

按： 此条文应与第21条联合起来。"太阳病，下之后，脉促胸满者，桂枝去芍药汤主之。""脉促胸满"，如果阳虚陷于阴寒证，则"脉微恶寒"，那就要加附子。

案例

叶天士医案

刘某，年三十余，住山东济南。冬月伤寒，误服寒泻药造成伤寒阴结。身体恶寒，腹胀满痛，不大便二日，脉浮大而缓，显系伤风寒中证，医家不察，误为阳明腑证，误用大黄、芒硝等药下之，殊不知有一分恶寒，即表证未罢，虽兼有里证，亦当先治其表，仲景之遗法具在。今因误用寒泻药，以致寒气凝结，上下不通，故不能大便，腹胀大而痛更甚也，幸尚在中年，体质强健，尚为易治。用桂枝汤去芍药加附子以温行之，则所服硝、黄，得阳药运行，而反为我用也。处方：桂枝尖3g，黑附子3g，炙甘草1.5g，生姜3g，大枣2枚（去核）。服药后，未及十分钟，即大泻两次，恶寒腹胀痛均除而愈。

桂枝附子汤

【方药】

桂枝（去皮）四两，附子（炮）三枚，生姜（切）三两，大枣（擘）十二枚，甘草（炙）二两。

上五味，以水六升，煮取二升，去滓，分温三服。

桂枝附子汤为温阳祛湿方。

【适应证】

风寒湿痹，风寒较盛，湿邪较轻，兼有阳虚现象者。

【禁忌证】

李翰卿：有内热现象者（如口苦、喜冷、脉象实大洪数等），忌之。

【条文】

《伤寒论》第 174 条：**伤寒八九日，风湿相搏，身体疼烦，不能自转侧，不呕，不渴，脉浮虚而涩者，桂枝附子汤主之。**

注：

胡希恕：风湿也属于在表之证，这个病一开始也类似伤寒无汗，所以冠以"伤寒"，"八九日"之后，风湿相搏明显发作。所谓风湿，这个人平时多湿，如果感冒，风湿两方面结合起来，就得风湿症。这个风湿并不像太阳伤寒那个疼法，这疼得相当重，所以说"身体烦疼"，疼而且还烦，疼的程度，以至于"不能自转侧"。"不呕"，说明里面没有停饮；"不渴"，说明里面没有热。虽然伤寒八九日，它没有传半表半里而发生少阳病，所以不呕；也没有传里而发生热结于里的阳明病，所以不渴。"脉浮虚而涩"，脉的跳动没力量则谓之虚，虚者主虚。涩就是指下感觉脉内血行不流利，因此涩主于血少。

桂枝附子汤，也是桂枝、附子、生姜、大枣、甘草这五味药，与桂枝去芍药加附子汤一样。但本方中，桂枝四两，附子三枚，而桂枝去芍药加附子汤中桂枝三两，附子一枚。故附子、桂枝需重用，药量不同，主治就不一样。桂枝汤证亦有身疼痛，但本汤证之疼尤甚，因疼致烦，不能自转侧，肢节疼痛厉害，活动受限。若其脉但浮而无虚涩，则应考虑麻黄加术汤。

案例

范中林医案

杨某，女，60 岁。四川省温江区永宁乡，农民。

病史：既往有风湿痛史。1974 年 8 月初，身觉不适，畏寒，头昏，身痛。某日正弯腰时，忽感腰部剧烈疼痛，不能伸直，头上直冒冷汗，遂倒床不起。邀范老诊治，按太阳证风湿论治，十余日痊愈。

诊治：腰痛如割，不能转侧，身觉阵阵畏寒发热，手脚麻木。面色青暗，唇乌，舌质微红，苔白滑腻，触双手背微凉，脉浮虚。此为太阳证，风湿相搏，卫阳已虚。法宜温经散寒，祛风除湿。以桂枝附子汤主之。

处方：桂枝 15g，制附片 60g（久煎，一个半小时），生姜 30g，炙甘草

10g，红枣 30g。四剂。

上方连服四剂后，诸证悉减。再服四剂，基本痊愈。从此行走、劳动如常。1979 年 6 月追访，患者谈及五年前病愈以后，未再复发。

桂枝附子汤证因属风湿，留着肌表，当以速去为宜，故附子用量较大；而甘草附子汤证，已病久入里，减其附子用量者意在缓行。但本例虽属久病入里，又暴发于一旦，且脉沉而细，故兼采两方之义，加大附子并生姜，既速去标，又开筋骨之痹也。

桂枝附子去桂加白术汤

【方药】

附子三枚（炮），白术四两，生姜三两（切），甘草二两（炙），大枣十二枚（擘）。

上五味，以水六升，煮取二升，去滓，分温三服。初一服，其人身如痹，半日许复服之，三服都尽，其人如冒状，勿怪，此以附子、术并走皮内，逐水气未得除，故使之耳，法当加桂四两。此本一方二法，以大便难，小便自利，去桂也；以大便不硬，小便不利，当加桂。附子三枚恐多也，虚弱家及产妇，宜减服之。

【条文】

《伤寒论》第 174 条：若其人大便硬，小便自利者，去桂加白术汤主之。

按："若其人大便硬，小便自利者"，如果此人因小便不利丧失津液，脉浮虚，血虚导致津液也虚，大便实硬。此"小便自利"，乃指小便频数，由于小便频数而造成大便硬，此时不能发汗，不能用桂枝汤，故去桂枝。白术、苍术古人不分，术与茯苓这类药，既可治小便不利，也可治小便利，频数，小便自利。

【适应证】

风寒湿痹，必须具有不喜冷性饮食，或不渴的寒证，及阳虚现象。

【禁忌证】

李翰卿：口渴，喜冷，脉洪大有内热证者，忌之。

案例

刘渡舟医案

韩某某，男，37 岁，自诉患关节炎有数年之久，右手腕关节囊肿起如蚕豆大，周身酸楚疼痛，尤以两膝关节为甚，已不能蹲立，走路很困难，每届天气变化，则身痛转剧。视其舌淡嫩而胖，苔白滑，脉弦而迟，问其大便则称干燥难解。为寒湿邪气外着内困，而脾虚不运之证，拟方：附子 5g，白术 15g，生姜 10g，炙甘草 6g，大枣 12 枚。服药后，周身如虫行皮中状，两腿膝关节出黏凉之汗甚多，而大便由难变易。转方用：干姜 10g，白术 5g，茯苓 12g，甘草 6g。服至 3 剂而下肢不痛，行路便利。又用上方 3 剂而身痛亦止。后以丸药调理，逐渐平安。

甘草附子汤

【方药】

甘草二两（炙），附子二枚（炮），白术二两，桂枝四两（去皮）。

上四味，以水六升，煮取三升，去滓，温服一升，日三服。初服得微汗则解。能食，汗止复烦者，将服五合，恐一升多者，宜服六七合为始。

本方为温阳祛湿，解表和里之剂。

【适应证】

大塚敬节：该方有用于急性类风湿关节炎的机会，往往奏效，即使体温上升至 40℃者亦宜于使用该方。关节肿痛，疼痛剧烈，恶寒或恶风，多汗，悸动，呼吸迫促，尿出减少者等，为该方的应用指征。

【禁忌证】

李翰卿：①痹证有喜冷性饮食之热证者，忌之。②有大便不溏，或小便利等脾阳不虚者，忌之。

【条文】

《伤寒论》第 175 条：风湿相搏，骨节疼烦，掣痛不得屈伸，近之则痛剧，汗出短气，小便不利，恶风不欲去衣，或身微肿者，甘草附子汤主之。

按： "骨节疼烦""掣痛不得屈伸""近之则痛剧"均形容疼痛十分剧烈，甚至对别人靠近都十分敏感，唯恐触碰。"汗出"是自汗出。"短气"是由于里有停饮。水饮内停，气化失司，所以"小便不利"。"恶风、不欲去衣"，很怕风，甚至不愿意去衣，此乃阳虚里有寒，因此这是一个表阴夹里饮证。

案例

刘渡舟医案

杨某，男，42 岁，患关节炎已 3 年，最近加剧，骨节烦疼，手不可近，并伴有心慌气短、胸中发憋，每到夜晚则尤重。切其脉缓弱无力，视其舌胖而嫩。辨为心阳虚，寒湿留于关节之证。拟方：附子 15g，白术 15g，桂枝 10g，炙甘草 6g，茯苓皮 10g，服 3 剂而痛减其半，心慌等证亦佳。转方用桂枝去芍药加附子汤，又服 3 剂，则病减其七。乃书丸药方而治其顽痹获愈。

桂枝芍药知母汤

【方药】

桂枝四两，芍药三两，甘草二两，麻黄二两，生姜五两，白术五两，知母四两，防风四两，附子二枚（炮）。

上九味，以水七升，煮取二升，温服七合，日三服。

防风

《神农本草经》："味甘，温。主大风头眩痛，恶风，风邪，目盲无所见，风行周身，骨节疼痹，烦满。"

【适应证】

大塚敬节：该方用于关节慢性风湿性疾病，以身体瘦弱、病患关节肿胀如树瘤为指征。

【条文】

《金匮要略·中风历节病》第8条：诸肢节疼痛，身体尪羸，脚肿如脱，头眩短气，温温欲吐，桂枝芍药知母汤主之。

按："诸肢节疼痛"，是四肢诸关节全都疼痛；"尪"是形容畸形，"羸"指瘦；"脚肿如脱"，指脚肿得厉害，行动不方便；"头眩短气"，是指里有湿、有饮，胃有停水，人会感头晕；"温温欲吐"，因胃有停饮，想吐但吐不出来，"温"通"愠"，指恼怒、烦恼，形容欲吐不吐的程度较深。

案例

邱明山医案

刘某，男，68岁，2018年5月8日初诊。

"类风湿关节炎"20余年，多关节肿胀疼痛畸形，家人推轮椅来诊，辰下症见：双手指间关节、腕关节肿胀疼痛僵滞，活动受限，双膝肿胀畸形，双下肢肌肉萎缩乏力，晨僵，晨痛，纳差，恶心欲呕，口干苦，大便稀溏，小便不畅，舌暗紫苔淡黄略腻，脉弦滑。

考虑：少阴、太阴、阳明合病，予桂枝芍药知母汤加减：

桂枝20g，炒白芍20g，麻黄5g，防风10g，制附子20g（先煎），忍冬藤30g，生白术16g，炙甘草10g，怀牛膝30g，知母15g，川牛膝15g，泽兰15g，大枣20g，生姜5片。

服7剂后关节肿痛明显缓解，建议继续中药及慢作用抗风湿药联合序贯治疗。

按：四肢关节肌肉疾患属表，患者无畏寒、发热，且久病不愈，说明正气虚损，不能托邪外出，属阴证，故为少阴表阴证；纳差、恶心、大便稀溏为太阴里证；口干苦有寒郁化热耗伤阴津之象，为阳明里证；故辨为少阴、太阴、阳明合病。

第三节　少阴热化类

黄连阿胶汤

【方药】

黄连四两，黄芩二两，芍药二两，鸡子黄二枚，阿胶三两。

上五味，以水六升，先煮三物，取二升，去滓，纳胶烊尽，小冷，纳鸡子黄，搅令相得，温服七合，日三服。

本方为滋阴清热、交通心肾之剂。

【适应证】

1.胡希恕：该方以除虚热烦躁为目的，可适用于诸失血证和久痢便脓血者，均当有验。

2.大塚敬节：该方用于失眠症、泻利证，也可用于皮肤病。如果把芍药、鸡子黄、阿胶看作取代泻心汤中的大黄，则可以考虑用于泻心汤、黄连解毒汤的虚证。这三种药物具有滋润的功效，鸡子黄、阿胶还有强壮的作用，所以可从这几点来考虑具体应用。柯琴谓该方为少阴之泻心汤。

【禁忌证】

李翰卿：不兼口苦、喜冷，脉不细数的失眠证，忌之（恐芩、连苦燥，伤阴败胃也）。

【条文】

《伤寒论》第303条：少阴病，得之二三日以上，心中烦，不得卧，黄连阿胶汤主之。

按：心中烦，不得卧：心中烦躁不安，无法安眠。

患少阴病尚无里证时，应当以麻黄细辛附子汤、麻黄附子甘草汤使其轻发汗，但若误治，经过二三日以上，邪气入里化热，出现胸中烦苦，不得安卧。这是"欲吐不吐，心烦"的变证，与栀子证的虚烦不得眠相似。

在太阳病的场合，邪气入里多经过五六日以上，但少阴病二三日则已入里，呈现出血液枯燥的状态，此为黄连阿胶汤主治之证。

案例

大塚敬节医案

这是二十五年前的事情。我妻子为顽固皮肤病所苦。皮疹大致呈圆形，以两颊为中心向外扩展，瘙痒，色微红，干燥，有微小的皮屑。遇强风或日光后，红色变浓，瘙痒加重。

我打算用内服药物来治疗，先后投予大柴胡汤加石膏、大黄牡丹汤加薏苡仁、桂枝茯苓丸和黄连解毒汤等，治疗达百日之久，未见任何效果，反而有加重的倾向。最后甚至认为用汉方可能无法治愈了。

于是我改变了治疗思路，反复思考后，用阿胶滋润皮肤的干燥，用黄连、黄芩去除皮疹的发红与热感，便投予了黄连阿胶汤。该方效果显著，服药一次后，皮疹的发红即变淡，一周后瘙痒消除，约一个月后痊愈。

我从这里得到启发，知道了对于这种皮肤病黄连阿胶汤有效。后来用该方治愈了多例妇人颜面的皮肤病。

应用黄连阿胶汤的指征是，皮疹小、隆起不明显、疹色带有红色、干燥等。

大黄黄连泻心汤

【**方药**】

大黄二两，黄连一两。

上二味，以麻沸汤二升渍之，须臾，绞去滓，分温再服。（开水浸 15～30 分钟，去渣温服）

注：

李翰卿：开水浸化时间长短，取决于病程的上下及病势的轻重。若病的部位在上，其势较轻者，浸化时间少些；反之，浸化时间多些，这是因为清轻上浮，重浊下沉之故也。

【**适应证**】

1.《太平惠民和剂局方》：治三焦积热，上焦有热，攻冲眼目赤肿，头项肿痛，口舌生疮；中焦有热，心膈烦躁，不美饮食；下焦有热，小便赤涩，大便秘结。五脏俱热，即生痈疖疮痍，粪门肿痛，或下鲜血。

2.叶橘泉：用于高血压，脑充血，脑溢血，咯血，吐血，衄血，充血性结膜炎，癫痫，急性胃炎，妇人更年期逆上证、面红耳赤之升火感等。

【**禁忌证**】

李翰卿：①兼有恶寒者，不可服（恶寒有属表证者，有属阳虚者，皆不可使用苦寒之剂）。②喜热饮食者，不可服（此系寒证，更没有以寒治寒的道理)。

【条文】

《伤寒论》第154条：心下痞，按之濡，其脉关上浮者，大黄黄连泻心汤主之。

按："按之濡"：徐洄溪及柯琴均认为"濡"应作"硬"；《医宗金鉴》认为"濡"之前当有"不"字。其脉关上浮，浮脉在本条中主热不主表，为胃有热，故以大黄黄连泻心汤主之。

泻心汤

【方药】

大黄二两，黄连、黄芩各一两。

上三味，以水三升，煮取一升，顿服之。

本方为泻火解毒，燥湿除痞之剂。

【适应证】

1. 大塚敬节：大黄黄连泻心汤证，即使心下部位有痞塞的感觉，但腹诊时并不硬，表面似乎软，但底里总感觉是有力的。另外多有便秘倾向。此方应用广泛，可用于有头面烘热感、不安、出血、失眠等症状的病证。

2. 周之干：牙根烂，非胃火也，因肾水不足，大肠膀胱之火横行，而与心火合炽者，须泻心汤加减主之。

【条文】

1.《伤寒论》第156条：本以下之，故心下痞，与泻心汤。痞不解，其人渴而口燥烦，小便不利者，五苓散主之。

2.《金匮要略·惊悸吐衄下血胸满瘀血病》第17条：心气不足，吐血、衄血，泻心汤主之。

注：

《医宗金鉴》：心气不足，应为心气不定。这个不定是指心悸、心烦、失眠等自主神经功能紊乱。以方测证，该方药都是寒性药，有炎症，表现为面部潮红，唇红，心烦，心悸，此乃上焦有热。无论是吐血、衄血，以致下血，泻心汤都可治。

三物均苦寒，下热去火，故治颜面潮红，或唇舌殷红，心中悸烦，心下痞，或吐、衄、下血、高血压等，尤以治小儿鼻衄效最佳。治吐血、鼻出血，芩连可酌情加大用量。如果方中大黄先以水冲泡，以浸泡之水煮芩、连，不至于大泻。

大黄在此方中与芩、连配伍，随其势以泄其热。

吴鞠通医案

治一人。五十岁，酒客，大吐血成盆，六脉洪数，面赤，三阳实火为病，与泻心汤一贴而止，二贴脉平。后七日又发，脉如故，又二贴。

大黄18g，黄连15g，黄芩15g。

注：本案为实热吐血症。患者实热大吐血盈盆，平素多饮酒，脉洪数，为三阳实火为病，故用本方治之而愈。泻心汤治痞，是攻补兼施，寒热并用之剂。大黄黄连泻心汤则尽去温补，独任大黄之苦寒，泄营分之热，能除胃中之实，连、芩苦寒，能解离宫之火，泄气分之热，三味原方以麻沸汤渍之，须臾去渣，分温再服，取其气，不取其味，使不伤正气，此又煎法之最奇者。凡治下焦之补剂，当多煎，以热为主。治上焦之泻剂，当不煎，以生为主。本汤原方治至高之热邪，故亦用生药百沸汤泡服。

附子泻心汤

【方药】

大黄二两，黄连一两，黄芩一两，附子一枚（炮，去皮，破，别煮取汁）。

上四味，切三味，以麻沸汤二升渍之，须臾，绞去滓，内附子汁，分温再服。

本方为温下清上、标本兼治之剂。

【适应证】

叶橘泉：老人及衰弱体质之急慢性胃炎，出血性疾患之兼心机衰弱者。

【禁忌证】

李翰卿：①呈恶寒无汗之表寒证者，不可服。②呈恶寒有汗脉浮之桂枝证者，也不可服。③没有恶寒、汗出之阳虚证，或口苦、喜冷的内热证，更不可服。

【条文】

《伤寒论》第155条：心下痞，而复恶寒汗出者，附子泻心汤主之。

按："心下痞"指的是胃有热结，"恶寒"不是表证，此乃阴寒，虚而"汗出"。若要有表证得先解表再治里，但这仅有恶寒，而无发热，又兼汗出，这是阳气虚衰的表现；临床多有上热下寒的症状。因此用附子来温阳扶正。

刘渡舟医案

男，28岁，患背热如焚，上身多汗，齿衄，烦躁不安，但自小腹以下发凉，如浴水中，大便溏，尿急尿频，每周梦遗2～3次，舌质偏红，舌苔根部白腻，切其脉滑而缓。此上热下寒之证，治当清上温下。然观病人所服之方，率皆补肾固涩之品，故难取效。处以附子泻心汤：黄芩6g，黄连6g，大黄3g（沸水浸泡十分钟去渣），炮附子12g（文火煎四十分钟，然后兑三黄汤，加温后合服）。三剂，大便成形，背热减轻，汗出止，小腹转暖。续服三剂而病愈。

猪苓汤

【方药】

猪苓（去皮）、茯苓、泽泻、阿胶、滑石（碎）各一两。

上五味，以水四升，先煮四味，取二升，去滓，纳阿胶烊消，温服七合，日三服。

按：猪苓所治的小便不利，指小便量少，次数或多或少，大多伴有排尿涩痛，或排出不爽等不适感（尿道刺激征）。这种病症，亦称为"淋"。后世《小品方》用单味猪苓治子淋，《子母秘录》用单味猪苓治妊娠从脚上至腹肿，小便不利，微渴引饮。可见猪苓主治的小便不利，多有水肿及小便淋痛。

本方为养阴清热、利水通淋之剂。

【适应证】

左季云：本方兼治小儿热湿下泻。

李翰卿：本方主治小便不利、涩痛、尿血而渴欲饮水者。现多用于治疗急慢性膀胱炎、肾盂肾炎、肾盂积水、泌尿道结石、前列腺炎、阴道炎、宫颈糜烂等。也可用于特发性水肿、急性肠炎、尿崩症等。对尿黄、带下色黄者，应加山栀子、黄柏、连翘等。原方用量偏小，现临床多放大3～5倍使用。

【禁忌证】

李翰卿：①阳明病，发热，汗多，口渴，喜冷饮，小便不利者，不可服。（此是热甚伤津之证，恐重伤其津液也）。②不喜冷饮之小便不利，虽系水邪停蓄，也不可用（此为阳虚有寒，水邪不化之证，用之阳愈虚，水愈不化也）。

【条文】

1.《伤寒论》第221、222、223条：阳明病，脉浮而紧，咽燥口苦，腹满而喘，发热汗出，不恶寒反恶热，身重。若发汗则躁，心愦愦反谵语。若加温针，必怵惕烦躁不得眠。若下之，则胃中空虚，客气动膈，心中懊恼，舌上胎者，栀子豉汤主之；若渴欲饮水，口干舌燥者，白虎加人参汤主之；若脉浮发热，渴欲饮水，小便不利者，猪苓汤主之。

注：

段治钧：第一句至"身重"，乃述三阳合病的白虎汤证。第二句至"客气动膈"，述误用发汗、温针、下法各自出现的变证。第三句讲发生变证后，随证治之之方。最后一句"若脉浮发热、渴欲饮水、小便不利者"为猪苓汤的适应证，因用以主之。应注意这里的"脉浮"主热不主表。白虎加人参汤证和猪苓汤证，都有"渴欲饮水"的表现，但病机不同：白虎加人参汤证是热灼津液而大渴引饮，治需加人参以健胃生津；猪苓汤证是水不化气，旧水不去新水不被吸收，需利尿以止渴。

2.《伤寒论》第224条：**阳明病，汗出多而渴者，不可与猪苓汤，以汗多胃中燥，猪苓汤复利其小便故也。**

按：阳明病里热，由于汗出多，胃中燥而渴，为白虎加人参汤证，则绝不可与猪苓汤；因为猪苓汤利小便，更使胃中燥而渴更甚也。

3.《伤寒论》第319条：**少阴病，下利六七日，咳而呕渴，心烦不得眠者，猪苓汤主之。**

注：

段治钧：小便不利是猪苓汤的主证，本条以猪苓汤主之，故知必有小便不利，论中未明确指出，其意在言外也。小便不利，则有停饮；水谷不别，水不走前阴而走后阴，故而下利；里有热，故渴；水合热逆于上则咳而呕；湿热扰神而心烦；因心烦不能安卧，故不得眠。可见小便不利、水湿内停是本条诸证的主要原因，故以猪苓汤主之。

《伤寒论》第316条真武汤，有"小便不利""自下利""或咳""或呕"为证，与本条甚相似，但真武汤证是有水气的阴性证，而本条是内有停水的阳性证，且阴性病口中和，而本条有渴，两者迥异。句首冠以"少阴病"三字，是用以警示鉴别的意思。用猪苓汤利小便以止下利，是治疗本证的手段，用这种方法的机会虽有但不多，若为虚寒下利，断非猪苓汤所宜。

治泌尿系统疾患而见本方证者，可加大薏苡仁用量，痛甚者可更加甘草，尿道灼热者可加大黄。

案例

胡希恕医案

王某，男，30岁。初诊日期1966年6月11日。患前列腺炎已6个月余，已服中西药治疗，疗效不理想。现症：腰痛，时小腹痛，或睾丸坠胀痛，时尿道涩痛，大便时，尿道口有乳白色黏液流出，尿频而量少，尿色红黄，口干思饮，舌苔白根腻，脉弦滑。证属湿瘀阻滞，治以利湿化瘀，予以猪苓汤加生薏苡仁大黄：猪苓9g，泽泻12g，滑石15g，生薏苡仁30g，生阿胶9g，大黄3g。结果：上药只服2剂，症大减，因腰痛明显，上方加柴胡桂枝干姜汤，服

15 天，症状基本消失。

第四节 杂方类

猪肤汤

【方药】

猪肤一斤

上一味，以水一斗，煮取五升，去滓，加白蜜一升，白粉五合，熬香，和令相得，温分六服。

猪肤

《汤液本草》：气寒，味甘。猪皮，味甘，寒。猪，水畜也，其气先入肾。解少阴客热，是以猪肤解之，加白蜜，以润燥除烦；白粉，以益气断痢。

【适应证】

咽喉疼痛，下利之阴虚燥热证。

【禁忌证】

李翰卿：兼外感证者；有痰证者；咽不干燥、脉不数者；手冷、脉微细者，均不可用。

【条文】

《伤寒论》第 310 条：**少阴病，下利咽痛，胸满心烦，猪肤汤主之。**

注：

段治钧：始发为少阴病或属少阴的病，后传半表半里而转属少阳兼阳明。胸满、心烦为热在半表半里，咽痛为半表半里之热上炎的微象，下利亦属热利而非寒利。本证主要是心烦、咽痛，下利不重。少阴转属少阳，即使有热也是虚热，故不宜苦寒直折，宜用甘咸之品，故以猪肤汤主之。

案例

张璐医案

治一人。素禀阴虚多火，且有脾约便血证。十月间患冬温，发热咽痛，医用麻仁、杏仁、半夏、枳壳、橘皮之类，遂喘逆倚息不得卧，声飒如哑，头面赤热，手足逆冷，右手寸关虚大微数，此热伤手太阴气分也，与玉竹、甘草等，均不应，为制猪肤汤一瓯，令隔汤顿热，不时挑服，三日声清，终剂而痛如失。猪肤 500g，白蜜 90g，米粉 90g。

炙甘草汤

【方药】

甘草（炙）四两，**生姜（切）**三两，**人参**二两，**生地黄**一斤，**桂枝（去皮）**三两，**阿胶**二两，**麦门冬（去心）**半升，**麻仁**半升，**大枣（擘）**三十枚。

上九味，以清酒（即米酒）七升（1400mL），水八升（1600mL），先煮八味，取三升（十五升仅取三升，宜文火久煎），去滓，纳胶烊消尽，温服一升，日三服。一名复脉汤。

生地黄

《神农本草经》：味甘，寒。主折跌绝筋，伤中，逐血痹，填骨髓，长肌肉，作汤除寒热积聚，除痹。生者尤良。

仲景用地黄，以治疗妇人的子宫出血为多，但后世则广泛用于各种出血。其出血量较大，而且色鲜红。其人必羸瘦、皮肤干枯憔悴而少光泽，舌质红。

按：生地又有"小大黄"之称，大便稀泻者慎用。

【适应证】

伤寒心悸，心慌；虚劳，胸闷自汗，肺痿多涎唾，而见脉结代。舌淡红无神或干而色不荣，属气血不足者。但必须具有不喜冷性饮食等阳虚寒证现象。

本汤用治温病名加减复脉汤：

1. 温病脉虚大，手足心热甚于手足背者，本汤去参、桂、姜、枣之补阳，加白芍收三阴之阴，故名加减复脉汤。以复脉复其津液，阴复则阳留，庶不至于死也。于仲景治伤于寒者之结代，自取参、桂、姜、枣，复脉中之阳，若治伤于温者之阳亢阴竭，即不得再补其阳也。

2. 温病耳聋，病系少阴，与柴胡汤者必死。六七日以后，宜复脉辈复其精，肾开窍于耳，脱精者，耳聋，不用柴胡者，以此药劫肝阴故也。

3. 劳倦内伤，复感温病，六七日以外不解者，宜复脉之法。身不热而倦甚，仍加人参。

4. 温病已汗而不得汗，已下而热不退，六七日以外，脉燥盛者，重与复脉汤。

5. 温病误用升散，脉结代，甚则脉两至者，重与复脉，虽有他证，后治之。

6. 汗下后，口燥咽干，神倦欲眠，舌赤苔老，与复脉汤。

【禁忌证】

李瀚卿：喜冷恶热之心悸、脉结代者，忌之（因热性病不宜使用温补药也）。

【条文】

1.《伤寒论》第177条：伤寒，脉结代，心动悸，炙甘草汤主之。

2.《金匮要略》：附方《千金翼》：炙甘草汤一云复脉汤：治虚劳不足，汗出而闷，脉结、悸，行动如常，不出百日，危急者十一日死。

3.《金匮要略》：《外台》炙甘草汤：治肺痿涎唾多，心中温温液液者。

按："心动悸"是由于阴血不足以养心则心动悸。以方测证，本方是用桂枝汤去芍药，另外加重剂滋阴药，如地黄、阿胶、麦冬、麻仁，同时加人参、桂枝、生姜健胃益气通脉以阳生阴长。

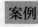

案例

曹颖甫医案

律师姚建现住小西门外大兴街，尝来请诊，眠食无恙，按其脉结代，约十余至一停，或二三十至一停不等，又以事繁，心常跳跃不宁，此仲师所谓心动悸，脉结代，炙甘草汤主之之证是也，因书经方与之，服十余剂而瘥。

炙甘草（四钱），生姜（三钱），桂枝（三钱），潞党参（二钱），生地黄（一两），真阿胶（二钱，烊冲），麦冬（四钱），麻仁（四钱），大枣（四枚）。

按：大论原文煎法，用清酒七升，水八升，合煎，吾师生之用本汤，每不用酒，亦效。唯阿胶当另烊冲入，或后纳烊消尽，以免胶质为他药黏去。余用阿胶至少六钱，分二次冲，因其质重故也。

桃花汤

【方药】

赤石脂一斤（一半全用，一半筛末），干姜一两，粳米一升。

上三味，以水七升，煮米令熟，去滓，温服七合，纳赤石脂末方寸匕，日三服。若一服愈，余勿服。（按：张锡纯喜用山药代替粳米）

赤石脂

《神农本草经》：味甘平无毒，主治黄疸，泄痢，肠澼脓血，阴蚀，下血赤白，邪气痈肿，疽痔恶疮，头疡疥瘙。久服补髓，益气，肥健，不饥，轻身延年。

《名医别录》：味甘、酸、辛，大温，无毒。主养心气，明目，益精，治腹痛，泄澼，下痢赤白，小便利，及痈疽疮痔，女子崩中漏下，产难，胞衣不出。久服补髓，好颜色，益智，不饥，轻身，延年。（恶大黄，畏芫花）

【适应证】

虚寒痢疾。

【禁忌证】

李瀚卿：凡痢疾有内热之口苦、喜冷、里急后重等证者，或未至滑脱不禁程度者，均忌之。

【条文】

1.《伤寒论》第306条：少阴病，下利便脓血者，桃花汤主之。

2.《伤寒论》第307条：少阴病，二三日至四五日，腹痛，小便不利，下利不止，便脓血者，桃花汤主之。

按：少阴病，二三日至四五日，即常传里并发太阴病。腹痛为里有寒。小便不利，又复有水，大肠失收因而下利不止、便脓血者，桃花汤主之。

以上两条所述的下利，都属虚寒阴证，故以温中固脱的本方主之。不过一般便脓血的痢疾，多见于里急后重的阳热证，宜早期以适证下之，用本方机会反少。

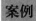 **案例**

冉雪峰医案

张某，女，27岁，北京通县机械厂工人。诉患慢性非特异性溃疡性结肠炎3年，大便下脓血，日7～10次，便时里急后重，腹痛不爽，曾在北京第六医院作乙状结肠镜检，结肠部充血水肿，有出血点和溃疡灶，选用多种抗生素、磺胺类药物无效。患者年龄虽轻，但面色㿠白，形体消瘦，四肢不温，舌质淡苔薄黄腻，脉沉滑。

拟方：赤石脂30g（锉，2/3入煎，1/3分2次冲服），干姜6g，生薏苡仁30g，冬瓜子9g，水煎服，日2次。

服本方5剂，脓血便锐减，大便次数也减少，日2～3次，腹痛、里急后重也随之减轻。原方再进5剂，脓血便消失，大便色量正常，成形，日1次。

赤石脂禹余粮汤

【方药】

赤石脂（碎）一斤，太一禹余粮（碎）一斤。

上二味，以水六升，煮取二升，去滓，分三服。

禹余粮

《神农本草经》：味甘寒。主咳逆，寒热，烦满，下利，赤白，血闭，癥瘕，大热。炼饵服之，不饥，轻身延年。生池泽及山岛中。

【适应证】

久痢虚寒，滑脱不止者。常用于肠易激综合征、慢性肠炎、过敏性肠炎、慢性非特异性溃疡性结肠炎等属脾肾阳衰、肠失固涩者。

【禁忌证】

李瀚卿：

1. 下利初起时不可用（因初起时绝没有滑脱之证）。

2. 痢疾初起时更不可用（用之会造成休息痢）。

【条文】

《伤寒论》第159条：伤寒服汤药，下利不止，心下痞硬。服泻心汤已，复以他药下之，利不止。医以理中与之，利益甚。理中者，理中焦，此利在下焦，赤石脂禹余粮汤主之。复利不止者，当利其小便。

按：太阳伤寒，误治后出现下利不止，心下痞硬，若服泻心汤（甘草泻心汤）则停止泻利，然而还"以他药下之"，利不止，于是用理中汤治疗，下利更剧。出现上述情况是因为，伤寒服汤药，服的是巴豆剂，若一再用剧烈的药猛攻，则滑脱难收。理中汤主要是治疗中焦的胃虚寒，而此时是大肠失去收摄，病位在下焦。因此该用收敛固肠的赤石脂禹余粮汤。若还是利不止，应该利小便。

案例

郑学煊医案

陈某，男，67岁，病者年近古稀，恙患泄泻，屡进温补脾肾诸药，淹缠日久，泻总不止。症见形瘦面憔，懒言短气，脉息细弱，舌淡苔白。病系久泻滑脱，治应固涩。方用赤石脂禹余粮汤合四神丸、五味异功散加减：

赤石脂24g，禹余粮18g，肉豆蔻9g，党参15g，白术9g，茯苓9g，陈皮3g，炙甘草3g，巴戟天9g。服5剂显效，续服5剂，诸恙均撤。后予参苓白术散15剂，嘱隔日1剂，恢复正常。

第六章 厥阴病方

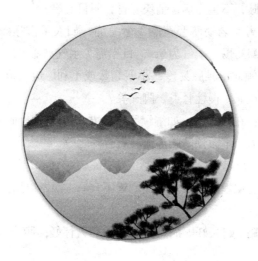

第一节　当归类方

当归芍药散

【方药】

当归三两，芍药一斤，茯苓四两，白术四两，泽泻半斤，芎䓖半斤（一作三两）。

上六味，杵为散，取方寸匕，酒和，日三服。

本方为养血调肝、健脾利湿之剂。

【适应证】

1.陈无择：治妊娠腹中绞痛，心下急满，及产后血晕，内虚气乏，崩中久利，常服通畅血脉，不生痛痒，消痰养胃，明目益津。

2.岳美中：男女老幼脐旁至胸下挛急痛，妇人子宫痉痛，头目眩晕，心悸、心下悸，肉瞤筋惕（水气为患），目赤痛（水气夹血上凌，呈粉红色），面色萎黄，有贫血倾向，腰膝易冷，小便频数或不利。应用范围颇广，如浮肿、习惯性流产、月经痛、慢性肾炎、脚气等。

3.大塚敬节：在妊娠中，如继续服用此方，可防止诸种障碍于未然，并使产妇早日恢复体力。本方预防脑溢血，有意外之效。

【禁忌证】

偏寒、偏热、偏虚、偏实之腹痛，皆不宜原方照搬以用。

【条文】

1.《金匮要略·妇人妊娠病》第5条：妇人怀妊，腹中疗痛，当归芍药散主之。

2.《金匮要略·妇人杂病》第17条：妇人腹中诸疾痛，当归芍药散主之。

案例

大塚敬节医话

余当观某医，诊断肾脏炎，不浮肿而贫血，心悸眩晕证，尿中蛋白质，已近一年，所诊者为一妇人，乃与此方（当归芍药散），蛋白质渐次小时，心悸、眩晕亦止，未及二月而痊愈。又当归芍药散不仅用于妊娠腹痛、妇科疾患的腹痛，也可用于四肢冷，血色不佳、头重、头晕、悸动、肩凝等症状。不论男女均可使用。

当归散

【方药】

当归、黄芩、芍药、川芎各一斤，白术半斤。

上五味，杵为散，酒饮服方寸匕，日再服。妊娠常服即易产，胎无疾苦。产后百病悉主之。

当归散为养血清热安胎之方。

【适应证】

王硕：治月经三四月不行，或一月再至，本方加山茱萸。

朱丹溪：此方养血清热之剂也，瘦人血少有热，胎动不安，素曾半产者，皆宜服之，以清其源而无患也。

叶天士：天癸已过，经行不匀，三四月不行，或一月再至而腰腹疼痛者。

按：本方以妇女妊娠胎动、舌红、脉滑小数为辨证要点。生育期女性，原因不明不孕或习惯性流产、死胎，可能与免疫相关，特别是抗磷脂综合征，孕前、孕期可以此方依体质加减常服。

【条文】

《金匮要略·妇人妊娠病》第9条：妇人妊娠，宜常服当归散主之。

按：妇人妊娠无病，无须服药，若血虚有热，宜常服。

案例

朱丹溪医案

一妇人三十余，或经住，或成形未具，其胎必堕。察其性急多怒，色黑气实，此相火太盛，不能生气化胎，反食气伤精故也。因令住经第二月，用黄芩、白术、当归、甘草，服至三月尽，止药，后生一子。

按：产前多热，患者又性急似火，以致相火太盛，扰于胎元，轻则胎动不安，重则胎屡堕。当清热安胎以治，用当归散加减而安。

温经汤

【方药】

吴茱萸三两，当归二两，芍药二两，川芎二两，人参二两，桂枝二两，阿胶二两，牡丹皮（去心）二两，生姜二两，甘草二两，半夏半升，麦门冬（去心）一升。

上十二味，以水一斗，煮取三升，分温三服。亦主妇人少腹寒，久不受胎；兼取崩中去血，或月水来过多，及至期不来。

【适应证】

《太平惠民和剂局方》：治冲任虚损，月候不调。或来多不断，或过期不来，或崩中去血、过多不止。又治曾经损妊，瘀血停留，少腹急痛，发热不利，手掌烦热，唇干口燥，及少腹有寒久不受胎。

汤本求真：此方以胞门虚寒为目的，凡妇人血室虚弱，月水不调，腰冷腹痛，头痛下血，有种种虚寒候者。

【禁忌证】

1. 血热致月经量多者，忌之。

2. 肝郁，痰湿致经行后期者，忌之。

【条文】

《金匮要略·妇人杂病》第 9 条：问曰：妇人年五十所，病下利，数十日不止，暮即发热，少腹里急，腹满，手掌烦热，唇口干燥，何也？师曰：此病属带下。何以故？曾经半产，瘀血在少腹不去。何以知之？其证唇口干燥，故知之。当以温经汤主之。

按：《医宗金鉴》谓"病下利"之"利"应为"血"，据前后文及方药推理，可信。

当归四逆汤

【方药】

当归三两，**桂枝**（去皮）三两，**芍药**三两，**细辛**三两，**甘草**（炙）二两，**通草**二两，**大枣**（擘）二十五枚。

上七味，以水八升，煮取三升，去滓，温服一升，日三服。

通草（今之木通）

《神农本草经》：味辛，平。主去恶虫，除脾胃寒热，通利九窍血脉关节，令人不忘。

《名医别录》：甘，无毒。疗脾疸常欲眠，心烦，哕出音声，疗耳聋，散痈肿诸结不消，及金疮、恶疮、鼠瘘、踒折、齆鼻息肉，堕胎，去三虫。

当归四逆汤为养血通脉，温中散寒之方。

【适应证】

寒邪直中厥阴所致的手足厥寒，脉细欲绝。症见关节疼痛、身疼腰痛；月经愆期，量少色黯，痛经；冻疮、雷诺病等。

高世栻：此方全在养血散表，实非阴证温经治法，家秘加川芎、葱白，助其通阳和阴，作汗外解。

陈复正：当归四逆汤治小儿血虚体弱，寒邪伤荣，以致眼目翻上，身体反张，盖太阳主筋病故也。

赵守真：缩阴。受寒湿而发，伴手足厥冷，脉微细，舌润。

时逸人：当归四逆汤，余用以治血凝气滞受寒之肿疡，与麻黄附子细辛汤合用尤佳，此为活血补血温经通脉泄闭之剂。

【禁忌证】

李翰卿：①本方证温散，兼内寒或久寒者，不宜单用。②亡阳证之手足厥逆，不可用，恐阳气被散而虚脱。③阳气闭郁之四逆者，不可用（该证宜宣达阳气）。④阳极似阴，或热厥深之四肢厥逆者，不可用（该证宜寒不宜温）。

【条文】

《伤寒论》第 351 条：手足厥寒，脉细欲绝者，当归四逆汤主之。

当归四逆加吴茱萸生姜汤

【方药】

当归三两，**桂枝**（去皮）三两，**芍药**三两，**细辛**三两，**甘草**（炙）二两，**通草**二两，**大枣**（擘）二十五枚，**生姜**半斤，吴茱萸二升。

上九味，以水六升、清酒六升和。煮取五升。去滓。温分五服。一方，水、酒各四升。

吴茱萸

《神农本草经》：味辛，温。主温中下气，止痛，咳逆寒热，除湿血痹，逐风邪，开腠理。

《名医别录》：大热，有小毒。主痰冷，腹内绞痛，诸冷实不消，中恶，心腹痛，逆气，利五脏。

胡希恕：汉制吴茱萸一升，约合今之 50g，药性燥烈，有案又复如此大量，仲景用药奥秘何在？盖一个"洗"字，洗者，沸汤冲洗七遍而后入煎也。吴茱萸入口燥麻，引起口干"瞑眩"等副作用，"洗"之则无此弊。

【适应证】

吉益东洞：治疝家发热恶寒，腰腹挛痛，腿脚拘急，手足寒，小便不利者；妇人血气痛，腰腹拘挛者；经水不调，腹中挛急，四肢酸痛，或一身习习如虫行，每日头痛者。

浅田宗伯：凡桂枝汤证而血分闭塞者，用之有效。

李翰卿：本方以脉细肢冷、面色㿠白为标准，只要证见血虚寒郁，用之即效。

叶橘泉：本方主治手足厥寒，脉细欲绝，乃末梢贫血或神经性末梢血行不良之体质，即手足常冷，冬季易患冻疮之人甚为明显。所谓内有久寒者，是指其人久有慢性胃炎，胃内停水易发呕吐清水者。

周凤岐：妇人寒结胞宫，经事愆期，腹痛，色瘀黑者，当归四逆加吴茱萸生姜汤，为特效之剂。方中通草一味，余常以小茴香代之。

【条文】

《伤寒论》第352条：若其人内有久寒者，宜当归四逆加吴茱萸生姜汤。

注：

尤在泾：若其人内有久寒者，必加吴茱萸、生姜之辛以散之，而尤借清酒之濡经浃脉，以散其久伏之寒也。

李翰卿：既属久寒，何以不用干姜、附子而用吴萸、生姜呢？因本证阳虚又兼有阴虚血弱证，故不用姜附以防耗阴。

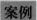案例

宋鹭冰医案

杨某，女，38岁，渡口市某厂技术员。初诊：1978年5月。头部疼痛时轻时重已5个月，痛发如闪电，暴痛欲裂，早晨起床时尤甚，痛极则恶心欲吐、视力模糊、手足厥冷。诊脉细弱无力，舌诊无异常。病属厥阴虚寒，久寒内伏，浊邪上逆心胸而为呕吐头痛，以当归四逆加吴萸生姜汤。

当归10g，桂枝10g，白芍10g，吴茱萸10g，大枣6枚，生姜10g，细辛4.5g，木通6g，甘草6g。

服上方6剂而安。

按：足厥阴之脉上额交巅，厥阴肝经寒甚则肝阳不足，血分闭塞不通，故前额痛连巅顶。加以腹内素有久寒停蓄（即停痰宿水），再感外寒，肝经之气挟浊饮上逆，故呕恶时作，头额剧痛；浊阴下降则剧痛暂止。肝开窍于目，血虚肝无所养，故视力模糊，脉象细弱。本方温散厥阴寒邪、调营养血，佐以吴茱萸、生姜辛辣气厚者，抑制上逆之浊饮，而收温肝通血、祛寒逐饮之功。

第二节　黄芩、黄连类方

干姜黄芩黄连人参汤

【方药】

干姜、黄芩、黄连、人参各三两。

上四味，以水六升煮取二升，去滓，分温再服。

本方为清上温下、安中之方。

【适应证】

吉益东洞：治下利，心下痞硬，干呕者。

叶橘泉：慢性胃肠炎、胃肠弛缓症、胃扩张、神经性呕吐。

赵守真：呕吐。兼口苦舌绛，苔微黄，口不渴，胸腹痞胀，小便清利。

【条文】

《伤寒论》第359条：**伤寒，本自寒下，医反复吐下之，寒格，更逆吐下。若食入口即吐，干姜黄芩黄连人参汤主之。**

注：

段治钧：干姜黄芩人参汤，治上寒下热、食入即吐，也有腹痛；六物黄芩汤（黄芩、人参、干姜、大枣、桂枝、半夏），治胃虚心下痞硬而干呕重者，无腹痛；黄连汤，治烦热甚、气冲心悸，有腹痛；黄芩加半夏生姜汤，是治热利腹痛而呕的基本方（黄芩汤与小半夏合方）。

寒格，系上热与下寒相互格拒，致饮食入口即吐。寒热格拒，多为中气虚弱，下焦虚寒，胃腑热盛，复经误吐、下所致。《素问·至真要大论》云："诸逆冲上，皆属于火。"王太仆亦云："食入即吐，是有火也。"然单纯用黄芩黄连清降胃火，反格拒不受，故用辛温之干姜开格，复因呕吐剧烈，胃气损伤，是以用人参补中益气。陆渊雷云："凡朝食暮吐者，责其胃寒；食入即吐者，责其胃热，胃热故用芩连。本方证，胃虽热而肠则寒，故芩连与干姜并用，以其上热下寒。"临床不仅有食入即吐之症，可伴有心烦，口苦及便溏、腹胀、腹部冰凉喜熨等寒热两象。

案例

俞长荣医案

林某，五十岁。胃病已久，近来时常呕吐，胸间痞闷，一见食物便产生恶心感，有时勉强进食少许，有时食下即呕，口微燥，大便溏泄，一日两三次，脉虚数。

处方：横纹潞15g，干姜9g，黄芩6g，黄连4.5g。

服一剂后，呕恶泄泻均愈。

黄连汤

【方药】

黄连三两，甘草（炙）三两，干姜三两，桂枝（去皮）三两，人参二两，半夏（洗）半升，大枣（擘）十二枚。

上七味。以水一斗。煮取六升。去滓。温服。昼三夜二。疑非仲景方。

（康平本作"疑非仲景法"）

本方为治上热下寒，腹痛呕吐之剂。

【适应证】

汤本求真：治霍乱疝瘕，攻心腹痛，发热上逆，心悸而欲呕吐，及妇人血气痛，呕而心烦，发热头痛者。

叶橘泉：胃肠型流感、消化不良性胃炎、急性胃肠炎、胃酸过多症。

刘渡舟：慢性非特异性溃疡性结肠炎。症见腹中冷痛，下利日数行，口苦、口渴欲吐，舌边尖红，苔白腻，脉沉弦。

【禁忌证】

李翰卿：①腹痛呕吐、无口苦等上热证者，忌之。②喜冷思饮，脉滑数者，忌之。③腹痛拒按者，忌之。

【条文】

《伤寒论》第173条：**伤寒，胸中有热，胃中有邪气，腹中痛，欲呕吐者，黄连汤主之。**

注：

汤本求真：胸中有热者，热烦在胸中，即心中有烦悸也。胃中有邪气者，胃内有热毒及水毒也。腹中痛者，此二毒刺激胃肠黏膜之结果。欲呕吐者，被水毒、热毒激动而上迫也。

按：本方证的诊断要点是：腹痛，腹软不拒按，同时伴烦热、心悸。

案例

赵守真医案

陈襄人，男，25岁。久泻得愈后，又复呕吐，医者以为虚也，进以参、术、砂、半；又以为热也。复进竹茹、麦冬、芦根，诸药杂投，终属无效。甚证为：身微热，呕吐清水，水入则不纳，时有冲气上逆，胸膈痞闷，口不知味，舌尖红燥，苔腻，不渴，脉阴沉迟而阳则浮数，此吾诊之概状也。窃思其病泻久脾虚，水停胃中不化，随气上冲而作呕，而水入不纳，由于胸中郁热所抗拒，乃上热中虚之证。治之以黄连汤。此用姜、桂、参、草温补脾胃而降冲逆，黄连清胸热，伴半夏以止呕吐，为一寒热错综之良方。服药呕吐渐止，再剂，症全除，能进稀糜，后用五味异功散加生姜温胃益气而安。

半夏泻心汤

【方药】

半夏（洗）半升，黄芩、干姜、人参各三两，黄连一两，大枣十二枚，甘草（炙）三两。

上七味，以水一斗，煮取六升，去滓，再煎取三升。温服一升，日三服。

本方为消痞散结，和中降逆之方。

柯韵伯：名曰泻心，实则泄胆也。

【适应证】

汤本求真：休息痢，世皆以为难治，盖亦秽物不尽也，宜服笃落丸（系大黄一味为丸方），兼用泻心汤（即本方）之类。又：下利如休息而无脓血，唯水泻耳，或自止则腹胀，泻则爽然。而日就羸惫面色萎黄，恶心吞酸，时腹自痛者，与半夏泻心汤兼用笃落丸为佳，且宜常服。

大塚敬节：痢证，热已解，而眩晕未止，心下痞硬，欲呕吐涎沫，或嗳气多出者，用半夏泻心汤加茯苓有神效。凡遇舟车酒醉之眩晕，可运用本方或五苓散。又：引枣轩氏说：胃癌，固为不治之病，予用半夏泻心汤亦常取效。但亦有不能全治，暂苟延其命者。

叶橘泉：胃肠病、胃炎、肠炎。

【禁忌证】

无中虚或无寒热夹杂者，忌之。

【条文】

1.《伤寒论》第149条：伤寒五六日，呕而发热者，柴胡汤证具，而以他药下之，柴胡证仍在者，复与柴胡汤。此虽已下之，不为逆，必蒸蒸而振，却发热汗出而解。若心下满而硬痛者，此为结胸也，大陷胸汤主之。但满而不痛者，此为痞，柴胡不中与之，宜半夏泻心汤。

2.《金匮要略·呕吐哕下利病》第10条：呕而肠鸣，心下痞者，半夏泻心汤主之。

注：

胡希恕："心下""但满而不痛""此为痞（痞硬）"的半夏泻心汤证，其病在胃；本条"呕而肠鸣，心下痞（硬）"是半夏泻心汤证又一个方面的表现，其病在肠。心下痞也分两种情况：一是因热陷心下（指胃部）的心下痞，为炎性的心下痞塞感，黄芩、黄连主之，为大黄黄连泻心汤证；二是因为胃虚邪凑的心下痞硬，自觉痞塞胀满不舒，初按之手下有抵抗，但不拒按，反以按为舒，乃人参所主。半夏泻心汤证这两者兼而有之。

李映淮：半夏泻心汤为治痞良方，一般有上吐下泻、寒热夹杂之症。如吐泻不属主症之上热下寒，应以黄连汤为宜。

按：从上两条文可得，半夏泻心汤主症是心下痞，即中上腹、心窝部胀满而硬，初按之有抵抗感，但不拒按，久按则舒。若无"心下痞"，而只有

"呕""肠鸣"，则非半夏泻心汤证，甘草泻心汤证、生姜泻心汤证以此为准。

案例

大塚敬节医案

二十四岁的男性，平素胃弱，食少纳呆，勉强进食后，胃胀不适。并且经常做梦，睡眠差。体格胖瘦中等，营养不良，舌有少量白苔，腹诊触及心下部位略有抵抗，说明有轻度心下痞硬。大便一天一次。所谓心下痞硬，是指心窝部位胀满而硬的状态。

对此我投予半夏泻心汤治疗，服药后感觉胃部空而舒服。一个月后也能够安然入睡了。服药三个月后，患者来信这样写道："经您的治疗，胃变得强壮了，现在即使多进食，胃部也没有撑胀的感觉。头天晚上喝酒，第二天也没有难受。试着猛吃了一顿中国料理，后来也没有什么不舒服。这些都是托您的福，谨表谢意。"

生姜泻心汤

【方药】

生姜（切）四两，甘草（炙）三两，人参三两，干姜一两，黄芩三两，半夏（洗）半升，黄连一两，大枣（擘）十二枚。

上八味，以水一斗，煮取六升，去滓，再煎取三升，温服一升，日三服。本方为和胃消痞，散结除水之方。

【适应证】

汤本求真：患噫气干呕，或嘈杂吞酸，或平日饮食每觉恶心烦闷，水饮升降于胁下者，其人多心下痞硬或脐上有块，长服此方。

按：此方即半夏泻心汤减干姜加生姜而成，治半夏泻心汤证而寒饮多、呕恶重者。

【条文】

《伤寒论》第157条：伤寒汗出，解之后，胃中不和，心下痞硬，干噫食臭，胁下有水气，腹中雷鸣，下利者，生姜泻心汤主之。

甘草泻心汤

【方药】

甘草（炙）四两，干姜三两，黄芩三两，半夏（洗）半升，黄连一两，大枣（擘）十二枚，人参三两（疑为脱落）。

上六味，以水一斗煮取六升，去滓，再煎取三升，温服一升，日三服。

本方为益气和胃，消痞止呕之剂。

【适应证】

张璐：痢之不纳食者，俗名噤口。热毒冲心，头痛心烦，呕而不食，手足温暖者，甘草泻心汤去大枣，易生姜。

岳美中：便秘。伴饥则胃脘胀痛、吐酸，喜按，口不渴，脉濡缓。

按：此方即半夏泻心汤加大炙甘草量而成，治半夏泻心汤证而胃气更虚，或下利急迫，心烦，口腔、二阴黏膜溃疡者如白塞氏病等。

【条文】

1.《伤寒论》第158条：伤寒中风，医反下之，其人下利，日数十行，谷不化，腹中雷鸣，心下痞硬而满，干呕，心烦不得安。医见心下痞，谓病不尽，复下之，其痞益甚，此非结热，但以胃中虚，客气上逆，故使硬也，甘草泻心汤主之。

2.《金匮要略·百合狐惑阴阳毒病》第10条：狐惑之为病，状如伤寒，默默欲眠，目不得闭，卧起不安。蚀于喉为惑，蚀于阴为狐。不欲饮食，恶闻食臭，其面目乍赤、乍黑、乍白。蚀于上部则声喝（一作嗄），甘草泻心汤主之。

注：

胡希恕：由于不欲饮食，恶闻食臭，可知默默然欲眠，目不得闭，卧起不安等神经证候，皆因胃中不和所致。狐惑病即后世所谓蚀疮的古称，前后阴的蚀疮谓为狐，咽及口腔的蚀疮谓为惑。此证乃由于湿热在里。以本方用于口腔溃疡确有捷效，我常加石膏或更加生地黄，以治经久不愈的顽固重证，无不应手取效，并以此方治愈白塞病。后世所谓口糜泄大都宜本方。日人并以此方治夜游证得奇验。

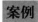

邱明山医案

患者，男，48岁，因"口腔黏膜、舌面多发溃疡疼痛2年"来诊，曾于院外诊为"白塞氏病"，予"强的松及沙利度胺"等抗炎治疗，溃疡有所改善，但出现胃脘闷痛不适、嗳气反酸，颜面浮肿等不适。欲寻求撤减激素而求诊。刻诊症见：口舌多发溃疡，口干不欲饮，纳呆，寐差，腹闷不适，大便溏软，小便如常，脉细弦，舌质暗红，舌面可见一溃疡面约1.3cm×1.0cm，溃疡面覆一层白色脓苔，边缘潮红且隆起、界限清晰，触痛明显。舌尖及口腔黏膜多发散在米粒及绿豆大小溃疡；腹瘪肌软，中上腹轻压痛。诊断为白塞氏病（太阴阳明合病）。给予甘草泻心汤合浙贝散加减：

炙甘草20g，黄芩10g，黄连3g，半夏10g，党参10g，干姜6g，红枣3

枚，浙贝母 10g，海螵蛸 10g，百合 30g，鸡内金 6g。7 剂，日 1 剂煎服。

同时酌减强的松用量，服药毕后复诊，自述进药 1 剂后疼痛即明显减轻，进食明显变得容易。随后以该方加减，半年后停服强的松，3 年来不间断门诊随访，舌面大溃疡面未再复发，时有舌尖及口腔黏膜反复，服药后均可得到较快缓解；未见双目赤痛、外阴溃疡、皮肤结节红斑、下肢及内脏血管栓塞等并发症。

三泻心汤小结

胡希恕：以上三方，虽药物出入甚微，治呕逆、肠鸣、心下痞硬，亦甚相似。但甘草泻心汤以甘草为主药，故突出表现为心烦、不得安，长于治胃肠性神经证、急迫证（下利无度）、蚀疮。生姜泻心汤以生姜为主药，故突出表现为干噫食臭，长于治胃虚驰和胃酸过多证。其他则大同小异。一般胃肠病现此三方证者很多，实吾人日常不可缺少的良方，不过服生姜泻心汤，每有剧甚的吐泻瞑眩发作，不可不知。

第三节　半夏类方

苦酒汤

【方药】

半夏（洗，破如枣核）十四枚（生姜半夏米泔水洗过），鸡子（一枚去黄，内上苦酒，着鸡子壳中）。

上两味，内半夏着苦酒（即醋）中，以鸡子壳置刀环中，安火上，令三沸，去滓，少少含咽之，不差，更作三剂。

注：

许叔微：本方以止痛润燥为主，生半夏入口麻木，有止痛之能，而下达风痰，犹恐其失之燥也，渍之以苦酒，则燥气化，所以止痛涤痰而发其声也。鸡蛋白润燥……合以苦酒，润咽中疮痛，而滋养以补其伤也。

【适应证】

孙思邈：治舌卒肿，满口，气息不得通。

吉益东洞：咽中肿，水谷不下者。

【条文】

《伤寒论》第 312 条：少阴病，咽中伤，生疮，不能语言，声不出者，苦酒汤主之。

伤寒论类方辨析

注：

唐容川：此节所言生疮，即今之喉痛、喉蛾，肿塞不得出声，今有用刀针破之者，有用巴豆烧焦烙之者，皆是攻破之使不壅塞也。仲景用生半夏正是破之也，余亲见治重舌敷生半夏立即消破，即知咽喉肿闭亦能消而破之矣。且半夏为降痰要药，凡喉肿则痰塞，此仲景用半夏之妙。正是破之又能去痰，与后世刀针、巴豆等方较见精密，况兼蛋清之润，苦酒之泻，真妙法也。

陆清洁：少阴喉疮，喉干咽痛，睡起干燥较甚，痛微，时作时止，溃烂处色呆不鲜，不能言语，声不出，此乃阴邪上结，虚火不降，与毒火凝聚者不同，不宜寒下，当用苦酒汤。

案例

赵成爱医案

雷某，男，70岁。患者10余天来，无诱因发热恶寒，咽部疼痛。门诊疗效不佳，收住我院内科治疗。局部检查，见咽部红赤疼痛，有散在小溃疡10余处，且有脓性分泌物，语音嘶哑。给予抗感染及对症治疗2周，咽部仍呈红赤，溃疡扩大弥漫延伸至上颚部，疼痛加重，声哑难出，患者心情极度紧张，乃求中医诊治。此属痰火郁结咽喉，法当清热涤痰，敛疮消肿，方用苦酒汤。处方、制法及服法：半夏15g，米醋60mL，加水200mL，煎15～20分钟，去渣，待凉后加两枚蛋清，拌匀，徐徐含咽，每日1服。治疗2日诸症大减，前后共服8剂，溃疡消失，诸症消除而痊愈。

半夏厚朴汤

【方药】

半夏一升，厚朴三两，茯苓四两，生姜五两，干苏叶二两。

上五味，以水七升，煮取四升，分温四服，日三夜一服。

注：

胡希恕：苏叶放置日下易大失气味，若以苏子代替苏叶，效果更佳。

苏叶

《本草别录》：味辛，温。主下气，除寒中。其子尤良。

《本草纲目》：近世要药也。其味辛，入气分；其色紫，入血分。故同橘皮、砂仁，则行气安胎；同藿香、乌药，则温中止痛；同香附、麻黄，则发汗解肌；同川芎、当归，则和血散血；同木瓜、厚朴，则散湿解暑，治霍乱脚气；同桔梗、枳壳，则利膈宽肠；同杏仁、莱菔子，则消痰定喘。解肌发表，散风寒，行气宽中，消痰利肺，和血温中止痛，定喘安胎。

本方为行气散结，降逆化痰之方。

【适应证】

陈无择：治喜怒不节，忧思兼并，多生悲恐，或时震惊，致脏气不平，憎寒发热，心腹胀满，旁冲两胁，上塞咽喉，有如炙脔，吐咽不下。

王硕：妇人多被七情所伤，遂致气填胸腹，或如梅核，上塞咽喉者，满闷欲绝，产妇尤多此证，间以香附子药，久服取效。妇人恶阻，尤宜服之。一名大七气汤。

吉益东洞：若感冒桂枝之证，而有痰饮者，桂枝汤合方，屡所经验也。

浅田宗伯：本方加浮石，有效于噎膈之轻证。又；凡腹形有血、水二毒痼滞者，皆可以此方取奇效。

石原保秀：治梅核气，用本方加浮石，最有奇效。

木村长久：半夏厚朴汤，皮肤纤弱，腹壁薄而弛缓，或轻度鼓胀，脉沉弱者用之。

冯世纶：此证不限妇人，男人亦多有，若以咽中不利和胸闷满为目的，可活用于不定的神经症均有良效。又本方开胃进食，消胀止呕，用于胃病的机会亦多。他如伤风，咳嗽，适加桑白皮、瓜蒌、橘皮、杏仁之属亦有捷效。

【禁忌证】

咽部焮红，口干思饮，舌红少苔者，忌之。

【条文】

《金匮要略·妇人杂病》第5条：妇人咽中如有炙脔，半夏厚朴汤主之。

注：

《金匮要略论注》：炙脔譬如干肉也，《千金》所谓咽中帖帖，如有炙肉，吐之不出，吞之不下，状如炙脔。……此病不因肠胃，故不碍饮食二便。不因表邪，故无骨痛寒热。乃气为积寒所伤，不与血和。血中之气溢而浮于咽中，得水湿之气而凝结难移。妇人血分受寒，多积冷结气，最易得此病。而男子间有之。药用半夏厚朴汤，乃二陈汤去陈皮、甘草，加厚朴、紫苏、生姜也。半夏降逆气，厚朴兼散结，故主之。姜、苓宣至高之滞而下其湿，苏叶味辛气香，色紫性温，能入阴和血而兼归气于血。

半夏散及汤

【方药】

半夏（洗），桂枝（去皮），甘草（炙）。

上三味，等分，个别捣筛已，合治之，白饮和，服方寸匕，日三服。若不能散服者，以水一升，煎七沸，内散两方寸匕，更煮三沸，下火，令小冷，少少咽之。

本方为祛风散寒、化痰利咽之剂。

【适应证】

庞安石：伏气之病，谓非时而有暴寒中人，伏毒气于少阴经，始虽不病，旬月乃发，便脉微弱，法先咽痛似伤，次则下利咽痛，半夏桂枝甘草汤主之。

浅田宗伯：此方宜冬时中寒，咽喉肿痛者。亦治发热恶寒，此证冬时多有之。上焦虚热，喉头糜烂，痛不可忍，饮食不下咽，甘桔汤及其他诸咽痛药不效者用此辄效。

浅田惟常：咽痛有轻重，轻者不必肿，重者必大肿。是以咽痛不肿之轻者，为甘草汤；其大肿之重者，为桔梗汤；不但肿，或涎缠咽中，痛楚不堪者，为半夏散及汤。

【条文】

《伤寒论》第 313 条：少阴病，咽中痛，半夏散及汤主之。

注：

尤在泾：少阴咽痛，甘不能缓者必以辛散之，寒不能除者必以温发之。盖少阴客邪郁聚咽嗌之间，既不得出复不得入。设以寒治则聚益甚，投以辛温则郁反通，《内经》微者逆之，甚者从之之意也。半夏散及汤，甘辛合用而辛胜于甘，其气又温，不特能解客寒之气，亦能劫散咽喉怫郁之热也。

案例

胡希恕医案

张某，男，51 岁，河北灵寿县中学工友，1968 年 11 月 26 日初诊。咽痛 3 个多月，曾以清热解毒、养阴清咽等法治疗无效，医院认为是喉癌。视其咽喉，双扁桃体及咽后壁皆有多处脓点，常头痛，汗出，恶寒，口中和，不思饮，舌苔白腻，脉沉细，两寸浮。此为太阳表虚，邪久伤津，治以半夏散及汤加减：清半夏 12g，桂枝 10g，炙甘草 10g，桔梗 6g，诃子肉 6g。

结果：服药当天即感咽痛减轻，原方服半月，诸症消，咽及双侧扁桃体已无脓点。

厚朴生姜半夏甘草人参汤

【方药】

厚朴（炙，去皮）半斤，生姜（切）半斤，半夏（洗）半斤，甘草（炙）二两，人参一两。

上五味，以水一斗，煮取三升，去滓，温服一升，日三服。

按：注意厚朴、生姜、半夏与甘草、人参量的配比。

本方为补脾除满，消补兼施之剂。

【适应证】

张璐：治胃虚呕逆、痞满不食。

左季云：凡腹胀而便不利者，用之效，以其为实中之虚故也。

【禁忌证】

李翰卿：①胀满拒压、脉有力者，忌之。②喜冷、欲饮者，忌之。

【条文】

《伤寒论》第66条：发汗后，腹胀满者，厚朴生姜半夏甘草人参汤主之。

按：发汗后，脾阳受损，运化失司，气滞不适而致腹胀满。其腹喜按、喜温，或伴多痰涎、呕逆、脉多虚。

旋覆代赭汤

【方药】

旋覆花三两，人参二两，生姜五两，代赭石一两，甘草（炙）三两，半夏（洗）半升，大枣（擘）十二枚。

以水一斗，煮取六升，去滓再煎，取三升，温服一升，日三服。

1. 旋覆花

《神农本草经》：主结气，胁下满，惊悸。除水，去五脏间寒热，补中，下气。

《名医别录》：消胸上痰结，唾如胶漆，心胁痰水，膀胱留饮，风气湿痹，皮间死肉，目中眵曀，利大肠，通血脉，益色泽。

2. 代赭石

《神农本草经》：味苦，寒。主贼风蛊毒，腹中毒邪气，女子赤沃漏下。

《名医别录》：无毒。主带下百病，产难，胞衣不出，堕胎，养血气，除五脏血脉中热，血痹，血瘀，大人小儿惊气入腹，及阴痿不起。

本方为健脾和胃，降逆涤饮之剂。

【适应证】

周扬俊：治反胃噎食，气逆不降者神效。

浅田惟常：此方治生姜泻心汤证之更剧者。

刘绍武：本方主要作用于上消化道，尤其对食管痉挛、贲门痉挛、膈肌痉挛有解痉镇降作用，故用于反流性食管炎、胃炎、胃溃疡、食道癌、胃癌，症见噫气、呕逆者。

【禁忌证】

李翰卿：①口苦，思冷者，忌之。②大便硬，脐周拒压者，忌之。

【条文】

《伤寒论》第 161 条：**伤寒发汗，若吐，若下，解后，心下痞硬，噫气不除者，旋覆代赭汤主之。**

按：伤寒经治表解后，中气内虚，痰饮停滞胃脘，胃失和降，而致心下痞硬，呃逆频频不解，可伴大肠传化失司而便秘，其腹诊为腹不拒按或初按不喜，但久按则舒，胡希恕以本方加乌贼骨治十二指肠溃疡，噫气而大便干者，有捷效。

案例

闫云科医案

刘某，男，77 岁，农民。饮食不思，日渐消瘦，已四月余。2008 年 5 月 9 日作 X 光造影，提示贲门癌。医生、子女皆以年高体衰，不宜手术，欲保守治疗。翁槁项黄黬，瘦骨一把，舌淡红，苔白腻。询知食后不下，饮水送之尤感不适，胸脘窒闷，微恶心，嗳逆不畅，口干、口腻，腹不痛，略胀，大便日一行。咳嗽，痰黏稠不爽。腹中气上冲逆，稍进食可缓。切其脉弦细无力，诊其腹，心下痞硬，腹肌挛结。

脉证观之，此中气大虚、痰饮留阻、上逆之症也。虽垂垂待毙，无复生理，然面对患者，需宽言慰之。处方则以补虚扶正、化痰饮、降胃逆之旋覆代赭汤加味与之：

旋覆花 10g，代赭石 6g，半夏 15g，人参 10g，炙甘草 10g，三棱 15g，莪术 15g，生姜 15g，红枣 12 枚。三剂。

二诊：药后大便日行两三次，知饥思食。食后不下、呃逆、腹胀减轻，仍咳嗽，痰涎多而黏。

上方加桂枝 10g，茯苓 15g。五剂。

胃纳明显改善，食后不下、呃逆间仍有之。子女闻某贲门癌患者化疗后痊愈，亦欲一试，遂停药。

麦门冬汤

【方药】

麦门冬七升，半夏一升，人参三两，甘草二两，粳米三合，大枣四枚。

上六味，以水一斗二升，煮取六升，温服一升，日三夜一服。

本方为清养肺胃，降逆下气之剂。

【适应证】

陶弘景：治肺痿，咳唾涎沫不止，咽燥而渴。

黄凯钧：本方加地黄或石膏，治咳血并血证后上逆。

浅田惟常：《金匮》有"大逆上气"句，虽漫然不确，盖肺痿、顿嗽、劳嗽、妊娠咳逆等证，有大逆上气之意味，若用之，则有大效。又小儿久咳，此方加石膏，有妙验。咳血，若用《外台》千金麦冬汤类方之意，加地黄、阿胶、黄连，则适合而能奏效。又仿《圣惠》五味子散之意，加五味子、桑白皮则咳逆甚者有效。又老人津液枯槁，食物难以下咽，类似膈证者，亦可用之。又大病后，饮药嫌恶，咽下有喘气，如竹叶石膏汤证，无虚烦者，用之，皆咽喉不利之余旨也。

【条文】

《金匮要略·肺痿肺痈咳嗽上气病》第 10 条：大逆上气，咽喉不利，止逆下气者，麦门冬汤主之。

注：

《医宗金鉴》认为"大逆上气"之"大"应为"火"。这样文意病药相符，因火热之邪致气机上逆有咳喘、呕逆等临床表现，同时伴咽喉干燥，胶痰黏着不去，脉多细弦、数。

第四节　杂　方

乌梅丸

【方药】

乌梅三百枚，细辛六两，干姜十两，黄连十六两，附子（炮，去皮）六两，当归四两，蜀椒（出汗）四两，桂枝（去皮）六两，人参六两，黄柏六两。

上十味，异捣筛，合治之，以苦酒（即酸醋）渍乌梅一宿，去核。蒸之五斗米下，饭熟捣成泥，和药令相得，内臼中，与蜜杵二千下，丸如梧桐子大，先食饮服十丸，日三服。稍加至二十丸。禁生冷，滑物，臭食等。

乌梅

《神农本草经》：味酸平，主下气，除热烦满，安心，肢体痛，偏枯不仁，死肌，去青黑痣、恶肉。生汉中川谷。

《名医别录》：无毒，止下痢，好唾，口干，利筋脉，去痹。梅根：疗风痹，出土者杀人。

本方为寒热并用（寒多热少）、补中和肝（温脏安蛔）之剂。

【适应证】

《太平圣惠方》：治久疟，往来寒热，经年不愈，形体瘦弱；亦治劳疟。

浅田宗伯：反胃，以干姜人参半夏汤送此丸奇效。

郑钦安：厥阴为阴经，阴极则生阳，故多寒热错杂。……仲景立乌梅丸，寒热并投，并非专为虫立法，凡厥阴一切症候，莫不备具。向为治蛔厥及久痢之首选方。又治颠顶痛、腹痛饮冷、睾丸肿痛。

【禁忌证】

李翰卿：①消渴、吐蛔、久利，属纯寒、纯热者，均不可服。②虽寒热相杂，但热象偏盛者，亦不可原方照服。

【条文】

《伤寒论》第338条：**伤寒，脉微而厥，至七八日肤冷，其人躁，无暂安时者，此为脏厥，非蛔厥也。蛔厥者，其人当吐蛔。今病者静，而复时烦者，此为脏寒，蛔上入其膈，故烦，须臾复止，得食而呕，又烦者，蛔闻食臭出，其人常自吐蛔。蛔厥者，乌梅丸主之。又主久利。**

注：

柯韵伯：蛔厥之证，其显证在吐蛔，而细辨在烦躁。脏寒则躁而不烦，内热则烦而不躁。

案例

李士懋医案

冀某，女，54岁，工人。1993年9月17日初诊。

寒热往来五年余，昼则如冰水浸，自心中冷，寒慄不能禁；夜则周身如焚，虽隆冬亦必裸卧，盗汗如洗。情志稍有不遂，则心下起包块如球，痞塞不通，胸中憋闷，头痛，左胁下及背痛。能食，便可。年初经绝。脉沉弦寸滑。曾住院11次，或诊为绝经期综合征，或诊为内分泌失调，或诊为自主神经功能紊乱、神经官能症等。曾服中药数百付，罔效。

此寒热错杂，厥气上冲，乃乌梅丸证。方予乌梅丸：

乌梅6g，细辛4g，干姜5g，川椒5g，桂枝10g，黄连10g，黄柏6g，党参12g，炮附子15g（先煎），当归12g。

2剂寒热除，汗顿止，心下痞结大减，4剂而愈。五年后得知生活正常，未再发作。

按：厥阴篇，是由于肝虚而形成的寒热错杂证，以厥热胜复判断阴阳进退、寒热之多寡。此案昼夜寒热往复，同于厥阴病之手足寒热胜复。心下痞结者，乃厥气上逆；汗泄者，以阳弱不能固护其外，致津泄为汗。脉弦者，以弦则为减，乃阳弱不能温煦，经脉失柔而脉弦。寸滑者，伏阳化热上逆，致上热下寒，寒热错杂。

麻黄升麻汤

【方药】

麻黄二两半（去节），升麻一两一分，当归一两一分，知母十八铢，黄芩十八铢，葳蕤十八铢（一作菖蒲），芍药六铢，天门冬（去心）六铢，桂枝（去皮）六铢，茯苓六铢，甘草（炙）六铢，石膏（碎，绵裹）六铢，白术六铢，干姜六铢。

上十四味，以水一斗，先煮麻黄一两沸，去上沫，内诸药，煮取三升，去滓，分温三服，相去如炊三斗米顷，令尽，汗出愈。

升麻

《神农本草经》：味甘，平。解百毒。杀百精老物殃鬼。辟温疫瘴气邪气蛊毒。久服不夭。

《名医别录》：味苦，微寒，无毒。主解毒入口皆吐出。中恶腹痛。时气毒疠。头痛寒热。风肿诸毒。喉痛口疮。久服轻身。

本方为治寒热错杂，正虚阳郁之剂。

【适应证】

黄元御：《伤寒》麻黄升麻汤方在麻黄。用之治厥阴病，咽喉不利，吐脓血，以清咽喉而排脓血也。

按：症属上热下寒之咽喉不利、唾脓血、泄利不止，手足逆冷等症；现代病如体虚之人上呼吸道感染、多器官功能障碍综合征（MODS）等有应用机会。

【禁忌证】

1.亡阳证，真寒假热证。2.麻黄汤禁忌证同。

【条文】

《伤寒论》第357条：伤寒六七日，大下后，寸脉沉而迟，手足厥逆，下部脉不至，喉咽不利，唾脓血，泄利不止者，为难治，麻黄升麻汤主之。

按：寸脉应为寸口脉，沉主里迟主寒，但脉沉迟亦有主里热亢盛而致气机郁滞不畅如大承气汤、大陷胸汤均可见此脉象。"下部脉不至"应为跌阳脉按摸不清，本证为胃津亏损且阳热伏郁，非真阳虚衰。本方若平素体质虚弱，多汗之人慎用。

1. 吴棹仙医案

1939年，时值抗日战争，余居渝。一军人转战沙场，备受风雨寒热，一病而唾脓血，西医误用凉药，以至大下不已，滴水不饮，命在旦夕，余诊之，手足厥冷而胸中灼热，两手寸脉沉缓不现，下部趺阳、少阴脉不至，舌红赤。因思仲景有云："伤寒六七日，大下后，寸脉沉而迟，手足厥逆，下部脉不至，喉咽不利，唾脓血，泄利不止者，为难治，麻黄升麻汤主之。"正与此证一一吻合。盖外感风寒，内伏积热，医反下之，以致表邪内陷，中气大伤，胸中积热依旧，津气虚而胁迫血热上行也。因投仲景原方：麻黄四钱，升麻四钱，当归三钱，茯苓、白术、白芍、天冬、石膏、干姜、桂枝、甘草各一钱，黄芩、知母、葳蕤各三钱。上药十四味，按法先煎麻黄，去浮沫，内诸药同煎，分温三服，一剂而病除，重返前线，凯旋而来，专程谒于渝之医庐，谈当时病笃，为余所救，九死一生，不胜感激之至云。此证余五十余年仅见一例耳。

2. 陈逊斋医案

李梦如子，曾二次患喉痰，一次患溏泄，治之愈。今复患寒热病，历十余日不退，邀余诊，切脉未竟，已下利二次。头痛，腹痛，骨节痛，喉头尽白而腐，吐脓样痰夹血。六脉浮中两按皆无，重按亦微缓，不能辨其至数。口渴需水，小便少。两足少阴脉似有似无。

诊毕无法立方，且不明其病理，连拟排脓汤、黄连阿胶汤、苦酒汤，皆不惬意。复拟干姜黄连黄芩人参汤，终觉未妥。又改拟小柴胡汤加减，以求稳妥。继因雨阻，寓李宅附近，然沉思不得瘥，复讯李父，病人曾出汗几次？曰：始终无汗。曾服下剂否？曰：曾服泻盐三次，而至水泻频仍，脉忽变阴。

余曰：得之矣，此麻黄升麻汤证也。病人脉弱易动，素有喉痰，是下虚上热体质。新患太阳伤寒而误下之，表邪不退，外热内陷，触动喉痰旧疾，故喉间白腐，脓血交并。脾弱湿重之体，复因大下而成水泻，水走大肠，故小便不利。上焦热盛，故口渴。表邪未退，故寒热头痛，骨节痛各证仍在。热闭于内，故四肢厥冷。大下之后，气血奔集于里，故阳脉沉弱。水液趋于下部，故阴脉亦闭歇。

本方组成，有桂枝汤加麻黄，所以解表发汗；有苓、术、干姜化水，利小便，所以止利；用当归助其行血通脉；用黄芩、知母、石膏以消炎清热，兼生津液；用升麻解咽喉之毒，用玉竹以祛脓血，用天冬以清利痰脓。明日，即可照服此方。李终疑脉有败征，恐不胜麻、桂之温，欲加丽参。余曰：脉沉弱肢冷，是阳郁，非阳虚也。加参转虑掣消炎解毒之肘，不如勿用，经方以不加减为贵也。后果愈。

吴茱萸汤

【方药】

吴茱萸（洗）一升，人参三两，生姜（切）六两，大枣（擘）十二枚。

以水六升、清酒（黄酒）六升和，煮取五升，去滓，温分五服。一方，水、酒各四升。

本方为温中补虚，散寒降逆之剂。

【适应证】

葛洪：治食毕噫醋，及醋心。

汪昂：治肝气上逆，呕涩头痛，加附子治寒疝腰痛牵及睾丸，尺脉沉迟。

赵守真：痰厥头痛。变天即巅顶痛，吐清涎，畏寒，舌润，脉细滑。

叶橘泉：老人及贫血衰弱人的急性胃肠炎、吐利、手足冷，以及慢性胃卡他、胃弛缓、胃内停水、胃弱、因食生冷感寒而起之胃病等。

【条文】

1.《伤寒论》第243条：**食谷欲呕，属阳明也，吴茱萸汤主之。得汤反剧者，属上焦也。**

注：

段治钧：胃虚里有寒饮，水聚饮停难以纳食，若饮逆上冲，则食谷而欲呕，故以吴茱萸汤主之，其证当属太阴病而不属阳明病。"属阳明也"在这里应理解为属于胃，不是指阳明病，更不可认为阳明病而有吴茱萸汤证。"若服药后，呕反增剧者，属上焦也"，提示原发病本来是上焦有热、呕不欲食的小柴胡汤证，若给予吴茱萸汤治疗，则用此辛温之品热当寒治，呕反增剧。《伤寒论》第230条，论少阳阳明并病，服小柴胡汤后有"上焦得通，津液得下，胃气因和，身濈然汗出而解"之论，故知此处的"属上焦也"指的是小柴胡汤证。两者寒热病性相反、虚实而异，故于此提示应予鉴别。

2.《伤寒论》第309条：**少阴病吐利，手足逆冷，烦躁欲死者，吴茱萸汤主之。**

注：

段治钧：句首冠以"少阴病"者，指始发为少阴病。少阴病维持在表的时间很短，若治不及时很快就并于里而转属太阴。"吐利"者，即呕吐、下利并作，但本方证以呕吐为主，利在其次或者无下利；里边的水饮逆于上则吐、迫于下则利。"手足逆冷"者，吐利伤津，气血不达于四末则手足逆冷。"烦躁欲死"者，因吐得厉害而烦躁，形容非常难受的样子。吴茱萸汤是温中逐饮、治水气上冲的主方，呕吐致非常烦躁、伴手足逆冷。说明是寒饮逆迫，故以本方主之。现代的梅尼埃病，有用之机会。

但是这和《伤寒论》第296条"少阴病，吐、利、躁烦、四逆者，死"的表现有截然不同的区别：这种情况是少阴病不解并于太阴，上吐下利不止，为胃气已败；曰躁烦而不曰烦躁，因躁而烦，躁多烦少，主精气欲尽；四肢厥逆，为阴寒极盛，残阳欲息之象，故曰死。

3.《伤寒论》第378条：干呕，吐涎沫，头痛者，吴茱萸汤主之。

注：

胡希恕：本方为温中降逆逐饮的要剂，凡胃虚寒伴有饮逆而呕者，均可用之。若上之"食谷欲呕者""呕而胸满者""吐利、手足厥冷、烦躁欲死"者、"干呕吐涎沫头痛"者，皆其显著的临床表现。若活用于胃肠及头脑诸病，均有意外良效，今略举数端以供参考。

偏头痛，尤其偏于右侧者，大都属于本方证。剧烈的头晕（所谓之梅尼埃病），发作则呕吐恶心（无热候）者，以本方治之俱验。凡胃痛、心下痞硬，腹鸣，大便溏而呕吐或恶心者，可与半夏泻心汤加吴茱萸（不异本方与半夏泻心汤合方），胃肠炎或胃溃疡常见此证，用之无不验。余还曾以本方与柴胡桂枝汤、当归芍药散的合方治愈剧痛的青光眼，使失明之目恢复正常，实属意外。

4.《金匮要略·呕吐哕下利病》第8条：呕而胸满者，吴茱萸汤主之。

5.《金匮要略·呕吐哕下利病》第9条：干呕吐涎沫，头痛者，吴茱萸汤主之。

白头翁汤

【方药】

白头翁二两（当为三两？），黄柏三两，黄连三两，秦皮三两。

上四味，以水七升，煮取二升，去滓，温服一升，不愈，更服一升。

1. 白头翁

《神农本草经》：味苦、温，主治温疟，狂易，寒热，癥瘕积聚，瘿气，逐血，止痛，治金创。

《名医别录》：有毒，主治鼻衄。

《药征》：夫仲景用白头翁者，特治热利，而他无所见矣。为则按：若热利渴而心悸，则用白头翁汤也，加之血证，及急迫之证，则可用加甘草阿胶汤也。

2. 秦皮

《神农本草经》：苦，微寒。主风寒湿痹，洗洗寒气，除热，目中青翳白膜。

《名医别录》：大寒，无毒。疗男子少精，妇人带下，小儿痫，身热，可作洗目汤。

【适应证】

汤本求真：热痢下重，渴欲饮水，心悸腹痛者。此方主之。又治眼目郁热，赤肿阵痛，风泪不止者。

程门雪：桃花汤是冷痢下重之治法，白头翁汤即热痢下重之治法也，不必拘泥桃花汤即为少阴病，白头翁汤便是厥阴证也。当活变观之，但以见症符合为主，对症用方，固不必斤斤于伤寒、杂病之分。刘绍武先生将二方合为一方，名曰白桃汤，治疗痢疾、肠炎、胃肠型感冒，其效甚卓。

【禁忌证】

1. 虚寒下利，白痢（此湿胜于热，偏于气分证），忌之。

2. 热证兼发热、恶寒等表证者，忌之。

【条文】

1.《伤寒论》第371条：热利，下重者，白头翁汤主之。

按： "热利"，里热而下利，"下重"，里急后重，感觉肛门重坠，时时欲便，排便不畅。

2.《伤寒论》第373条：下利，欲饮水者，以有热故也，白头翁汤主之。

按： "下利，欲饮水"，说明里有热。

综上两条，"下重""欲饮水"为本汤辨证之眼，可伴有口干苦，尿短赤，腹痛，胡希恕先生认为热利而下重甚者，加大黄，腹痛加白芍药。当然体虚之人得此方证，可参考《金匮要略》"产后，下利虚极，白头翁加甘草阿胶汤主之"。随证加减。

案例

张锡纯医案

治热痢下重腹疼，及患痢之人，从前曾有鸦片之嗜好者。

生山药（一两），白头翁（四钱），秦皮（三钱），生地榆（三钱），生杭芍（四钱），甘草（二钱），旱三七（三钱，轧细），鸦胆子（六十粒，去皮拣成实者）。

上药共八味，先将三七、鸭胆子，用白蔗糖水送服一半，再将余煎汤服。其相去之时间，宜至点半钟。所余一半，至煎汤药渣时，仍如此服法。

《伤寒论》治厥阴热痢下重者，有白头翁汤。其方，以白头翁为主，而以秦皮、黄连、黄柏佐之。

愚用此方，而又为之通变者，因其方中尽却病之药，而无扶正之药，于证之兼虚者不宜。且连、柏并用，恐其苦寒之性妨碍脾胃，过侵下焦也。矧《伤寒论》白头翁汤，原治时气中初得之痢，如此通变之，至痢久而肠中腐烂者，服之亦可旋愈也。

参考文献

［1］胡希恕.胡希恕伤寒论讲座［M］.北京：中国中医药出版社，2016.

［2］日·汤本求真.皇汉医学［M］.北京：中国中医药出版社，2017.

［3］李翰卿.伤寒论113方临床使用经验［M］.北京：学苑出版社，2011.

［4］黄煌.张仲景50味药证［M］.北京：人民卫生出版社，2008.

［5］大塚敬节（日）.临床应用伤寒论解说［M］.北京：中国中医药出版社，2016.

［6］冯世纶.经方传真——胡希恕经方理论与实践［M］.北京：中国中医药出版社，2018.

［7］大塚敬节（日）.汉方诊疗三十年［M］.北京：华夏出版社，2011.

［8］冯兆张（清）.冯氏锦囊秘录［M］.北京：中国中医药出版社，2011.

［9］祝之友.《神农本草经》药物古今临床应用解读［M］.成都：四川科学技术出版社，2013.

［10］江尔逊，龙治平.桂枝汤类方证应用研究［M］.成都：四川科学技术出版社，1989.

［11］曹颖甫，姜佐景，李玉清.经方实验录［M］.北京：中国医药科技出版社，2018.

［12］孙思邈（唐）.千金方［M］.西安：三秦出版社，2015.

［13］吉益东洞（日）口授，乾省守业（日）编.方机［M］.北京：人民卫生出版社，1955.

［14］左季云.伤寒论类方汇参［M］.北京：人民卫生出版社，1957.

［15］王庆国，刘燕华.经方证证指南［M］.北京：人民卫生出版社，2013.

［16］陈逊斋.伤寒论改正并注［M］.北京：学苑出版社，2011.

［17］李时珍（明）.本草纲目［M］.北京：商务印书馆.1954.

［18］陶弘景（梁）集，尚志钧辑校.名医别录［M］.北京：人民卫生出版社，1986.

［19］邹澍，陆拯，姜建国.本草必读丛书·本经疏证（新版）［M］.北京：中国中医药出版社，2019.

［20］吉益为则（日）.药征本草［M］.北京：中国中医药出版社，2016.

［21］村井椿（日）.药征续编［M］.北京：中国中医药出版社，2016.

［22］贾所学（明）.药品化义［M］.北京：中国中医药出版社，2015.

［23］矢数道明（日）.侯召棠编译汉方临床治验精粹［M］.北京：中国中医药出版社，1992.

［24］柯琴（清）.伤寒来苏集［M］.北京：中国中医药出版社，2016.

［25］尾台榕堂（日）.类聚方广义［M］.北京：学苑出版社，2015.

［26］金日善.伤寒论译释［M］.延吉：延边人民出版社，2005.

伤寒论类方辨析

［27］陈言（南宋）.三因极一病证方论［M］.北京：中国医药科技出版社，2019.

［28］王廷富著；王敬义整理.金匮要略指难［M］.成都：四川科学技术出版社，1986.

［29］王肯堂（明）；吴唯等校注.证治准绳［M］.北京：中国中医药出版社，1997.

［30］吴昆（明）编著；洪青山校注.医方考［M］.北京：中国中医药出版社，1998.

［31］武简侯.经方随证应用法［M］.北京：中医古籍出版社，2007.

［32］冯兆，张纂（清）辑；王新华点校.冯氏锦囊秘录［M］.北京：人民卫生出版社，1998.

［33］江涵暾（清）.笔花医镜［M］.北京：人民卫生出版社，2017.

［34］黄煌.经方一百首［M］.南京：江苏科学技术出版社，2005.

［35］黄小龙校注.吉益东洞古方医学全集［M］.北京：中国中医药出版社，2018.

［36］闫云科.临证实验录［M］.北京：中国中医药出版社，2005.

［37］范开礼.范中林六经辨证医案选［M］.北京：学苑出版社，2011.

［38］曹颖甫.伤寒发微［M］.北京：学苑出版社，2008.

［39］冯世纶.中医临床家·胡希恕［M］.北京：中国中医药出版社，2001.

［40］张文选.叶天士用经方［M］.北京：人民卫生出版社，2011.

［41］衣之镖.辅行诀五脏用药法要校注讲疏［M］.北京：学苑出版社，2009.

［42］大塚敬节（日），山田光胤（日）校订；王宁元，孙文墅译.中医师承学堂金匮要略研究［M］.北京：中国中医药出版社，2016.

［43］矢数道明（日）著；于天星，王征编.汉方治疗百话摘编［M］.北京：科学技术文献出版社，1981.

［44］莫枚士（清）撰；张印生，韩学杰校注.经方例释［M］.北京：中国中医药出版社，1996.

［45］沈括（宋）.梦溪笔谈［M］.北京：北京联合出版公司，2015.

［46］钟赣生.中药学［M］.北京：中国中医药出版社，2012.

［47］刘元苑.赵守真、祝味菊、范中林三家医案［M］.北京：学苑出版社，2009.

［48］胡希恕.胡希恕金匮要略讲座［M］.北京：中国中医药出版社，2017.

［49］福建中医医案医话选编［M］.福州：福建人民出版社，1960.

［50］陈宝田.谢炜陈宝田教授经方临床应用［M］.广东：广东科技出版社，2014.

［51］段治钧，冯世纶.胡希恕医论医案集粹［M］.北京：中国中医药出版社，2014.

［52］鲍艳举，何振东.冯世纶经方带教医案：方证对应临床实录［M］.北京：人民军医出版社，2012.

［53］黄煌.黄煌经方沙龙（第三期）［M］.北京：中国中医药出版社，2010.

［54］郑钦安.中医火神派三书［M］.北京：学苑出版社，2007.

［55］许大彭.许小逊先生医案［J］.广东医学，1963（02）：35-36.

［56］赵兰才.许叔微医案集按［M］.北京：华夏出版社，2012.

［57］俞白帆.俞长荣临床经验集［M］.北京：华夏出版社，2013.

［58］张乃修.张聿青医案［M］.北京：人民卫生出版社，2006.

［59］赵守真.治验回忆录［M］.北京：人民卫生出版社，2008.

［60］闫云科.经方躬行录［M］.北京：学苑出版社，2009.

［61］王付.王付经方医案［M］.郑州：河南科技出版社，2016.

［62］陈明.金匮名医验案精选［M］.北京：学苑出版社，2002.

［63］杨殿兴等.四川名家经方实验录［M］.北京：化学工业出版社，2006.

［64］秦伯未.秦伯未医案讲习录［M］.北京：中国医药科技出版社，2014.

［65］岳美中.岳美中医案集［M］.北京：人民卫生出版社，2006.

［66］叶天士（清）.临证指南医案［M］.北京：人民卫生出版社，2006.

［67］胡希恕.伤寒论通俗讲话［M］.北京：中国中医药出版社，2008.

［68］汪昂（清）.本草备要［M］.郑金生整理.北京：人民卫生出版社，2005.

［69］周岩（清）.本草思辨录［M］.北京：中国书店，1987.

［70］严洁（清）等著；姜典华等校注.得配本草［M］.北京：中国中医药出版社，199.

［71］段治钧.胡希恕经方精义笔录［M］.北京：北京科学技术出版社，2017.

［72］赵明锐.经方发挥［M］.北京：人民卫生出版社，2009.

［73］韩保昇，日华子.日华子本草［M］.合肥：安徽科学技术出版社，2005.

［74］缪希雍（明）.神农本草经疏［M］.北京：中国中医药出版社，1997.

［75］吕震名（清）.伤寒寻源［M］.北京：中国中医药出版社，2015.

［76］马烈光.宋鹭冰60年疑难杂症治验录［M］.北京：中国中医药出版社，2016.

［77］王好古.汤液本草［M］.北京：中国中医药出版社，2008.

［78］徐灵胎（清）.徐灵胎医书全集［M］.太原：山西科学技术出版社，2001.

［79］贾所学（明）撰，张瑞贤等校注.药品化义［M］.北京：学苑出版社，2011.

［80］黄元御（清）.长沙药解［M］.北京：学苑出版社，2011.

［81］李东垣（元）原编；（清）王晋三重订.珍珠囊补遗药性赋［M］.上海：上海科学技术出版社，1958.

［82］赵守真.治验回忆录［M］.北京：人民卫生出版社，2008.

［83］王玉兴.中医经典三家注［M］.北京：中国中医药出版社，2013.

［84］叶橘泉.经方临床之运用［M］.北京：中国中医药出版社，2015.

［85］陆雁编著.浅田宗伯方论医案集［M］.北京：人民卫生出版社，2019.

［86］柯琴（清）.伤寒来苏集［M］.北京：中国中医药出版社，2016.

［87］尤在泾（清）.金匮要略心典［M］.北京：中国中医药出版社，2014.

［88］矢数道明（日）.临床应用汉方处方解说［M］.北京：学苑出版社，2008.

［89］浅田宗伯（日）.陆雁.浅田宗伯方论医案集［M］.北京：人民卫生出版社，2009.

［90］陆渊雷.伤寒论今释［M］.福州：福建科技出版社，2015.